CURRENT TOPICS IN NUTRITIONAL SCIENCES

BEITRÄGE ZUR ERNÄHRUNGSWISSENSCHAFT

524 - 26.Febr. 1981 - 1.050

XII, 216 Seiten, 31 Abb., 40 Tab.

Kunststoff DM 78,-- - 450 g

Gesamtherstellung: Druckrei
    Winter, Darmstadt

CURRENT TOPICS IN NUTRITIONAL SCIENCES
BEITRÄGE ZUR ERNÄHRUNGSWISSENSCHAFT

Published in close cooperation with international nutritional scientists
Executive Editor: Prof. Dr. Dr. Konrad Lang, Bad Krozingen

Volume 7/I
DER NAHRUNGSBEDARF DES MENSCHEN

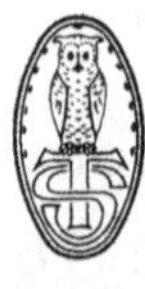

DR. DIETRICH STEINKOPFF VERLAG
DARMSTADT 1981

Prof. Dr. Dr. h. c. Heinrich Kraut
emeritierter Direktor des Max-Planck-Instituts für Ernährungsphysiologie, Dortmund
Neuhäuserstraße 108, 7815 Kirchzarten

Dr. Ernst Kofrányi
Tauberstraße 14, 8371 Lindberg

Dr. Elisabeth Mohr
Neuhäuserstraße 108, 7815 Kirchzarten

Prof. Dr. Willi Wirths
Lehrstuhl für Ernährungsphysiologie der Universität Bonn
Römerstraße 164, 5300 Bonn 1

CIP-Kurztitelaufnahme der Deutschen Bibliothek

Der Nahrungsbedarf des Menschen/hrsg. von
H. Kraut . . . – Darmstadt: Steinkopff
  Erscheint als: Beiträge zur Ernährungswissenschaft; Bd. 7
NE: Kraut, Heinrich [Hrsg.]
Bd. 1. – Stoffwechsel, Ernährung und Nahrungsbedarf, Energiebedarf, Proteinbedarf

Stoffwechsel, Ernährung und Nahrungsbedarf, Energiebedarf, Proteinbedarf/von Heinrich
Kraut . . . – Darmstadt: Steinkopff, 1981.
  (Der Nahrungsbedarf des Menschen; Bd. 1)
  (Beiträge zur Ernährungswissenschaft; Bd. 7)
  ISBN-13:978-3-7985-0527-8   e-ISBN-13:978-3-642-72338-4
  DOI: 10.1007/978-3-642-72338-4

NE: Kraut, Heinrich [Mitverf.];
Current topics in nutritional sciences

Gesamtherstellung: Druckerei Winter, Darmstadt

DER NAHRUNGSBEDARF DES MENSCHEN

1

STOFFWECHSEL, ERNÄHRUNG UND NAHRUNGSBEDARF

ENERGIEBEDARF

PROTEINBEDARF

Von

PROF. DR. DR. h. c. HEINRICH KRAUT

Dr. Ernst Kofrányi, Dr. Elisabeth Mohr, Prof. Dr. Willi Wirths

Mit 31 Abbildungen und 40 Tabellen

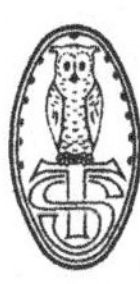

DR. DIETRICH STEINKOPFF VERLAG
DARMSTADT 1981

Preface to this series

Founded in 1957 under the title BEITRÄGE ZUR ERNÄHRUNGSWISSEN-SCHAFT, this series now is entitled CURRENT TOPICS IN NUTRITIONAL SCIENCES thus indicating both: its growing international reputation as well as the fact that in future publications in English language will have priority. Nevertheless, from time to time will be published also contributions in German as we did when publishing the first six volumes.

This series will contain also in future contributions from all branches of nutritional sciences: Physiology, Clinical Nutrition, Chemistry (especially Agricultural Chemistry, Food Chemistry, Biochemistry), Chemical Engineering, Agriculture (including Soil Research, Fertilizers, Feeding, Breeding, Parasite Control), Animal and Plant Medicine (Phytomedicine), Engineering (especially Food Preservation by Heat, Cold or Radiation; Food Drying, Pasteurizing, Packing, and Transport &c.), Nutritional Statistics, Cooking and Boarding Problems, Food Resources and Equal Distribution.
As in the volumes still available each contribution should be based on scientific facts but clear and easy readable thus giving latest correct information of internationally accepted levels.

So we do hope this series to be a forum for interdisciplinary research and scientific discussion.

Editors and Publishers

Einführung

In der Reihe der Beiträge zur Ernährungswissenschaft des Dr. Dietrich Steinkopff Verlags, die 1957 mit Konrad Lang's „Biochemie der Ernährung" begann,
besteht bisher eine Lücke; die Darstellung des Nahrungsbedarfs des Menschen.
Vergleicht man unsere heutigen Kenntnisse auf diesem Gebiet mit denen des
vorigen Jahrhunderts, so kommt man zu dem Ergebnis, daß in großen Zügen
Klarheit über den Bedarf an Nahrungsenergie und den der wichtigsten Nährstoffe erreicht wurde. Aber im einzelnen sind noch viele Fragen offen.

Nationale und internationale Organisationen geben Schriften heraus, die die
Unsicherheit schon durch die Wahl ihrer Titel erkennen lassen. Die Bezeichnung
„Bedarf" oder „Requirements" wird heute möglichst vermieden und durch
„Empfehlungen für die Nährstoffzufuhr" oder „Recommended dietary intake"
oder gar „Recommended allowances" ersetzt. Zudem erscheinen jeweils nach
Ablauf einiger Jahre überarbeitete Ausgaben, die inzwischen erreichten Fort-
schritten der Erkenntnis Rechnung tragen und damit erkennen lassen, daß stän-
dige Revisionen selbst der für die Praxis bestimmten Richtwerte notwendig
sind.

Einem Buch über den Nahrungsbedarf des Menschen ist daher die Aufgabe zu
stellen, nicht nur die bisher ermittelten Werte mitzuteilen, sondern auch die
Grundlagen zu schildern, auf denen unsere heutigen Kenntnisse beruhen, und
auf die Lücken hinzuweisen, um die sich die weitere Forschung bemühen soll.

Wir haben uns bewußt darauf beschränkt, eine kritische Auswahl aus der Fülle
der relevanten Literatur zu geben und sind uns darüber im klaren, daß manche
wichtige Arbeit nicht genügend berücksichtigt wurde.

Das Buch ist nicht nur für wissenschaftlichen Gebrauch bestimmt, sondern
auch für den weiteren Kreis, der auf dem Gebiet der Ernährung Wissen anzu-
wenden und zu vermitteln hat, also für Ärzte, Naturwissenschaftler, Oekotro-
phologen, Ernährungsberater, Lehrer der einschlägigen Fächer und für Stu-
dierende auf diesen Gebieten. Wir haben uns bemüht, den Text möglichst allgemein verständlich zu halten, unter Verzicht auf ausgedehnte chemische und
mathematische Darstellungen. Da jedes Kapitel für sich lesbar sein soll, sind Ver-
weisungen auf andere Kapitel möglichst unterblieben. Aus demselben Grund
waren Wiederholungen in den Literaturregistern unvermeidlich.

Um einen Überblick über den Nahrungsbedarf zu geben, ist dem Gesamtwerk
ein allgemeiner Teil 1 mit dem Titel: „Stoffwechsel, Ernährung und Nahrungsbedarf" vorangestellt. Eine Darstellung des Nahrungsbedarfs muß mit dem Energiebedarf beginnen, da nur bei einer ausgeglichenen Deckung des Energiebedarfs eine Bestimmung des Bedarfs an den verschiedenen Nährstoffen möglich ist. Im Teil 2, Energiebedarf, wird auch der spezielle Bedarf an Kohlenhydraten und Fetten behandelt.

Es folgt der Teil 3, in dem der Proteinbedarf geschildert wird, während im
Teil 4 der Bedarf an Mineralstoffen einschließlich der Spurenelemente, im Teil 5
der Bedarf an Vitaminen dargestellt wird.

Einen besonderen Hinweis zum Gebrauch von Nährwerttabellen halten wir
für erforderlich. Um in der Praxis zu berechnen, ob die Nährstoffzufuhr den
empfohlenen Mengen entspricht, bedient man sich der Nährwerttabellen. Sie
enthalten üblicherweise Angaben darüber, welche Mengen an Nährstoffen in
der genießbaren Substanz von 100 g eingekaufter Ware (as purchased) enthalten
sind.

Wenn die Tabellen eine Spalte für Abfall haben, so handelt es sich stets um den sogenannten küchentechnischen Abfall, z. B. um die Verluste beim Putzen von Gemüse oder beim Schälen von Kartoffeln. Nicht angegeben wird meist der Verlust an hitzeunbeständigen Vitaminen während des Kochens, weil dessen Umfang zu sehr von der Dauer oder Art des Kochens (z. B. im offenen oder bedeckten Topf) abhängt.

Zu beachten sind im Einzelfall auch die nicht verzehrten Reste am Ende einer Mahlzeit, die besonders bei Kindern, aber auch bei Erwachsenen beachtliche Mengen erreichen können. Diese Verluste sind in Notzeiten erheblich geringer als in Zeiten des Überflusses.

Alle derartigen Verluste werden im englischen Sprachgebrauch unter „wastage" zusammengefaßt.

In manchen Tabellen ist auch der Nährstoffgehalt von 100 g der verzehrbaren Menge verzeichnet (edible portion). Außerdem gibt es für volkswirtschaftliche und andere statistische Zwecke Angaben über den Nährstoffgehalt von Lebensmitteln auf der Großhandelsstufe. Hierbei muß der durchschnittliche Verlust durch Schwund und Verderb bei Ernte, Transport und Lagerung berücksichtigt werden. Je Gewichtseinheit sind in dieser Rubrik daher die niedrigsten Nährstoffgehalte verzeichnet.

Schließlich muß man sich beim Gebrauch von Nährwerttabellen bewußt sein, daß es sich um Durchschnittswerte der Lebensmittel handelt, während erhebliche Abweichungen des Nährstoffgehalts je nach Sorte und Qualität der Nahrungsmittel auftreten können.

Es hat also keinen Sinn, die Genauigkeit der Nährwertberechnung zu weit zu treiben, zumal ihr auf der Seite des Bedarfs ebenso hohe individuelle Unterschiede gegenüber stehen. Auch ist keineswegs erforderlich, Tag für Tag oder gar in jeder Tagesmahlzeit eine volle Deckung des Bedarfs an allen Nährstoffen anzustreben. Von allen Nährstoffen gibt es im Körper Reserven, von manchen für Tage, von anderen für Wochen oder sogar Monate. Es genügt, wenn im Wochendurchschnitt eine vollwertige Deckung des Nährstoffbedarfs erreicht wird.

Der Verlag gibt das Werk in 3 Bänden heraus, da zu erwarten ist, daß nicht jeder Leser an dem Gesamtgebiet des Nahrungsbedarfs interessiert ist.

Der 1. Band enthält den allgemeinen Teil, den Energiebedarf und den Proteinbedarf.

Der 2. Band betrifft den Mineralstoffbedarf, der 3. Band den Vitaminbedarf.

Im Januar 1981H. Kraut
W. Kübler
E. Schütte

Inhaltsverzeichnis

XII

1. Teil:
Stoffwechsel, Ernährung und Nahrungsbedarf

Von Heinrich Kraut und Elisabeth Mohr

1. Stoffwechsel, Ernährung und Nahrungsbedarf

Kapitel 1.1. Allgemeiner Stoffwechsel

Alles Leben ist mit der Aufnahme und Abgabe von Stoffen verbunden: mit Stoff-wechsel. Die Aufnahme von verwendbaren Substanzen in den Körper nennt man Ernährung. Die Ernährung dient 4 Zwecken:

1. dem Aufbau des Organismus
2. der Erhaltung des Organismus
3. der Deckung des Energiebedarfs
4. der Zufuhr von regelnden Substanzen für den Stoffwechsel

1.1.1. Pflanzlicher und tierischer Stoffwechsel

Pflanzen und Tiere haben einen prinzipiellen Unterschied ihres Stoffwechsels. Die Pflanzen bauen und erhalten ihren Organismus aus anorganischen Stoffen durch den Assimilationsprozeß mit Hilfe der Sonnenenergie. Pflanzen sind autotroph. Die Tiere müssen ihren Stoffbedarf durch Aufnahme der pflanzlichen Assimilationsprodukte decken, (indirekt auch die Fleischfresser): Tiere sind heterotroph.

Den Aufbauprozessen stehen Abbauprozesse gegenüber, deren bedeutendster die Energiegewinnung durch Oxydation von Körpersubstanzen durch den mit der Atmung aufgenommenen Luftsauerstoff ist. Auch die Pflanzen gewinnen Energie durch Atmung, jedoch überwiegt die Energieaufnahme aus der Sonnenstrahlung bei weitem. Da diese Energiequelle den Tieren nicht zur Verfügung steht, stammt alle für ihren Lebensprozeß notwendige Energie letztlich aus dem oxydativen Abbau von Körpersubstanzen.

Während des Wachstums wird ein erheblicher Teil der Nahrung zum Aufbau des Körpers verwendet. Aber auch im erwachsenen Organismus finden noch Aufbauprozesse statt. Sie dienen z. B. der Vergrößerung der Muskulatur im Training, insbesondere aber dem Ersatz verbrauchter Körpersubstanz. Da die Lebensprozesse mit Energieumsatz verbunden sind, muß Energie durch Abbau energiereicher Substanzen gewonnen werden. Man nennt solche energieliefernde chemische Reaktionen exergonisch. Vielfach müssen energiereiche Verbindungen, wenn sie nicht direkt mit der Nahrung aufgenommen werden, im Organismus selbst durch energieverbrauchende „endergonische" Reaktionen aufgebaut werden. Die hierfür erforderliche Energie müssen „exergonische" Reaktionen liefern. Das Zusammenspiel von endergonischen und exergonischen Reaktionen nennt man gekoppelte Reaktionen.

1.1.2. Fließgleichgewicht

Zwischen chemischen Reaktionen im Reagenzglas, in geschlossenen Systemen und denen in Lebensprozessen besteht ein wesentlicher Unterschied. Chemische Reaktionen in geschlossenen Systemen streben einem Gleichgewichtszustand zwischen den Ausgangssubstanzen und den Reaktionsprodukten zu. Außerdem sind sie meistens reversibel, wenn die Konzentrationen der beteiligten Stoffe entsprechend verändert werden. Biologische Reaktionen verlaufen in offenen Systemen, wobei ständig ein Zustrom an Ausgangssubstanzen in den lebenden Organismus erfolgt, dem eine Ausfuhr von Endprodukten gegenübersteht. Die damit verbundenen Reaktionen faßt man mit dem Begriff „Stoffwechsel" zusammen.

Auch offene Systeme können sich in einem Gleichgewicht befinden, wenn sich Aufbau- und Abbauprozesse die Waage halten. *v. Bertalanffy* (1953) hat für diesen quasi-stationären Zustand die Bezeichnung „Fließgleichgewicht" eingeführt. Im englischen Sprachbereich nennt man ihn „steady state".

Während des Wachstums überwiegen, abgesehen vom Energieverbrauch, die Aufbauprozesse über den Abbau. Aber auch nach Erreichen der Wachstumsgrenze bleibt die Zusammensetzung der Lebewesen nicht konstant. Äußere Arbeit und die unwillkürlichen Bewegungen des Blutumlaufs, der Lunge, der Verdauungsorgane, sowie der aktive Transport von Substanzen durch Zellwände brauchen energieliefernde Prozesse. Soweit kein Nachschub durch die Nahrung erfolgt, müssen energiereiche Substanzen aus den Depots des Körpers abgebaut werden. Auch die mineralischen Bestandteile des Körpers befinden sich in einem ständigen Umsatz, der sich sogar auf das Knochengerüst erstreckt. Ferner ist zu bedenken, daß auf die Lebewesen ständig äußere Reize einwirken. Reizbeantwortung, ein Charakteristikum des Lebens, ist stets mit erhöhtem Abbau verbunden. Für die offenen Systeme ist charakteristisch, daß ständig Substanzen durch Zellwände in den intrazellulären Raum eintreten, die durch die Ernährung und die daran anschließenden Stoffwechselprozesse nachgeliefert werden müssen, während Abbauprodukte aus den Zellen in den extrazellulären Raum abgegeben, weiter verwendet oder ausgeschieden werden.

1.1.3. Regelmechanismen

Um das Gleichgewicht zwischen Aufbau- und Abbauprozessen aufrecht zu erhalten, bedarf der Organismus bestimmter Regelmechanismen, die den Aufbau und Abbau steuern. Hierzu dienen die Hormone und die Enzyme. Während in geschlossenen Systemen die Reaktionen mehr oder minder rasch, wenn auch z. T. mit Hilfe von Katalysatoren verlaufen, sind die meisten Stoffwechselprozesse langsam verlaufende Reaktionen, die der enzymatischen Katalyse bedürfen, um mit der erforderlichen Geschwindigkeit zu verlaufen. Gerade dies gibt aber die Möglichkeit einer fein abgestimmten Regulation. Durch Enzyme werden nicht nur Reaktionen beschleunigt, sondern auch in bestimmte Richtungen gelenkt, vorausgesetzt, daß diese Richtungen des Ablaufs thermodynamisch möglich sind. Enzyme können aktiviert und gehemmt werden. Zu Ketten hintereinander geschaltete Enzymreaktionen können bei Anhäufung der Endprodukte durch Rückkopplung am Beginn der Kette gehemmt werden, wodurch die Reaktion gebremst wird. Vermehrte Zufuhr von Substraten einer enzymatisch gesteuerten Reaktion kann Enzyminduktion, also Vermehrung des Katalysators bewirken. Bei Abnahme oder Verschwinden des Substrats geht auch die Enzymmenge zurück.

In den letzten Jahren ist erkannt worden, daß biologische Reaktionen häufig in Form von Wellenbewegungen, also oscillierend verlaufen, und zwar auf jeder Stufe der biologischen Organisation. *Hess* (1977) zählt unter solchen Reaktionen auf: Veränderungen des thermodynamischen Status, die Kinetik und die Regulation der Strukturen lebender Systeme. Oscillierende Reaktionen werden auch von Bedeutung sein für die Organisation multizellulärer Prozesse wie etwa die Synchronisation, die Überleitung inter- und intrazellulärer Signale sowie die Morphogenese und die Evolution.

Kapitel 1.2. Ernährung

1.2.1. Nahrungsmittel und Nährstoffe

Die Menschen haben durch Erfahrung und Überlieferung gelernt, welche pflanzlichen und tierischen Produkte ihres Lebensraumes zu ihrer Ernährung geeignet sind. Sie haben gelernt, giftige, sowie unverdauliche Pflanzen und Tiere zu meiden. Sie haben entdeckt, daß viele Pflanzen erst durch Verarbeitung, z. B. durch Erhitzen, aufgeschlossen und damit verdaulich werden, und daß auch Fleisch bekömmlicher ist, wenn es zuvor erhitzt wurde. Auch wurde erkannt, daß man Fleisch durch Trocknen oder Räuchern haltbar machen kann.

Im Laufe einiger Jahrtausende haben die Menschen aus den bekömmlichen Pflanzenarten vor allem diejenigen für ihre Ernährung ausgewählt, die sich zum Acker- oder Gartenbau eignen, und deren Ertragsgut eine gewisse Lagerfähigkeit hat und damit eine Vorratshaltung erlaubt. Bei den Tieren fiel die Wahl auf diejenigen, die domestiziert werden konnten, wodurch die Menschen von der täglichen Jagd unabhängig wurden.

Allerdings werden nicht alle für die Ernährung brauchbaren Pflanzen und Tiere bereits ausgenutzt. Bei den heutigen Möglichkeiten der Züchtungsforschung, durch die modernen Konservierungsmethoden sowie durch neue Aufschlußverfahren finden manche bisher ungenutzte Nahrungsquellen unser Interesse, z. B. Algen und Bakterien. Jedoch erscheint es notwendig, den Bestand an Wildtieren und Wildpflanzen neben der weltweit immer intensiveren Agrikultur zu erhalten, da sie ein genetisches Reservoir darstellen, das für die Ernährung künftiger Generationen möglicherweise Bedeutung hat.

Als „Nahrungsmittel" bezeichnet man alle pflanzlichen und tierischen Produkte, die zum Aufbau und zur Erhaltung des menschlichen Körpers sowie zur Energielieferung beitragen.

Als „Lebensmittel" faßt man − hauptsächlich für Zwecke der Gesetzgebung − Nahrungs- und Genußmittel zusammen.

„Nährstoffe" sind die im Stoffwechsel zum Aufbau und zur Erhaltung des Körpers und zur Energielieferung verwendbaren Nahrungsbestandteile.

„Nahrungsbedarf" ist im wesentlichen „Nährstoffbedarf".

Als „Ballaststoffe" bezeichnet man die neben den Nährstoffen in den Pflanzen enthaltenen unverdaulichen Bestandteile wie Hemicellulose, Cellulose und Lignin. Obwohl sie vom menschlichen Körper nicht resorbiert werden, sind sie ernährungsphysiologisch von Bedeutung. Sie geben dem Speisebrei (Chymus) die nötige Konsistenz, damit er durch die Darmbewegungen weiter transportiert wird. Schließlich werden die Ballaststoffe mit den nicht resorbierten Resten der Verdauung ausgeschieden.

Die Biochemie der Ernährung kann in einem Buch über Nahrungsbedarf nicht ausführlich behandelt werden. Wir verweisen auf Band 1 dieser Reihe „Biochemie der Ernährung" (*Lang*, 1979) und wiederholen hier nur, was zum Verständnis des dargelegten erforderlich ist.

1.2.2. Die verwertbaren Inhaltsstoffe der Nahrungsmittel

Am Ende des 18. und im ersten Viertel des 19. Jahrhunderts wurden die 3 großen Gruppen: Proteine, Fette und Kohlenhydrate als Bestandteile aller Nahrungsmittel entdeckt. Aber erst *J. Liebig* (1840 und 1843) schilderte in zwei berühmten Abhandlungen den Stoffwechsel dieser drei Gruppen und die Bedeutung der Mineralstoffe für die Ernährung der Pflanzen und Tiere.

Die wichtige Frage der Messung und Berechnung des Energieumsatzes wurde hauptsächlich von *M. Rubner* (1883) gelöst. Er stellte das sogenannte Isodynamiegesetz auf, welches besagt, wieviel jeder der 3 Nährstoffe zur Energieversorgung beiträgt. Außerdem begann er mit Untersuchungen über den Energiebedarf in Ruhe (Grundumsatz) und bei den verschiedenen Formen körperlicher Betätigung.

Für die Erkenntnis des Stoffwechselgeschehens war es eine wesentliche Vereinfachung, als man von der Betrachtung der großen Gruppen der Nährstoffe: Proteine, Kohlenhydrate und Fette zu der ihrer einfachen Bausteine übergehen konnte. Alle Proteine des tierischen Organismus bestehen aus rund 20 L-α-Aminosäuren. Sie unterscheiden sich nur durch den prozentualen Anteil und die Sequenz ihrer Aminosäuren. In den Proteiden sind die Proteine mit anderen Nährstoffen wie Glucose und Lipiden, oder mit Farbstoffen verknüpft (Glyco-, Lipo-, Chromo-proteide).

Von den Kohlenhydraten sind die D-Formen von Glucose, Mannose, Galaktose, Fructose, außerdem einige Pentosen, ihre zugehörigen Alkohole, Hexite, Pentite, Glycerin, Äthanol sowie eine Anzahl von Carbonsäuren verwertbar.

Bei den Fetten (Lipiden) unterscheidet man Glyceride, Phosphatide, Sphingolipoide u.a.m. Allen gemeinsam ist der Baustein Fettsäure. Die Fettsäuren unterscheiden sich durch ihre Kettenlänge, die von der Buttersäure mit 4 Kohlenstoffatomen bis zu Kettenlängen mit mehr als 20 Kohlenstoffatomen reicht. Außerdem unterscheiden sie sich dadurch, ob und wieviele Doppelbindungen in den Fettsäuren vorhanden sind. Es gibt in der Nahrung neben den gesättigten (ohne Doppelbindungen) ein- bis fünffach ungesättigte Fettsäuren mit der entsprechenden Zahl von Doppelbindungen. Am häufigsten kommen Fettsäuren mit 16 bis 18 Kohlenstoffatomen vor.

Erst zu Ende des vorigen Jahrhunderts wurde von *Eijkman* (1896) das erste Vitamin, das Antiberiberi-Vitamin in den Silberhäutchen der Reiskörner entdeckt. In den nächsten 4 Jahrzehnten wurde eine weitere Anzahl von Vitaminen gefunden. Heute sind mit Sicherheit 15 bekannt.

Ausfallserscheinungen, ja tödliche Krankheiten, die auf dem Mangel an bestimmten Vitaminen beruhen, führten zu ihrer Entdeckung. Ihre große Wirksamkeit in kleinen Mengen blieb ein Rätsel, bis erkannt wurde, daß die meisten von ihnen Bestandteile von Enzymsystemen sind, also von katalytischen Systemen, die in geringster Menge große physiologische Wirkungen ausüben.

Bei den Mineralstoffen unterscheidet man Makroelemente, die in Mengen von 0,1 Gramm und mehr täglich erforderlich sind, und Spurenelemente, von denen der menschliche Körper täglich nur sehr kleine Mengen, Milligramme oder Mikrogramme bedarf. Zu ersteren gehören Natrium, Kalium, Calcium, Magnesium, Schwefel, Phosphor und Chlor. Unter den Spurenelementen sind Eisen und Jod schon lange als essentiell bekannt. Eine Reihe anderer Elemente: Zink, Kupfer, Mangan, Cobalt, Selen, Chrom, Molybdän gehören ebenfalls zu den notwendigen Nahrungsbestandteilen. Eine dritte Gruppe, zu der u. a. Blei und Cadmium gehören, besitzen schon in verhältnismäßig kleinen Dosen Giftwirkung, so daß für ihr Vorkommen in Nahrungsmitteln Toleranzgrenzen ausgearbeitet wurden. Auch die unentbehrlichen Spurenelemente sind in höheren Dosen giftig.

Man ist auf die meisten Spurenelemente erst in den letzten Jahrzehnten aufmerksam geworden. Auch die lebensnotwendigen Spurenelemente sind, wie die Vitamine, häufig Bestandteile von Enzymsystemen.

1.2.2.1. Essentielle Nährstoffe

Man nimmt an, daß Tiere und Menschen im Laufe ihrer Evolution die Fähigkeit, aus einfachen organischen Grundbausteinen durch Aufbau oder Umwandlung *alle* körpereigenen organischen Substanzen aufzubauen, verloren haben. Es fehlt ihnen die genetische Information zur Bildung der dafür notwendigen Enzyme. Diese Verluste haben so lange keine negativen Folgen auf die Selektion, als die benötigten Nährstoffe in ausreichendem Maße in der Nahrung vorhanden sind. Fehlen diese aber in ungünstig zusammengesetzter Nahrung, so ist dies lebensbedrohend. Solche vom Menschen nicht synthetisierbaren Nährstoffe nennt man lebensnotwendige oder essentielle Nährstoffe. Selbstverständlich gehören alle Vitamine sowie viele Mineralstoffe zu den essentiellen Nährstoffen.

Neben den Vitaminen und Mineralstoffen gibt es noch 2 andere Arten von lebensnotwendigen Nährstoffen, die in erheblich größerer Menge benötigt werden: die essentiellen Aminosäuren und die essentiellen Fettsäuren. Von den etwa 20 L-α-Aminosäuren, aus denen die menschlichen und tierischen Proteine bestehen, kann der Mensch nur ungefähr die Hälfte durch Umbau aus anderen Nahrungsbestandteilen selbst herstellen, während er 9 bis 10 mit der Nahrung zu sich nehmen muß (*Rose*, 1957). Völliger Mangel an *einer* essentiellen Aminosäure führt in kurzer Zeit zu einem Widerwillen gegen Nahrungsaufnahme, in länger dauernden Tierversuchen zum Tod. Allerdings läßt sich völliger Mangel an einer Aminosäure nur im Experiment verwirklichen, da alle Proteine der Nahrung alle Aminosäuren enthalten, wenn auch in sehr verschiedenem Verhältnis. Mangel an essentiellen Aminosäuren in der Nahrung kann darum nur ein partieller Mangel sein. Der Anteil an essentiellen Aminosäuren und ihr Mengenverhältnis zu den nicht essentiellen Aminosäuren in der Nahrung bestimmen die biologische Wertigkeit. Der Gesamtbedarf an Proteinen in der Nahrung hängt darum von ihrer Aminosäurezusammensetzung ab.

Die Bedeutung der essentiellen Fettsäuren hat sich erst in neuerer Zeit herausgestellt. Zur Aufrechterhaltung des Stoffwechsels benötigt der Mensch eine gewisse Menge von mehrfach ungesättigten Fettsäuren mit 18 oder 20 C-Atomen. Essentiell sind Linolsäure und Arachidonsäure, die von der CH_3-Gruppe an gezählt 2 bzw. 4 Doppelbindungen in den Stellungen 6, 9 bzw. 6, 9, 12, 15 haben. Qualitativ haben sie dieselbe Wirkung, quantitativ bestehen gewisse Unterschiede.

1.2.3. Verdauung und Resorption

Bis auf wenige Ausnahmen können die Nährstoffe nicht unverändert im Verdauungstrakt resorbiert werden, sondern müssen zuvor enzymatisch zu den einfachen Bausteinen abgebaut werden.

Direkt resorbierbar sind die Monosaccharide und ein Teil der in der Nahrung enthaltenen Fette. Aber auch höhermolekulare Stoffe können unter Umständen in kleinsten Mengen die Darmwand passieren.

1.2.

Der Verdauung der Nahrung dient ein System von aufeinander abgestimmten Enzymen, das mit der Spaltung der hochmolekularen Nahrungsbestandteile in kleinere Bruchstücke beginnt und durch weitere Enzyme zu den resorbierbaren Nährstoffen führt.

Das System ist charakterisiert durch den Wechsel in der Wasserstoffionenkonzentration, das dem pH-Optimum der Enzyme entspricht. Im Mund ist die Reaktion schwach alkalisch. Im Magen wird das pH durch die Sekretion von Salzsäure auf 1 bis 2 erniedrigt. Im Darm wird durch die Sekretion von Galle und Pankreassaft ein neutrales bis schwach alkalisches Milieu hergestellt. Die stark saure Reaktion des Magens dient auch dazu, bakterielle Verunreinigungen der Nahrung zu zerstören.

Damit die Enzyme die Nahrung besser angreifen können, ist eine mechanische Zerkleinerung der festen Nahrungsbestandteile notwendig; ein gut funktionierendes Gebiß ist daher wichtig. Die Sekrete der Verdauungsdrüsen geben außer den Enzymen auch noch Schleimsubstanzen ab, sogenannte Mucine, die den gleitenden Transport des Chymus ermöglichen.

Während des Kauvorganges im Mund beginnt die Kohlenhydratverdauung durch die Speichelamylasen, deren pH-Optimum 6.7 ist. Sie spalten Stärke und Glykogen zu kleineren Polymeren. Die Annahme, daß die Wirksamkeit der Speichelamylasen durch die Magensäure sofort unterbrochen werde, ist nicht ganz zutreffend, denn die Motorik des Magens ist so beschaffen, daß die späteren Portionen des Speisebreis in die Mitte der zuerst geschluckten geraten, so daß sie erst langsam von der Magensäure durchdrungen werden.

Im Magen beginnt durch das Pepsin mit einem pH-Optimum von 2 die Spaltung der Proteine bis zu den als Peptone bezeichneten Polypeptiden. Das an die Zellwand gebundene Kathepsin (Endoenzym) der Magenschleimhaut hat ein Optimum bei pH 6.5. Es wirkt also auch bei hypacidem Magensaft. Auch sein Produkt sind Polypeptide.

Die Fettspaltung wird durch die wenig wirksame Magenlipase eingeleitet.

Im Duodenum setzt die Pankreasamylase mit einem pH-Optimum von 7.1 die Spaltung der Kohlenhydrate bis zu den Disacchariden fort. Disaccharide werden von den Enzymen der Darmschleimhaut: Maltase, Isomaltase, Saccharase und Lactase bis zu den Hexosen aufgespalten.

Die Hexosen werden im Duodenum, Jejunum und Ileum rasch resorbiert, so daß sich im unteren Ileum normalerweise keine Hexosen mehr befinden.

Auch Pentosen und Zuckeralkohole wie Sorbit, Mannit und Xylit werden resorbiert und im Stoffwechsel verwendet, wenn sie als einfache Nährstoffe aufgenommen werden. Zur Spaltung von Hemizellulosen und Cellulosen ist der menschliche Verdauungsapparat nicht fähig.

Die Verdauung der Fette wird im Duodenum durch die Pankreaslipase fortgesetzt. Sie wird durch Emulgierung der Fette mit Galle unterstützt. Das Endprodukt sind Monoglyceride und Fettsäuren, die von den Schleimhautzellen aufgenommen werden. Die Resorption wird im Ileum beendet. Bei normaler Verdauung findet sich in den Faeces nur noch eine Fettmenge, die ungefähr 5% der Menge des aufgenommenen Fetts entspricht. Sie stammt aber wohl meist aus Epithelzellen und Mikroorganismen.

Fettsäuren mit Kettenlängen bis zu 12 C-Atomen gelangen durch die Vena portae in die Leber, während längere Fettsäuren schon in den Schleimhautzellen des Darms zu Triglyceriden aufgebaut und zusammen mit Lipoproteiden, Phospholipiden und Cholesterin zu Chylomikronen vereinigt werden, die durch den ductus thoracicus direkt in den großen Kreislauf transportiert werden.

Zur Spaltung der aus dem Magen austretenden Proteine und Polypeptide enthält das Pankreassekret Trypsin, Chymotrypsin und Carboxypeptidase, wodurch Proteine und Polypeptide bis zu Peptiden und endständigen Aminosäuren aufgespalten werden. Die Peptidasen der Darmschleimhaut besorgen die Aufspaltung der Peptide bis zu den Aminosäuren, die hauptsächlich im Duodenum und Jejunum, schließlich im Ileum resorbiert werden. Etwa 5% des Nahrungsproteins tierischer Herkunft und 15% desjenigen aus Pflanzen gelangen in den Dickdarm, wo sie meist von Bakterien aufgenommen werden. Die Proteine der Faeces bestehen daher neben abgeschilferten Schleimhautzellen in der Hauptsache aus Bakterieneiweiß.

Die Resorption der wasserlöslichen Vitamine erfolgt meist schon im oberen Dünndarm, die der fettlöslichen ist an die Fettresorption gekoppelt.

Mit den Sekreten der Verdauungsdrüsen werden 5 bis 8 Liter Wasser täglich in den Darm sezerniert, die zusammen mit dem in Speisen und Getränken enthaltenen Wasser vom gesamten Darmtrakt bis auf einige 100 ml wieder resorbiert werden.

Die Natriumresorption erfordert wie die Kaliumresorption teilweise aktiven Transport, d. h. sie bedarf der Zufuhr von Energie.

Für die Calciumresorption bestehen im oberen Dünndarm aktive Transportmechanismen, die z. T. durch den Calciumbedarf des Organismus gesteuert werden. Eisen wird nur als 2-wertiges Eisen resorbiert, 3-wertiges wird im Verdauungstrakt zum Teil zu 2-wertigem reduziert. Vom zugeführten Eisen werden meist nur 3 bis 6% resorbiert.

Die Sekretion der Verdauungssäfte wird durch eine Anzahl von Hormonen reguliert, von denen als die wichtigsten Gastrin, Sekretin und Pancreozymin anzuführen sind.

Für die Beurteilung des Nahrungsbedarfs sind individuelle Differenzen der Verdauungs- und Resorptionsvorgänge zu berücksichtigen. Doch wird deren Einfluß meistens überschätzt. Sieht man von Störungen der Verdauung ab, so muß man die Ursachen für „gute und schlechte Futterverwertung" mehr im intermediären Stoffwechsel als in der Verdauung und Resorption suchen. Eine Ausnahme ist die manchmal im Alter abnehmende Produktion von Verdauungsenzymen. Diese sogenannte Fermentschwäche hindert manche alte Person daran, größere Mahlzeiten richtig zu verdauen. Überladung des Verdauungsapparates führt zum Übertritt von ungespaltenen und resorbierbaren Nahrungsbestandteilen in die unteren Darmabschnitte. Dies ruft meist Gärungen hervor, mit denen Verdauungsstörungen verbunden sind.

Kapitel 1.3. Der intermediäre Stoffwechsel

Im gesamten Körper findet dauernd ein Austausch und Umbau statt, der sich sogar auf die anorganischen Bestandteile der Knochen erstreckt. Aminosäuren werden beim Abbau von denaturierten Proteinen frei und entweder zu neuer Proteinbildung verwendet oder desaminiert und in den Energiewechsel überführt. Glucose wird zu Glycogen aufgebaut, und dieses wieder im Bedarfsfall abgebaut. Glucose kann in Fett verwandelt oder zur Energielieferung abgebaut werden. Fettsäuren werden als Fett gespeichert oder zur Energielieferung verwendet. Auch aus manchen Aminosäuren kann durch Gluconeogenese Glucose gebildet werden.

In diesen ständigen Wechsel von Körpersubstanzen treten die aus der Nahrung resorbierten Stoffe ein. Da weder die beim Abbau im Körper entstehenden Stoffe, noch die Zusammensetzung der verzehrten pflanzlichen und tierischen Nahrung dem augenblicklichen Bedarf des Organismus entsprechen, sind Umwandlungsprozesse notwendig, um die jeweils benötigten Stoffe aufzubauen. Der Körper ist in der Lage, je nach Bedarf eine Vielzahl von Substanzen ineinander umzuwandeln. In welcher Weise der Abbau und Aufbau von Kohlenhydraten, Fetten und Aminosäuren zusammenhängt, wurde zuerst von *Krebs* und *Johnston* (1937) am Citronensäurezyklus gezeigt. Die Entdeckung des Citronensäurezyklus war der erste Schritt der Erforschung eines höchst komplizierten Systems von zahlreichen Kreisprozessen, die durch Vernetzungen miteinander verbunden sind. Allen Kreisprozessen ist gemeinsam, daß eine Kette von Verbindungen durch Eintritt und Austritt von Substanzen wieder zu ihrem Ausgangsglied zurückkehrt. Dies wird in Abbildung 1.1 am Beispiel des Citronensäurezyklus demonstriert.

1.3.1. Energiewechsel

Es gehört zum Wesen des Fließgleichgewichts, daß ständig Energie verbraucht und wieder durch Energiezufuhr ersetzt wird. Zum Energiezufluß tragen

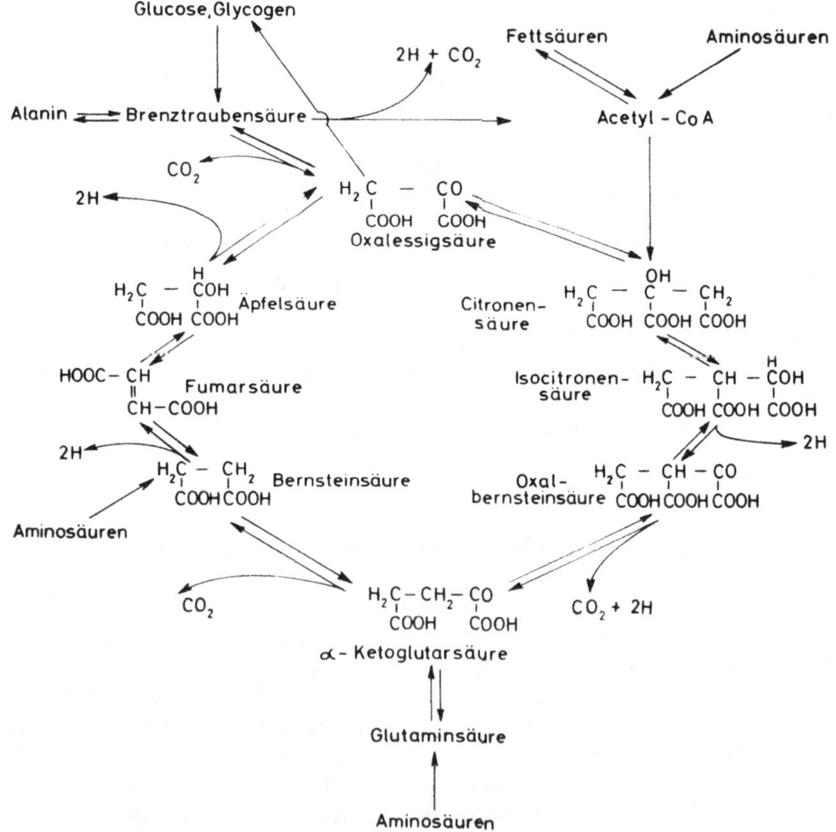

Abb. 1.1: Die zentrale Stellung des Citronensäurezyklus im Stoffwechsel

stets die 3 großen Gruppen der Nährstoffe: Kohlenhydrate, Fette und Proteine gemeinsam, wenn auch in verschiedenem Umfang bei.

Nach seiner Entstehungsursache teilt man den Energieverbrauch in Grundumsatz, spezifisch-dynamische Wirkung und in den Verbrauch bei körperlicher Betätigung ein.

Der Grundumsatz ist der Energieverbrauch bei vorsätzlicher völliger körperlicher Ruhe. Er wird nach Übereinkunft 12 Stunden nach der letzten Nahrungsaufnahme gemessen. Zum Grundumsatz gehört der Energiebedarf für den mit dem Lebensprozeß verbundenen dauernden Stoffwechsel. Er umfaßt den aktiven Transport von Nährstoffen durch die Membrane, den Bedarf für die unwillkürlichen Bewegungen des Herzens und der Lunge und die rhythmisch verlaufenden unwillkürlichen Kontraktionen der muskulären Organe.

Die spezifisch-dynamische Wirkung umfaßt die Steigerung der Stoffwechselprozesse, die mit der Verdauung der Nahrung, der Resorption und der Umsetzung der Nährstoffe verbunden sind.

Die Arbeitsenergie wird vom Körper bei geleisteter äußerer Arbeit, bei der Berufsarbeit, beim Sport und bei der Freizeitbewegung verbraucht.

Damit der Körperbestand (und damit auch das Körpergewicht) erhalten bleibt, ist es erforderlich, daß der Energieverbrauch langfristig mit der Energieaufnahme übereinstimmt.

Der Energiebedarf ist allen anderen Anforderungen an den Stoffwechsel übergeordnet. Es ist darum sinnvoll, daß der Organismus eine Reihe von Stoffwechselabläufen besitzt, die den Energieumsatz decken können. Ein Teil der Energie muß unmittelbar in Millisekunden umsetzbar sein. Diesem Zweck dienen die energiereichen Phosphorsäureverbindungen: Adenosintriphosphat (ATP) und Kreatinphosphat. Der Abbau der energieliefernden Kohlenhydrate, Fette und Proteine dient dazu, den Bestand an energiereichen Phosphaten wieder aufzubauen.

Unter anaeroben Bedingungen erfolgt die Glycolyse, der Abbau des Glycogens, bzw. der Glucose zu Milchsäure über eine durch Enzyme gesteuerte Kette von Reaktionen, wobei je mol Glucose 2 mol ATP gebildet werden. Unter aeroben Verhältnissen geht der Abbau nur bis zur Brenztraubensäure und mündet dann in den Citronensäurezyklus. Auch die zur Energielieferung herangezogenen Aminosäuren werden nach oxydativer Desaminierung in diesen Zyklus eingeschleust. (Siehe Abb. 1.1.)

Der Fettsäureabbau geschieht in zahlreichen Schritten durch β-Oxidation mit Hilfe von Co-Enzym A, wobei die Fettsäurekette jedesmal um 2 C-Atome unter Bildung von Acetyl-CoA verkürzt wird. Die Acetylgruppe wird dann unter Freiwerden von Co-Enzym A an den Citronensäurezyklus abgegeben. Der Citronensäurezyklus ermöglicht die erstaunliche Tatsache, daß für die Energielieferung die in ihrer Konstitution so verschiedenen Substanzen wie Kohlenhydrate, Fette, Alkohole, Proteine dem Organismus nebeneinander als Energielieferanten dienen können.

Die Hauptmenge der Energie liefert der oxydative Endabbau, die Atmungskettenphosphorylierung, wobei die bei der Glycolyse und im Citronensäurezyklus gebildeten Wasserstoffverbindungen ihren Wasserstoff auf den eingeatmeten Sauerstoff übertragen.

Dabei wird über einen Stufenprozeß die freie Energie der Oxydation auf energiereiche Adenosintriphosphorsäure (ATP) übertragen. Insgesamt liefert der Abbau von 1 Gramm Kohlenhydrat oder Protein je 17 KJ (4.1 kcal), 1 Gramm Fett 39 KJ (9.3 kcal) und 1 Gramm Alkohol 30 KJ (7.1 kcal). Allerdings steht niemals diese ganze Energiemenge für energetische Zwecke zur Verfügung. Ein großer Teil wird in Wärme übergeführt, die energetisch nicht ausnutzbar ist. Man rechnet, daß bei der Bildung von ATP etwa 40% der freiwerdenden Energie ausgenutzt werden.

Der Körper besitzt die Möglichkeit, einen noch größeren Teil der Energie in Wärme übergehen zu lassen. Da dies mit einer Verminderung der Bildung von energiereichen Phosphaten je verbrauchtem Sauerstoff verbunden ist, spricht man von einer Entkopplung der oxydativen Phosphorylierung. Der wichtigste Entkoppler des Körpers ist das Thyroxin der Schilddrüse. Die Entkopplung dient in gewissen Grenzen dazu, überschüssig aufgenommene Energie in Form von Wärme abzugeben und dadurch die Speicherung in Fettdepots einzuschränken.

1.3.2. Energiereserven

Das Gleichgewicht zwischen Energieaufnahme und Energieverbrauch läßt sich bei dem wechselnden Energiebedarf nur über längere Zeiträume aufrecht erhalten. Bei vielen Menschen gibt es Zeiten von Wochen oder sogar Monaten, in denen der Energieverbrauch die Energieaufnahme übersteigt, so bei der Erntearbeit in der Landwirtschaft oder bei der Saisonarbeit in der Forstwirtschaft. Daher benötigt der Körper Energiereserven, die in Zeiten erhöhten Bedarfs abgebaut und in Zeiten geringeren Bedarfs wieder aufgebaut werden. Von allen drei Gruppen der Nährstoffe können mehr oder weniger große Reserven angelegt werden. So kann bei erhöhtem Kohlenhydratverzehr der Glykogengehalt der Muskulatur und der Leber erhöht werden, allerdings nur in beschränktem Umfang. Noch geringer ist die Möglichkeit, Proteinreserven anzulegen, wenn man vom Zuwachs der Muskulatur im Training absieht. Bei überschüssiger Proteinaufnahme steigt der Proteingehalt der Leber und des Blutes etwas an; Aminosäuren werden dagegen nicht gespeichert. Energetisch ist die Proteinreserve jedoch ohne Bedeutung. Die eigentliche Energiereserve ist das Depotfett. Es wird nicht nur aus überschüssigem Nahrungsfett angelegt, sondern auch durch Umwandlung von Glucose in Fett. Überschüssige Zufuhr von Kohlenhydraten führt daher ebenso wie die von Fett zu einer Vermehrung der Fettdepots.

Solche Energiedepots sind für den Bestand des Lebens und für die Anpassung an wechselnde energetische Beanspruchung unentbehrlich. Wenn aber Zeiten der Anlage der Depots nicht mehr mit Zeiten der Beanspruchung abwechseln, wenn die Energieaufnahme dauernd den Energieverbrauch übersteigt, so ist die zwangsläufige Folge das Übergewicht, schließlich die Fettsucht, die schwere gesundheitliche Schäden im Gefolge hat. Sie ist die große gesundheitliche Bedrohung der Wohlstandsländer. Neben der Verlockung zur Überernährung durch das reichliche Nahrungsangebot ist die Abnahme der körperlichen Betätigung durch Mechanisierung und Rationalisierung der Arbeit eine der Hauptursachen des Übergewichts.

1.3.3. Proteinstoffwechsel

Proteine sind die Grundsubstanz jeder lebenden Zelle, sie sind die Grundlage für die ganze Vielfalt des Lebens, den Aufbau der verschiedenartigen Zelltypen; sie bilden die Enzyme, die für den Energieumsatz der Organismen notwendig sind, sie sind die Substanz der kontraktilen Fasern, die die Bewegung der Lebe-

wesen ermöglichen, und sie haben wichtige Transportfunktionen in den Körperflüssigkeiten.

Sie bestehen aus 20 L-α-Aminosäuren in den verschiedensten Kombinationen
und haben Molekulargewichte bis zu mehreren Millionen.

Ihr Aufbau und ihre Vermehrung im Organismus erfolgt mit Hilfe von Nu-
kleinsäuren, die in ihrer Nukleotidsequenz die Information für die Aminosäuresequenz der entsprechenden Proteine tragen.

Keine Nahrung enthält die Aminosäuren gerade in dem Verhältnis, in dem der
Organismus sie zum Aufbau und zur Erhaltung seiner Proteine benötigt. Die
nicht essentiellen Aminosäuren müssen durch Umaminierung in das richtige
Verhältnis gebracht und von den essentiellen die überschüssig vorhandenen abgebaut werden, bis das entsprechende Verhältnis für die Synthese der gerade benötigten Proteine erreicht ist. Alle nicht verwendbaren essentiellen und nichtessentiellen Aminosäuren verfallen der Desaminierung und der Überführung in
den Energiewechsel.

Der Neugeborene verwendet von den mit der Nahrung aufgenommenen Proteinen ungefähr ⅓ zum Aufbau seiner Körpersubstanz. Schon beim Kleinkind ist
dieser Anteil auf ungefähr 6% des Nahrungsproteins abgesunken. Alles andere,
soweit nach der Aminosäurezusammensetzung überhaupt verwendbar, dient
dem Wiederaufbau der abgebauten Körperproteine. Nach Abschluß der Wachs-
tumsperiode findet im wesentlichen nur noch Ersatz des Abbaus statt. Die Proteine sind alle sehr instabil, sie werden laufend denaturiert und abgebaut, ihre „biologische Halbwertszeit" ist allerdings verschieden. Leberproteine haben eine
Halbwertszeit von 1 bis 2 Tagen, die Proteine der Muskulatur von etwa 15 Tagen.

Eine Renaturierung ist nicht möglich. Denaturierte Proteine müssen daher
durch die in allen Zellen vorhandenen Proteasen zu den Aminosäuren abgebaut
werden. Diese gelangen aus den Zellen in den Kreislauf und können, soweit sie
gemeinsam mit den von der Nahrung gelieferten Aminosäuren in die Wiederauf-
baumuster passen, wieder verwendet werden. Der Aminorest der Desaminierung wird in einem Kreislaufprozeß, dem Harnstoffzyklus, in Harnstoff verwandelt, und dieser von den Nieren ausgeschieden. Je besser das Mengenverhältnis
der Aminosäuren aus Abbau und Nahrung mit dem jeweiligen Bedarf für den
Proteinaufbau übereinstimmt, desto geringer kann die Proteinzufuhr sein, desto
geringer ist damit die Produktion von Harnstoff und desto weniger werden die
Nieren mit seiner Ausscheidung belastet.

1.3.4. Vitamin- und Mineralstoffwechsel

Der Stoffwechsel der Vitamine und Mineralstoffe regelt sowohl deren Resorption und Transport, als auch die Ausscheidung der Überschüsse. Einige Beispiele
sollen dies verdeutlichen.

Ein gutes Beispiel für unterschiedliche Resorption ist das β-Carotin, die Vorstufe des Retinols (Vitamin A). Seine Resorption hängt ab von der gleichzeitigen
Aufnahme von Fett mit der Nahrung, aber auch vom Aufschluß der Zellen, in denen es enthalten ist. Aus grob zerkleinerten rohen Möhren wird fast kein Carotin
resorbiert, etwas mehr aus fein zerkleinerten. Aus gekochten Möhren werden
etwa 30% des Carotins resorbiert. Vom resorbierten Carotin wird durchschnittlich nur die Hälfte in Retinol umgewandelt.

Da Vitamine hochaktive Stoffe sind, muß der Überschuß, der durch die tägliche Aufnahme entsteht, beseitigt werden. Dies geschieht bei den wasserlösli-

chen Vitaminen durch Ausscheidung im Urin, zum Teil nach Umwandlung in andere harnfähige Stoffe. Ascorbinsäure (Vitamin C) wird von Menschen und manchen Tieren bis zu Oxalsäure oxydiert, von anderen vollständig bis zu Kohlendioxyd. Der Mensch scheidet bis zu 40% unverändert im Urin aus.

Vom Thiamin (B_1) werden bei üblicher Kost nur 10 bis 20% der Aufnahme im Urin ausgeschieden, vom Pyridoxin (B_6) dagegen durchschnittlich 90%, und zwar nach Oxydation zu Pyridoxinsäure, die keine Vitaminwirkung mehr ausübt. Die fettlöslichen Vitamine werden zum Teil gespeichert, zum anderen Teil abgebaut, z. B. durch Oxydation.

Unter den Mineralstoffen finden sich die kompliziertesten Verhältnisse beim Calcium. Sowohl für die Resorption als auch für den Einbau ins Knochengerüst ist die Gegenwart von Vitamin D erforderlich. Die Resorption richtet sich nach dem Bedarf, ist aber auch von Begleitstoffen in der Nahrung abhängig. So bildet Oxalsäure nicht resorbierbares Calciumoxalat. Der Gehalt im Blut wird, soweit irgend möglich, aufrecht erhalten; er liegt durchschnittlich bei 10 mg je 100 ml (4.7 bis 5.6 mval/$_L$). Die Regulation erfolgt durch das Parathormon der Nebenschilddrüse. Die empfohlene Aufnahme von 700 bis 800 mg täglich für den Erwachsenen deckt den Bedarf mit Sicherheit. Der menschliche Körper kann sich aber an weit geringere Zufuhr durch Drosselung der Ausscheidung anpassen (bis herab zu ungefähr 250 mg täglich). Außerdem sorgt das große Calciumdepot in den Knochen dafür, daß ungenügende Zufuhr sich erst nach erheblichem Verlust in längeren Zeiträumen auswirkt.

Andere Verhältnisse liegen beim Magnesium vor. Sein Gehalt im Blut richtet sich weitgehend nach der Aufnahme mit der Nahrung, also nach dem Durchsatz an Magnesium. Aufnahme und Ausscheidung sind im wesentlichen gleich. Um den Bedarf zu decken, sind 250 bis 300 mg täglich, die in der üblichen Kost enthalten sind, auf alle Fälle ausreichend.

Der Eisenbestand des Körpers Erwachsener beträgt ungefähr 4 g. Zu seiner Erhaltung ist eine Zufuhr von 12 bis 18 mg in der täglichen Nahrung erforderlich, obwohl nur ungefähr 0.04 bis 0.15 mg täglich im Urin ausgeschieden werden. Die Ursache ist die geringe Resorption, die im Durchschnitt nur etwa 6% der Aufnahme beträgt. Nur 2-wertiges Eisen wird resorbiert. Besteht aber Eisenmangel, so wird die Resorption erheblich erhöht und kann bis zu 15% erreichen.

Kapitel 1.4. Ermittlung des Nahrungsbedarfs

Die exakte quantitative Bestimmung des Bedarfs an allen Nährstoffen ist bisher ein noch ungelöstes, sicher ein schwer lösbares Problem. Sie wird unter anderem dadurch erschwert, daß die Resorption der Nährstoffe je nach ihrer Menge in der Nahrung verschieden sein kann, und daß der Bedarf durch die begleitenden Stoffe beeinflußt werden kann.

Dagegen ist die qualitative Ermittlung der benötigten Nährstoffe wahrscheinlich fast vollständig. Es ist eine verbreitete Meinung, daß immer wieder neue Vitamine entdeckt würden. Aber seit dem Jahre 1938 ist nur eine einzige Gruppe von Vitaminen, die Ubichinone, gefunden worden, von denen es noch fraglich ist, ob sie zu den Vitaminen gerechnet werden sollen. Dagegen sind wir über die Anzahl der lebensnotwendigen Spurenelemente noch nicht genügend orientiert. Hier ist eine Erweiterung unserer Kenntnisse zu erwarten.

Für den Mindestbedarf (minimum requirement) hat eine FAO/WHO Expert Group (1970) folgende Definition aufgestellt: „Der Mindestbedarf an einem

Nährstoff entspricht üblicherweise der niedrigsten Menge, die erforderlich ist, um Mangelerscheinungen zu verhüten, die durch klinische Merkmale und Symptome und/oder durch Meßgrößen biochemischer oder physiologischer Funktionen nachzuweisen sind."

Die Empfehlungen für die Nahrungszufuhr (recommended dietary allowances) werden international definiert als diejenigen Nährstoffmengen, die als ausreichend betrachtet werden können, um die Gesundheit nahezu der gesamten Bevölkerung aufrecht zu erhalten (FAO/WHO 1973). Die Empfehlungen liegen daher höher als der *durchschnittliche* Bedarf gesunder Personen.

Bei Aufnahme der empfohlenen Mengen werden also viele Menschen ihren individuellen Bedarf überschreiten. Dies ist innerhalb einer allerdings auch individuell verschiedenen Streubreite unbedenklich, soweit sich der Körper dem Angebot anpassen kann, sei es durch Verminderung der Resorption oder durch Vermehrung des Abbaus (Wärmeproduktion und erhöhte SDW) und der Ausscheidung. Bei manchen Nährstoffen gibt es auch eine gewisse Anpassung an geringere Zufuhr durch Einschränkung des Abbaus und der Ausscheidung z. B. bei Calcium. Wenn aber die Zufuhr dauernd die Grenze der Anpassung überschreitet, muß dies zu nachteiligen Folgen für den Körper führen.

Die individuellen Unterschiede des Bedarfs haben verschiedene Ursachen. Zunächst gibt es Unterschiede der Resorption. Wenn auch, wie Stoffwechselversuche zeigen, die Resorption der Kohlenhydrate, Fette und Proteine bei üblicher Durchschnittskost keinen großen Schwankungen unterliegt, soweit keine Verdauungsstörungen bestehen, gibt es für viele Nährstoffe, Aminosäuren, Zucker, Zuckeralkohole, eine Reihe von Vitaminen und Mineralstoffen eine obere Grenze der Resorptionskapazität.

Beim aktiven Transport mit Hilfe von „carriers" beeinflußt die Größe der Körperreserven den Umfang der Resorption, so bei Eisen und Calcium. Außerdem können Interdependenzen zwischen verschiedenen Nährstoffen die Resorption beeinflussen. So fördern kleine Mengen von Magnesium die Resorption des Calciums, während große Mengen sie hemmen.

Weitere Unterschiede des individuellen Bedarfs liegen im intermediären Stoffwechsel. Die Speicherung von Nährstoffen, hauptsächlich in der Leber, die neben den Fettdepots das größte Nährstoffdepot des Körpers ist, kann verschiedene Ausmaße haben. Auch wird bei raschem Umsatz der gespeicherten Nährstoffe ein größerer Nachschub erforderlich, als wenn die Umsatzgröße verhältnismäßig gering ist.

Schließlich erfolgt die Ausscheidung von Nährstoffen durch die Nieren (renal clearance) mit verschiedenen Geschwindigkeiten. Beim gesunden Menschen spielt dies für Glucose und Aminosäuren im Verhältnis zu ihrem Gesamtumsatz nur eine kleine Rolle, wohl aber eine erhebliche bei den wasserlöslichen Vitaminen.

1.4.1. Bestimmung des Bedarfs an Tieren

Das wichtigste Hilfsmittel, um lebensnotwendige Nährstoffe aufzufinden, ist der Tierversuch. Seit *Eijkman* 1896 durch Füttern von Hühnern mit poliertem Reis die Erscheinungen der menschlichen Beriberi-Krankheit nachahmen und durch Extrakte aus den Silberhäutchen der Reiskörner heilen konnte, sind wohl alle Vitamine und essentiellen Spurenelemente durch Tierversuche aufgefunden worden.

Es gibt verschiedene Möglichkeiten, den Bedarf an Nährstoffen im Tierversuch festzustellen:

> den Wachtumstest
> die Messung der Lebensdauer
> die Bestimmung der Fertilität
> den Bilanzversuch
> die Feststellung von Mangelsymptomen und Stoffwechselstörungen.

Fast jede ungenügende Nährstoffversorgung wirkt sich in einer Verminderung der *Wachstumsgeschwindigkeit* oder sogar im frühzeitigen Tod der Versuchstiere aus. Der Einfluß einer Mangelnahrung auf die *Lebensdauer* ist fast nur mit kurzlebigen Tieren, insbesondere mit Mäusen und Ratten zu ermitteln. Aus technischen und ökonomischen Gründen sind die kleinen Nagetiere die wichtigsten Versuchstiere der Ernährungsphysiologen. Sie erlauben auch am leichtesten, Versuche mit mehreren aufeinander folgenden Generationen auszuführen. Manchmal zeigen sich Mängel der Nährstoffversorgung erst in der 2. oder 3. Generation. Kleintiere haben außerdem den Vorzug, daß sie ohne allzugroßen finanziellen Aufwand mit synthetischer Nahrung aufgezogen werden können. Es ist schon gelungen, Ratten mit synthetischer Nahrung über mehrere Generationen zu voller Entwicklung und Lebensdauer zu bringen. Häufig werden solche Versuche mit steril gehaltenen Tieren ausgeführt, womit allerdings das Problem der Infektabwehr ausgeschaltet wird.

Außerdem haben Kleintiere den Vorteil, Versuche in genau derselben Weise an einer großen Zahl von Individuen durchführen und so zu signifikanten Ergebnissen gelangen zu können. Auch sind bei Kleintieren Versuchsreihen an genetisch einheitlichen und gleichartigen Tieren möglich.

Andererseits sind größere Tiere manchmal in ihren Nahrungsansprüchen dem Menschen ähnlicher, insbesondere Schweine. Die neuerdings gezüchteten Mikroschweine können auch in Laboratorien gehalten werden.

Trotz normalem Wachstum und normaler Lebensdauer kann Mangelernährung vorliegen, durch welche die Fertilität von männlichen oder weiblichen Tieren herabgesetzt wird. Meist wirkt sich jedoch ein Mangel sowohl auf die Fertilität als auch auf das Wachstum aus.

Der *Bilanzversuch* dient hauptsächlich dazu, festzustellen, bei welchen minimalen Zufuhren noch Stoffwechselgleichgewicht erreicht wird. Es ist dazu notwendig, die Ernährung bis auf den zu testenden Nährstoff ausreichend und völlig gleich zu halten, damit nicht das Resultat durch die Interdependenz mit anderen Nährstoffen verfälscht wird. Bei Tieren ist es durchaus möglich, sie über lange Zeiten mit denselben Nahrungsgemischen zu füttern.

Mangelsymptome und ihre Beseitigung durch Zulage bestimmter Nährstoffe haben zur Feststellung des qualitativen Bedarfs an Nahrungskomponenten gute Dienste geleistet. Dosierte Zulagen zur Mangelernährung haben zu Vorstellungen über den quantitativen Bedarf geführt. Man unterscheidet dabei die dosis prohibitiva, die das Auftreten der Mangelsymptome verhindert, von der dosis curativa, die erforderlich ist, um eingetretene Mängel zu beseitigen. Die beobachteten Mangelsymptome und ihre Beseitigung durch bestimmte Nährstoffe bei Tieren erlauben Rückschlüsse auf die entsprechenden beim Menschen beobachteten Krankheitsbilder.

Es kommt jedoch vor, daß der Bedarf verschiedener Tiere qualitativ mit dem des Menschen nicht übereinstimmt. Ascorbinsäure z. B. ist unter den Säugetieren nur für Menschen und Meerschweinchen ein Vitamin, während andere Tiere sie aus Glucose synthetisieren können. Auch in der Quantität kann es prinzipielle Unterschiede geben. Schwefelhaltige Aminosäuren werden von Pelztieren in weit höherem Maß benötigt, als vom wenig behaarten Menschen. Der Bedarf des spärlich behaarten Schweins ist auch in dieser Beziehung dem Bedarf des Menschen ähnlicher als der der Pelztiere.

1.4.2. Kriterien der Bedarfsdeckung am Menschen

Die Feststellung und Behebung von Mangelzeichen sind auch hier Mittel, um den Bedarf an Nährstoffen zu testen. Es stehen dafür eine Reihe von biochemischen, biophysikalischen, anthropometrischen und klinischen Methoden zur Verfügung, die sowohl für individuelle, als auch für epidemiologische Untersuchungen von Bedeutung sind. Ihre Ausarbeitung hat in den letzten Jahrzehnten mit den zunehmenden Schwierigkeiten der Welternährung eine rasche Weiterentwicklung erfahren. (*Jelliffe*, 1966.)

1.4.2.1. Biochemische Parameter

Unter den biochemischen Tests, die im Blut ausgeführt werden, sind die folgenden Bestimmungen gebräuchlich:

Hämoglobin
Hämatokrit
einzelne Plasmaproteine
Eisen
Magnesium
Vitamine und Vitaminmetaboliten
Transketolase
Transaminasen

Im Urin sind folgende Bestimmungen gebräuchlich:

Gesamt-N
Harnstoff
Aminosäuren
Vitamine und Abbauprodukte von Vitaminen.

Allen diesen Tests ist gemeinsam, daß sie nur bei erheblichen Abweichungen vom Durchschnitt Aussagen über einen unzureichenden Ernährungszustand ermöglichen.

Nicht aufgeführt sind Tests, die sich auf Anomalien beziehen, die nicht in Zusammenhang mit der Ernährung stehen.

Die modernen Mikromethoden der Enzymanalyse erlauben es, in kleinen Proben von Blut, von roten und weißen Blutkörperchen, sowie in Proben von Muskeln und anderen Organen, die durch Punktion entnommen werden, den Gehalt an vielen Enzymen, die im Stoffwechsel eine große Rolle spielen, genau zu bestimmen.

Man hatte gehofft, auf diesem Wege für mehrere Vitamine, die Enzymbestandteile sind, den Bedarf feststellen zu können. Dabei ging man von der Annahme aus, daß für Enzyme, die an Nahtstellen des Stoffwechsels stehen, soviel ihrer Vitaminbausteine in der Nahrung vorhanden sein müßten, als für maximale

Enzymbildung erforderlich ist. So sollte z. B. die Erhöhung der Aktivität der Transketolase in Blut oder Leukozyten durch vermehrte Aufnahme von Thiamin ein Zeichen dafür sein, daß der Bedarf an diesem für den Kohlenhydratstoffwechsel entscheidend wichtigen Enzym noch nicht gedeckt sei. Tatsächlich induziert die Erhöhung von Thiamin die Transketolasebildung in weitem Ausmaß. Dabei stellte sich heraus, daß die Vermehrung der Transketolase über ein gewisses Maß hinaus ohne Bedeutung ist. Offenbar hält der Organismus von solchen an Nahtstellen stehenden Enzymen einen Überschuß bereit.

Das schließt nicht aus, daß die Bestimmung von Enzymaktivitäten eines der wertvollsten Hilfsmittel zur Erkennung von Mangelzuständen ist, sobald auf anderem Wege die Korrelation der Enzymaktivität mit solchen Mangelzuständen erwiesen werden konnte.

1.4.2.2. Anthropometrische Parameter

Messungen der Körpergröße und des Gewichts, der Schulterbreite und Beckenbreite, der Hautfaltendicke an charakteristischen Stellen ermöglichen Aussagen über den *Ernährungsstatus* eines Menschen. Moderne Formen der Ausführung sind die Photogrammmometrie und die Messung der Hautfaltendicke mit dem Echolot.

Zur Beurteilung der Meßergebnisse an einem Individuum braucht man den Vergleich mit den sogenannten Normalwerten. Darüber, was als normale Werte anzusehen ist, sind sich selbst Fachleute nicht immer einig. Prinzipiell sollte man für jedes in Frage kommende Merkmal – etwa das Körpergewicht bezogen auf die Körpergröße oder die Dicke des Unterhautgewebes – die Verteilung in der betreffenden Population bestimmen. Die gemessenen Merkmalsgrößen teilt man dazu in Klassen ein. Die Häufigkeit, mit der die Individuen der Population in den einzelnen Klassen vorkommen, die Klassenhäufigkeit, trägt man als Funktion der Merkmalsgröße auf. So erhält man die Verteilungsfunktion, meist eine glockenförmige, symmetrische Kurve, die sog. Normalverteilung. Man kann die Population in bezug auf dieses Merkmal durch den Mittelwert M und die Abweichung s vom Mittelwert beschreiben. Unbedingt ist zu berücksichtigen, daß der Normalwert nicht mit dem Mittelwert gleichzusetzen ist, sondern erhebliche Abweichungen in beide Richtungen zulassen muß (Mittelwert ± 1 s). Außerdem müssen in brauchbaren Tabellen über die Sollwerte eines Merkmals (z. B. Körpergewicht/Körpergröße) noch andere Korrelationen berücksichtigt sein, nämlich das Alter und die verschiedenen Typen des Körperbaus. So enthalten gute Tabellen für das Verhältnis von Körpergewicht zur Körpergröße Angaben für schlanken, mittleren und gedrungenen Körperbau in den verschiedenen Lebensaltern. Zu welchem genetischen Typus der einzelne Mensch gehört, muß aus dem Verhältnis von Körpergröße zu Schulter- und Beckenbreite geschlossen werden. Erst dann läßt sich bei Messungen eines Merkmals an einem Individuum entscheiden, ob es sich im Bereich der Norm befindet, ob etwa der betreffende Mensch für seinen Körperbau das „richtige" Gewicht oder das „normale" Maß an Unterhautfettgewebe hat, oder ob er über- bzw. unterernährt ist.

Bei der Beurteilung der Meßergebnisse darf man aber auch nicht schematisch verfahren. Dicke des Unterhautfettgewebes ist nicht nur von der Ernährung abhängig, sondern auch von der genetischen Veranlagung. Das gilt infolgedessen auch für das Verhältnis von Körpergewicht zur Körpergröße.

Eine Statistik der Metropolitan Life Insurance in New York (1959) zeigte, daß Personen mit einem Gewicht, das um 10% unter dem Normalgewicht lag, durchschnittlich eine längere Lebensdauer hatten, als die Normalgewichtigen. Man bezeichnet das niedrigere Gewicht als Idealgewicht. Eine Reduzierung auf das Idealgewicht kann aber von Personen mit einem genetisch bedingten höheren Fettbestand nur durch gleichzeitige Verminderung des Proteinbestandes erreicht werden. Das kann nicht geschehen, ohne die Leistungsfähigkeit, das Wohlbefinden und vielleicht sogar die Krankheitsresistenz zu beeinträchtigen. Auch könnte es sein, daß Pykniker überhaupt eine geringere Lebenserwartung haben als Astheniker. Das Idealgewicht ist nicht für alle Menschen erstrebenswert.

Der Wachstumstest ist auch beim Menschen ein wichtiges Hilfsmittel, die Vollständigkeit der Ernährung zu erkennen. Wenn viele Kinder in Entwicklungsländern im Alter von 2 Jahren nur Länge und Gewicht der 9 Monate alten Kinder in den entwickelten Ländern erreichen, wenn Morbidität und Mortalität in den ersten 5 Lebensjahren bei Kindern in Entwicklungsländern vielfach höher sind als bei Kindern in den entwickelten Ländern, so besteht kein Zweifel, daß sie neben hygienischen Schäden an Mangelernährung leiden. Wenn man aber aus dem Wachstumsverlauf Schlüsse auf die optimale Nährstoffzufuhr ziehen will, beginnen Schwierigkeiten. Was heißt normale Entwicklung? Was ist das erstrebenswerte Ziel des Wachstums? „Ist es das Ziel der Ernährung, Muskelmenschen, Genies, Riesen, Zwerge oder Methusalas zu produzieren?" (*Barness* und *György,* 1962).

Man nimmt meist als Maß der normalen Entwicklung den sogenannten Harvard-Standard, das ist die durchschnittliche Entwicklung von Kindern westeuropäischer Abstammung in USA. Seine Übereinstimmung mit der Entwicklung englischer Kinder ist erwiesen (*Tanner,* 1962). Die Acceleration – die durchschnittliche Zunahme der Bevölkerung an Länge und Gewicht – scheint sich in den westlichen Ländern ihrem Maximum zu nähern. Wie weit sich die Acceleration auf die Bevölkerung in den Entwicklungsländern erstreckt, ist im einzelnen nicht bekannt. Der sogenannte Baganda-Standard für ostafrikanische Bantukinder liegt etwas niedriger als der Harvard-Standard (*Rutishauser,* 1965).

Sicher ist, daß Ernährungsfehler in den ersten Lebensjahren auf die Entwicklung von größtem Einfluß sind. Unterentwicklung des Gehirns vor der Geburt und in den ersten beiden Lebensjahren durch Protein-Energie-Unterernährung läßt sich durch spätere ausreichende Ernährung wahrscheinlich nicht mehr voll ausgleichen (*v. Muralt,* 1972).

1.4.2.3. Funktionelle Parameter

Ein anderes Mittel zur Feststellung des Nährstoffbedarfs ist die Messung der Leistungsfähigkeit, und zwar der körperlichen und der geistigen. Besonders aussagekräftig ist die Messung der Leistungsfähigkeit in Verbindung mit der Ermittlung des Bilanzminimums. Man kann z. B. am Fahrradergometer testen, ob Zulagen einzelner Nährstoffe die Leistungsfähigkeit erhöhen. So wurde gefunden, daß hohe Proteinzulagen die körperliche Leistungsfähigkeit nur erhöhen, wenn sie von entsprechendem Muskeltraining begleitet sind. Auch eine höhere Zufuhr mancher Vitamine kann von Einfluß auf die Leistungsfähigkeit sein.

Zur Messung der geistigen Leistungsfähigkeit dient die Lösung von Rechenaufgaben, sowie die Prüfung der Merkfähigkeit, wobei allerdings auf alters- und milieubedingte Unterschiede geachtet werden muß. Die Verhaltensforschung kann hier Hilfen für die Unterscheidung von genetischen und Umweltfaktoren liefern.

1.4.

Wahrscheinlich ist die Leistungsfähigkeit überhaupt das beste Maß für die Vollwertigkeit der Ernährung. Die Ernährung ist dann vollwertig, wenn sie den Menschen in die Lage versetzt, alle an seine Leistungsfähigkeit gestellten Anforderungen, soweit sie ernährungsabhängig sind, voll zu erfüllen. Dazu gehören auch hohe Krankheitsresistenz und lange Lebensdauer (*Kraut*, 1961).

1.4.3. Umsatzbestimmungen am Menschen

1.4.3.1. Der Respirationsversuch

Zur Messung des Energieverbrauchs dient der Respirationsversuch. Aus der Menge des bei der Atmung verbrauchten Sauerstoffs und der ausgeatmeten Kohlensäure kann man die während Ruhe und Arbeit umgesetzten Energiemengen berechnen. Die Tabelle 1.1 gibt die Beziehungen wieder.

Tab. 1.1 *Kalorischer Wert, Sauerstoffverbrauch und Kohlensäureabgabe pro Gramm der im Körper verbrannten Proteine, Fette und Kohlenhydrate sowie pro Gramm im Harn ausgeschiedenen Stickstoffs*

	Verbrauchter Sauerstoff (ml/g)	Abgegebene Kohlensäure (ml/g)	RQ	kcal/g Nach *Rubner*	Nach *Loewy*	kcal/l Sauerstoff	Kohlensäure
Protein	966,3	773,9	0,801	4,10	4,316	4,485	5,579
Harn-N	5939,0	4757,0	0,801	25,63	26,54	4,485	5,579
Fett	2019,3	1427,3	0,707	9,3	9,461	4,686	6,629
Kohlenhydrat	828,8	828,8	1,000	4,1	4,182	5,047	5,047

Quelle: Wissenschaftliche Tabellen. Documenta Geigy, 7. Aufl., S. 535
(Georg Thieme Verlag, Stuttgart, 1975).

Will man bestimmen, welche Nährstoffe zur Energielieferung abgebaut werden, so läßt sich dies aus dem Verhältnis von ausgeatmeter Kohlensäure zu verbrauchtem Sauerstoff, dem Respiratorischen Quotienten (RQ) berechnen. Für die Oxydation von Kohlenhydrat ist der RQ = 1.00, von Fett = 0.71, von Protein = 0.80. Den Proteinabbau muß man aus dem während der Messung im Harn ausgeschiedenen Stickstoff berechnen.

1 g Stickstoff entspricht einer Oxydation von 6.25 g Protein. Findet während der Messung Gluconeogenese statt, so kann der RQ über 1.0 steigen.

1.4.3.2. Der Stoffwechselbilanzversuch

Stoffwechselbilanzen bilden bei allen Nährstoffen, bei denen eine quantitative Bestimmung von Aufnahme und Ausscheidung möglich ist, die Grundlage für die Beurteilung des Bedarfs. Hierzu gehören alle Mineralstoffe, sowie der Stickstoff als Maß des Proteinbedarfs. Das Bilanzminimum zeigt die geringste Menge eines aufgenommenen Nährstoffs, mit der ein Ausgleich von Aufnahme und Ausscheidung erreicht werden kann. Da jedes Gleichgewicht von einer großen Anzahl von Faktoren abhängt, unter denen die Vorratslage des Organismus auf den Bilanzversuch von größtem Einfluß ist, hat das Bilanzminimum nur einen Aussagewert, wenn dem Körper genügend Zeit gelassen wird, sich an die gebotene Nährstoffmenge anzupassen. Bei der Proteinzufuhr sind hierfür erfahrungsgemäß 7 bis 10 Tage erforderlich. Es hat also keinen Sinn, Schlüsse aus kürzer dauernden Versuchsperioden zu ziehen. Außerdem darf das Bilanzminimum für Protein nicht zu weit und zu lang unterschritten werden, denn zur Erhaltung des

Bestands eines unterernährten Körpers ist eine kleinere Proteinzufuhr erforderlich als für einen voll ernährten.

Beim Calcium wurde festgestellt, daß es langfristige Perioden einer vermehrten oder verminderten Ausscheidung gibt, so daß nur aus zahlreichen sich über längere Zeiten erstreckenden Bilanzversuchen bindende Schlüsse gezogen werden dürfen. Sicher hängt dies mit dem großen Calciumdepot in den Knochen (beim Erwachsenen im Durchschnitt 1 kg) zusammen, demgegenüber die beim gesunden Menschen beobachteten Perioden vermehrter Excretion oder Retention nicht ins Gewicht fallen. Natürlich darf man das Bilanzminimum nicht mit dem *Bedarf* gleichsetzen. Jeder Streß würde dann zu einem nicht oder schwer aufholbaren Verlust führen. Man muß also für den normalen Bedarf Sicherheitszuschläge machen, deren erforderliche Höhe oft nur nach der praktischen Erfahrung geschätzt werden kann. Trotzdem ist die Feststellung des Bilanzminimums ein wichtiges Hilfsmittel für die Erkennung des Nährstoffbedarfs.

Während des Wachstums erfüllen Stoffwechselbilanzen einen anderen Zweck. Sie zeigen, welcher Anteil der gebotenen Nährstoffe resorbiert, und welcher retiniert wird. Dies ist besonders wichtig, wenn Störungen der normalen Nährstoffausnutzung vorliegen, z. B. Mangel an Verdauungsenzymen oder andere Störungen des Verdauungssystems oder Interdependenzen mit anderen Nährstoffen im positiven oder negativen Sinn.

1.4.3.3. *Direkte Messung der Umsatzgrößen*

Da sich radioaktive Elemente schon in minimalen Mengen mit Hilfe des Geigerzählers messen lassen, kann man mit dieser Methode den Umsatz von Substanzen, darunter auch von Nährstoffen im Körper bestimmen. Man „markiert" die zu testende Substanz, indem man an einer Stelle ein radioaktives Atom (Nuklid) einfügt. Injiziert man davon eine kleine, unschädliche Dosis, so geht diese den selben Weg im Organismus, wie die natürliche, nicht markierte Substanz. Durch Messung der Strahlung in den Ausscheidungen einschließlich der Ausatmungsluft läßt sich der Weg und die Umsatzgröße auch der natürlichen Substanz verfolgen. Die Versuche werden zweckmäßig mit verhältnismäßig langlebigen radioaktiven Nukliden ausgeführt, da sonst der Zerfall während des Verweilens im Körper in Rechnung gestellt werden müßte.

Ein Beispiel ist der Nachweis der Bildung von Ascorbinsäure aus ^{14}C-markierter Glucose bei der Ratte, und der Abbau von ^{14}C-markierter Ascorbinsäure beim Menschen zu Oxalat. Von einer den Bedarf deckenden Aufnahme wird ungefähr die Hälfte unverändert oder als Oxalat im Urin ausgeschieden, die andere Hälfte überwiegend zu CO_2 oxydiert und ausgeatmet.

Ein anderes Beispiel ist die Verwendung des Calciumisotops ^{45}Ca zum Nachweis des fortwährenden Einbaus von Calcium in die Knochen und der Rückführung des Knochenmaterials in den Stoffwechsel.

1.4.4. Individuelle Unterschiede des Nahrungsbedarfs

Die genetischen Anlagen bestimmen, was aus einem Menschen werden kann. Die Umweltbedingungen entscheiden, wie weit die gen-bedingten Anlagen entwickelt werden können. Unter den Umweltbedingungen ist die Ernährung eine der wichtigsten.

1.4.

Schon die oben gegebene Definition der vollwertigen Ernährung zeigt, daß der Nahrungsbedarf davon abhängt, wie weit die Anlagen eines Individuums verwirklicht werden, und welche Ziele der Mensch sich setzt. Es hat keinen Sinn, einem Schreibtischarbeiter die Ernährung eines Schwerarbeiters anzubieten, auch wenn er seiner Anlage nach diesen Beruf erfüllen könnte. Bei seiner Lebensweise würde diese Ernährung, falls er sie überhaupt aufnehmen und verdauen könnte, zu einem bedrohlichen Übergewicht führen. Man staffelt daher den Nahrungsbedarf, insbesondere den Energiebedarf, nach der Berufsschwere.

Für die verschiedenen Formen der Körperbewegung und der Arbeitsleistung bestehen große individuelle Unterschiede des Energiebedarfs. Schwere Personen benötigen für dieselbe körperliche Tätigkeit infolge Mitbewegung des eigenen Körpers mehr Energie als leichte Personen. Auch die Ausführungsform der Arbeit bringt individuelle Unterschiede des Energiebedarfs mit sich. Geschicktere und geübtere Personen bewältigen dieselbe Arbeit mit weniger Energieaufwand. Außerdem führen temperamentvolle oder nervöse Menschen eine Fülle von Körperbewegungen aus, die nichts mit ihrer beruflichen Tätigkeit zu tun haben. Schon die Wege zu und von der Arbeit können eine Rolle spielen. Individuelle Unterschiede des Energiebedarfs bringt auch die Freizeitbeschäftigung mit sich. Mancher Mensch verbraucht beim Sport ein Mehrfaches des Energieaufwandes seiner Berufsarbeit.

Der Bedarf an manchen Nährstoffen, z. B. an Protein, ist bei ausreichender Energiezufuhr unabhängig vom Energieumsatz. Der Bedarf an Thiamin steigt dagegen mit höherem Kohlenhydratumsatz, also meist mit dem Energieverbrauch.

Die zahlreichen Interdependenzen der Nährstoffe bringen es mit sich, daß auch die individuelle Nahrungswahl von gewissem Einfluß auf den Nahrungsbedarf sein kann. Andere individuelle Unterschiede lassen sich nur durch verschiedene Erbanlagen erklären. Bei verschiedenen männlichen Individuen ungefähr gleichen Alters und Gewichts lag das Bilanzminimum für Volleiprotein im Bereich zwischen 0.4 und 0.6 g je kg Körpergewicht täglich, im Mittel zahlreicher Personen bei 0.5 g. Es kommen also ohne erkennbaren Grund Differenzen des Bedarfs an diesem Nährstoff um $\pm$ 20% vor. Ähnliches wurde bei Calcium und bei Riboflavin beobachtet. Die genetischen Unterschiede haben zur Folge, daß verschiedene Menschen hinsichtlich ihrer Körperzusammensetzung, ihrer nervösen Reaktionen, ihrer hormonalen und enzymatischen Ausstattung differieren. Unterschiede der Verdauung, der Resorption, der Wärmeabgabe, des aktiven oder passiven Transports durch die Zellmembranen können erblich bedingt sein. Große Bedeutung kommt auch den Lebensereignissen zu. Langdauernde Streßsituationen, überstandene Krankheiten, insbesondere des Verdauungsapparates, auch wenn sie scheinbar keine Spuren hinterlassen, beeinflussen die Organfunktionen. Auch die Darmflora, die auf die Regelung der Verdauungsprozesse und in gewissem Umfang auch auf die Nährstoffversorgung von Einfluß ist, gehört zu den individuellen Varianten. Ferner spielt es für die Organfunktionen eine große Rolle, wie weit sich der Mensch körperlich betätigt.

1.4.5. Die Bezugssysteme des Nahrungsbedarfs

Die Wahl der Bezugssysteme für Angaben über den Nährstoffbedarf bereitet große Schwierigkeiten. Sie ist eigentlich noch für keinen Nährstoff befriedigend gelöst. In Nährstoffbedarfstabellen findet man als Bezugssysteme für Kinder oft die Angabe: „je kg Körpergewicht". Für Erwachsene war früher die Angabe: je „Vollperson" üblich, worunter ein Mann von 170 cm Länge und 70 kg Körpergewicht im Alter von 30 Jahren verstanden wurde. Eine Frau von 165 cm Länge und 60 kg Körpergewicht wurde zu 0,8 Vollpersonen gerechnet. Man überläßt es dann dem Benutzer, für abweichende Körperverhältnisse und körperliche Betätigung die ihm gut dünkenden Abschläge oder Zulagen zu machen.

Es hat sich herausgestellt, daß für den Proteinbedarf von Männern mittleren Gewichts im Alter von 20 bis 30 Jahren die Berechnung pro kg Körpergewicht keine bessere Korrelation ergibt, als die einfache Angabe „je Person". Sicher gilt dies nicht für Personen von weit über- oder unterdurchschnittlichen Körpermaßen. Hier ist es besser, den Bedarf auf das Körpergewicht zu beziehen. Aber die Korrelation zwischen dem nach Körpergewicht berechneten und dem experimentell gemessenen Bedarf ist nicht hoch, schon infolge der großen individuellen Streuung des Bedarfs bei Personen ähnlicher Körpermaße. Als Ausweg erscheint die Bezugnahme auf den Grundumsatz, in den neben anderen Parametern auch das Körpergewicht eingeht. Leider liegen noch zu wenig Angaben über Korrelationen zwischen Grundumsatz und Proteinbedarf vor.

Da das Fettgewebe sich nur wenig am Proteinstoffwechsel beteiligt, wird im englischen Schrifttum der Bedarf vielfach auf das fettfreie Körpergewicht, auf „lean body mass" bezogen. Aber dies ist nicht leicht mit genügender Genauigkeit festzustellen. Außerdem ist nicht bekannt, ob durch Bezugnahme auf „lean body mass" die Korrelation zwischen Berechnung und Messung erheblich verbessert wird.

Bei Thiamin wurde wegen seiner Bedeutung im Kohlenhydratstoffwechsel vorgeschlagen, den Bedarf auf die Aufnahme von Kohlenhydraten zu beziehen. Auf jeden Fall ist es notwendig, bei jedem Nährstoff die Frage des Bezugssystems ausführlich zu erörtern.

Schlußbemerkung

Zum Abschluß noch eine Bemerkung zu den verschiedenen Methoden der Bedarfsbestimmung. Es empfiehlt sich, für die Untersuchung des Ernährungszustandes wie für die Prüfung der Bedarfsdeckung international möglichst dieselben Verfahren zu verwenden, um die Ergebnisse miteinander vergleichen zu können. Brauchbare Verfahren gibt *Jelliffe,* (1966).

Angesichts so mancher Unsicherheiten und so großer individueller Differenzen des Nährstoffbedarfs mag es fraglich erscheinen, welchen Wert Angaben hierüber haben können. Dennoch sind Angaben über den Nährstoffbedarf in doppelter Beziehung unentbehrlich. Bei größeren Kollektiven gleichen sich die Unterschiede weitgehend aus. Man kann aus den von nationalen und internationalen Gremien aufgestellten Bedarfsangaben Berechnungen über den volkswirtschaftlichen Nahrungsbedarf und seine Deckung machen. Immer mehr muß bei den zunehmenden Schwierigkeiten der Welternährung darüber nachgedacht werden, mit welchen Änderungen der Nahrungsproduktion dem Mangel abgeholfen werden könnte. Großküchen, wie Kantinen, Krankenhäuser können nur durch Berechnung des Nährstoffgehalts vollwertige Mahlzeiten liefern.

Für das einzelne Individuum gewinnt die Nährstoffberechnung zunehmend an Bedeutung. Trotz vielseitigem Angebot an Nahrungsmitteln kommt es vor, daß durch falsche Wahl, z. B. zu hohen Konsum an Zucker und Fett, unzureichende Versorgung an manchen Nährstoffen eintritt. Fehlernährung durch überschüssige Nahrungsaufnahme kann zwar einfach durch Feststellung eines Übergewichts erkannt werden. Damit ist aber noch nicht erkannt, welche Fehler der Nahrungswahl für die Überernährung verantwortlich sind. Einfache Reduktion des Nahrungsvolumens bis zu ausgeglichener Energiebilanz kann zu schweren Mängeln an einzelnen Nährstoffen führen. Auch wenn man sich vor Augen hält, daß Schwankungen des Bedarfs von ±20% bei vielen Nährstoffen vorkommen, geben die Berechnungen des relativen Bedarfs an den verschiedenen Nährstoffen gute Anhaltspunkte für eine ausgeglichene und vollwertige Ernährung. In den meisten Fällen wird man Fehler der Ernährung aus der Berechnung des Nahrungsverbrauches erkennen und geeignete Ratschläge zu ihrer Vermeidung geben können. Auch für besondere Lebenslagen, wie sportliche Anforderungen, Änderung der beruflichen Tätigkeit, Krankheiten und Rekonvaleszenz nach erschöpfenden Krankheiten ist die Berechnung des Nahrungsbedarfs wichtig.

Zusammenfassend läßt sich feststellen: Die Detailkenntnisse über den Bedarf an den einzelnen Nährstoffen und insbesondere über die Interdependenzen der verschiedenen Nährstoffe im Stoffwechsel sind noch lückenhaft. Weitere Forschung auf dem Gebiet der Ernährungswissenschaft zur Schließung dieser Lükken ist daher geboten. Immerhin genügen unsere Kenntnisse, um hinreichend begründete Vorschläge für eine nach Menge und Zusammensetzung vollwertige Ernährung der Menschen in den verschiedenen Lebenslagen zu machen.

Literaturverzeichnis zu Teil 1

Barness, A. and *György, P.:* Research Advances in Infant Nutrition: World Rev. Nutr. Diet, **3**, 5 (1962).

von Bertalanffy, L.: Biophysik des Fließgleichgewichts: Verlag Vieweg, 1953.

Eijkman, C.: Eine Beri-Beri-ähnliche Krankheit der Hühner, Virchows Archiv Path. Anat., **148**, 523 (1897).

FAO/WHO Expert Group. FAO Nutrition Meetings Report Series No. 47. S. 29 (1970).

FAO/WHO Expert Group. FAO Nutrition Meetings Report Series No. 52. S. 75 (1973).

Hess, B.: Oscillating reactions, Trends in Biochemical Sciences, **2**, 193 (1977).

Jelliffe, D. D.: The assessment of the nutritional status of the community, World Health Organization, Geneva, 1966.

Kraut, H., Arbeit und Ernährung, Nutr. Diet. **2**, 126 (1961)

Krebs, H. A. und *Johnston, W. A.:* The role of citric acid in intermediate metabolism in animal tissues, Enzymologia, **4**, 148 (1937).

Lang, K.: Biochemie der Ernährung. Beiträge zur Ernährungswissenschaft Bd. 1, 4. Aufl.: Dr. Dietrich Steinkopff Verlag, Darmstadt, 1979.

Liebig, J.: Die Chemie in ihrer Anwendung auf Agricultur und Physiologie, Braunschweig, 1840.

Liebig, J.: Die Tierchemie oder die organische Chemie in ihrer Anwendung auf Physiologie und Pathologie, Braunschweig, 1843.

Metropolitan Life Insurance Company: New Weight Standards for Men and Women, Statistical Bulletin, **40**, 1 (1959).

von Muralt, A.: in Lipids, Malnutrition and the Developing Brain. Elsevier, Excerpta Medica. North Holland, Amsterdam, London, New York, 1972.

Rose, W. C.: The amino acid requirement of adult man, Nutr. Abs. Rev. **27**, 631 (1957).

Rubner, M.: Die Vertretungswerte der hauptsächlichen organischen Nahrungsstoffe im Tierkörper, Z. Biol., **XIX**, 313 (1883).

Rutishauser, J. H. E.: Heights and Weights of Middle Class Baganda Children, Lancet, 1965, 565.

Tanner, J. M.: Wachstum und Reifung des Menschen, Georg Thieme Verlag, Stuttgart, 1962. Georg Thieme Verlag, Stuttgart, 1962.

2. Teil:

Energiebedarf

Von Heinrich Kraut und Willi Wirths

2. Energiebedarf

Kapitel 2.1. Grundlagen des Energiebedarfs

Die Lebewesen bestehen zum überwiegenden Teil aus energiereichen und daher instabilen organischen Verbindungen. Jede mit Energieaufwand verbundene Lebensäußerung, jede Bewegung, bei den homöothermen Lebewesen schon die Erhaltung der Körpertemperatur gegenüber einer kälteren Umgebung, erfordern den Übergang von energiereicheren zu energieärmeren Verbindungen unter Freisetzung von Energie. Um ihren Körper aus den Nährstoffen aufzubauen und den aufgebauten zu erhalten, benötigen die Lebewesen also der dauernden Zufuhr von energiereichen Verbindungen. Dies ist die primäre Aufgabe der Ernährung.

Die Lebewesen befinden sich in einem Fließgleichgewicht (*Karger,* 1972), indem ein Strom von energiereichen Verbindungen in den Körper eintritt und energieärmere Verbindungen den Körper verlassen.

Der Abbau der energiereichen Verbindungen erfolgt letzten Endes durch Oxydation mit Hilfe des Luftsauerstoffs. Er wird bei den autotrophen Lebewesen durch Photosynthese, bei den heterotrophen Lebewesen durch Aufnahme von neuen energiereichen Verbindungen kompensiert. Die Abnahme der freien Energie im Stoffwechsel durch eine exotherme, d. h. energieabgebende Reaktion, muß durch eine andere chemische Reaktion, die Energie zuführt, ersetzt werden. Man nennt dies gekoppelte Reaktionen und versteht darunter die Kombination einer von selbst verlaufenden, wenn auch meist enzymatisch gesteuerten exergonischen, d. h. energieabgebenden Reaktion mit einer endergonischen, d. h. energiespeichernden Reaktion.

Für die Berechnung des Energieumsatzes kommt es auf die verfügbare innere Energie H der beteiligten chemischen Reaktionen an; dabei ist nach dem 2. Hauptsatz der Wärmelehre:

$$\Delta G = \Delta H - T \Delta S$$

G: freie Energie
H: innere Energie
T: absolute Temperatur
S: Entropie

Herrn Professor Dr. *H. G. Wenzel* haben wir für seine Ratschläge zum Abschnitt Wärmeregulation herzlich zu danken.

An den umfangreichen Bearbeitungen und Ausrechnungen für die Tabellen haben mitgewirkt die Diplom Trophologen *U. Röttger, M. Hamdan, Th. Berglar* und Ökotrophologin grad. *A. Dieckhues.* Bei der Kontrolle der Literatur hat uns Frau Dr. troph. *K. Simons* geholfen. Ihnen allen sind wir zu Dank verpflichtet.

Frau Dr. *I. Schulze-Westen* und Frau *A. Wahle* danken wir für ihre Mitarbeit bei der Literaturbeschaffung. Frau *Ch. Weber* hat uns bei der Korrespondenz, bei der Korrektur und bei den Literaturregistern wertvolle Hilfe geleistet.

2.1.

Die maximal erhältliche Arbeit ist demnach immer kleiner als die an einem Prozeß beteiligte freie Energie. Denn ein Teil der umgesetzten freien Energie geht immer als Entropie, d. i. nicht verwertbare Wärme, an die Umgebung verloren. Die Lebewesen besitzen aber nach *Netter* (1959) die Fähigkeit, die Entropievermehrung verlangsamt ablaufen zu lassen und können dadurch ihren Energiehaushalt steuern.

Für praktische Zwecke der Berechnung des Energiebedarfs ist es nicht erforderlich, die freie Energie als Faktor einzusetzen. Man kann ohne erheblichen Fehler die Berechnung auf den Gehalt an innerer Energie der beteiligten Substanzen beziehen, den man in Joule bzw. Kalorien ausdrückt. Dies ist um so mehr gerechtfertigt, als alle derartigen Berechnungen physiologischer Vorgänge mit einer Fehlerbreite behaftet sind, die die Schwankungen der Verluste durch Vermehrung der Entropie wesentlich überschreitet.

Der Energiebedarf der Organismen setzt sich aus folgenden 4 Komponenten zusammen:

aus dem *Grundumsatz,* d. i. Energiewechsel bei vorsätzlicher völliger Muskelruhe, nüchtern und bei Indifferenztemperatur,

aus der *Wärmeregulation* bei den homöothermen Lebewesen,

aus der *spezifisch dynamischen Wirkung,* d. i. die mit der Nahrungsaufnahme verbundene Erhöhung des Energiewechsels,

aus dem *Arbeitsumsatz,* d. i. Energieverbrauch durch äußere Arbeit.

2.1.1. Definitionen

2.1.1.1. Energiemaße

Der auch in Lehrbüchern noch gebrauchte Ausdruck „Energiestoffwechsel" ist inkorrekt. Er ist durch „Energiewechsel" zu ersetzen.

Das bisher in der Ernährungswissenschaft fast ausschließlich verwendete Maß der Kalorie soll nach internationaler Übereinkunft durch Joule ersetzt werden. Da die vorliegende Literatur jedoch fast ausschließlich das Energiemaß Kalorie verwendet, geben wir die Berechnungen sowohl in Joule als auch in Kalorien an.

Die SI-Einheit (Internationales Einheiten- und Maßsystem) für Energie, Wärmemenge und Arbeit ist Joule (J). Für die bisher verwendete Kalorie (cal) gibt es mehrere Definitionen: ($15°$ Kalorie = 4,1855 J, mittlere Kalorie = 4,1897 J, thermochemische Kalorie = 4,184 J, internationale Tafelkalorie = 4,1868 J, mechanisch definierte Kalorie = 4,1868 J, nach der universellen Gaskonstante definierte Kalorie = 4,1866 J). Die Deutschen Normen (DIN 66035) schreiben vor:

1 Kalorie (1 cal) = 4,186 Joule (J)
1 Kilo-Joule (kJ) = 1000 J (10^3 J)
1 Mega-Joule (MJ) = 1000 kJ (10^6 J)
1 kJ = 0,239 kcal
1 kcal (1 Kilokalorie) = 4,186 kJ.

Nach dem mechanischen Wärmeäquivalent ist

1 kJ = 102,0 mkg (Meter Kilogramm)
1 kcal = 427,0 mkg.

Als Maßeinheit der Arbeit verwendete man früher auch den Ausdruck Kilopondmeter = kpm, d. h. Masse anstelle von Gewicht.

1 kpm = 9,81 J = 2,34 cal.

Neuerdings verwendet man als Maß der Arbeit die Begriffe Newtonmeter (Nm) und Wattsekunde (Ws).

$$1 \text{ J} = 1 \text{ Nm} = 1 \text{ Ws} = 1 \text{ kg} \times m^2 \times sec^{-2}$$

2.1.1.2. Komponenten der Energiebilanz

Der Grundumsatz (GU) ist der Energieumsatz bei vorsätzlicher Körperruhe mit entspannter Muskulatur, bei Indifferenztemperatur (28° C für den Unbekleideten) und nach Abklingen der an die Nahrungsaufnahme sich anschließenden Erhöhung des Energieumsatzes.

Die spezifisch-dynamische Wirkung (SDW) ist die Erhöhung des Energieumsatzes infolge Nahrungsaufnahme.

Der Arbeitsumsatz ist die Summe aller Erhöhungen des Energiewechsels durch Arbeit.

Arbeit ist physikalisch definiert als Kraft × Weg. Leistung ist Arbeit in der Zeiteinheit, physikalisch also $\dfrac{\text{Kraft} \times \text{Weg}}{\text{Zeit}}$

2.1.2. Energieliefernde Substanzen

Die energieliefernden Bestandteile der Nahrung sind Kohlenhydrate, Fette, Proteine, Essigsäure, Hydroxy- und Ketosäuren sowie Alkohole. Für alle energieliefernden Nahrungsbestandteile mit Ausnahme der Proteine ist das Energieäquivalent der physikalische Brennwert, weil die biologische Oxydation bis zu Kohlendioxyd und Wasser führt. Physikalischer und physiologischer Brennwert sind also identisch. Dabei bleibt unberücksichtigt, daß im Harn regelmäßig sehr geringe Mengen von nicht vollständig abgebauten Bestandteilen mit exakten analytischen Methoden gefunden werden, wie Zucker, Glucuronsäure und Ketonkörper. Bei den Proteinen dagegen kann die Oxydation nicht bis zu energiefreien Endpunkten führen. Ihr physiologischer Energiegehalt entspricht daher der Differenz zwischen ihrem Brennwert und dem ihrer im Harn ausgeschiedenen Abbauprodukte. Den Hauptbestandteil bildet der Harnstoff. Dazu gehören noch Kreatin, Kreatinin, Ammoniak, Harnsäure und geringe Mengen von unverändert ausgeschiedenen Aminosäuren. Bei dieser Vielfalt konnte der durchschnittliche Energiegehalt der im Harn ausgeschiedenen Abbauprodukte der Proteine nur experimentell bestimmt werden. Die im wesentlichen heute noch geltenden Ergebnisse stammen von *M. Rubner* (1883).

Eigentlich dürften nur diejenigen Mengen der Nährstoffe in Rechnung gestellt werden, die resorbiert, also in den Stoffwechsel aufgenommen werden. Sie werden gelegentlich als Nettobrennwerte bezeichnet. Infolge der unterschiedlichen Bedingungen der Resorption können für die einzelnen Lebensmittel nur Näherungswerte angegeben werden (*Souci* et. al., 1962, 1964, 1977). Daher ist es nicht anders möglich, als die Berechnungen auf das Angebot an Nährstoffen in der Nahrung abzustellen.

2.1.2.1. Kohlenhydrate

Die vom menschlichen Körper verwertbaren Kohlenhydrate sind:

Monosaccharide:
    Pentosen: D-Ribose
    (D-Xylose ist energetisch verwertbar, verursacht aber in größeren Mengen Verdauungsstörungen
    D-Arabinose ist unverträglich).
    Hexosen: D-Glucose
    D-Mannose
    L-Fructose
    D-Galactose
    Disaccharide: D-Saccharose
    D-Maltose
    D-Lactose
    Trisaccharide: D-Raffinose
    Polysaccharide: Stärke
    Glycogen
    Pektin (weitgehend unverdaulich)

Die L-Formen der Kohlenhydrate kommen in der lebenden Natur nicht vor. Auch die L-Fructose gehört ihrer Konfiguration nach zur D-Reihe.

An Energie liefern je g:

Pentosen:	15.6 (16) kJ*)	3.72 kcal
Hexosen:	15.6 bis 15.7 (16) kJ	3.72 bis 3.76 kcal
Disaccharide:	16.0 bis 16.6 (17) kJ	3.86 bis 3.96 kcal
Trisaccharide:	16.8 (17) kJ	4.01 kcal
Polysaccharide:	17.6 (18) kJ	4.20 kcal

2.1.2.2. Säuren

Essigsäure:	14.6 (15) kJ	3.49 kcal
Milchsäure:	15.1 (15) kJ	3.62 kcal
Äpfelsäure:	10.0 (10) kJ	2.39 kcal
Weinsäure:	7.8 (8) kJ	1.87 kcal
Zitronensäure:	10.3 (10) kJ	2.47 kcal
Brenztraubensäure:	12.6 (13) kJ	3.02 kcal
Glutarsäure:	16.3 (16) kJ	3.90 kcal

2.1.2.3. Alkohole

Äthanol:	30.0 (30) kJ	7.10 kcal
Glycerin:	18.0 (18) kJ	4.31 kcal
Pentite (Xylit)	15.7 (16) kJ	3.75 kcal
Hexite (Mannit, Sorbit)	15.7 (16) kJ	3.75 kcal

---

*) Bei der erheblichen Schwankungsbreite des Gehalts an den entsprechenden Nährstoffen in den Nahrungsmitteln genügt es für den praktischen Gebrauch, die Berechnung des Energiegehalts in Joule ohne Dezimalstellen, also nur mit 2 Stellen durchzuführen.

Geringe Mengen des aufgenommenen Äthanols werden teils unverändert ausgeatmet, teils im Harn ausgeschieden. Insgesamt handelt es sich dabei um höchstens 5% (*Lundsgaard,* 1953). Das übrige geht über Essigsäure in den Energiehaushalt ein. Die tatsächliche Energielieferung beträgt 29 kJ (7.0 kcal) je Gramm.

Barnes et al. (1965) haben bei ruhenden Versuchspersonen festgestellt, daß die Energielieferung aus Äthanol zu einer entsprechenden Verminderung der Fettverbrennung führt.

Sehr hohe Alkoholaufnahmen führen zu verstärkter Hautdurchblutung und damit zu vermehrter Wärmeabgabe, sie haben daher einen geringeren energetischen Nutzeffekt.

2.1.2.4. Fette

Die Fette sind Glyceride der Fettsäuren. Die Länge der Fettsäureketten reicht von der Buttersäure mit 4 C-Atomen bis zur Arachidonsäure mit 20 C-Atomen. In geringen Mengen kommen auch Fettsäuren mit längeren Ketten in der Nahrung und im Körper vor.

Die gesättigten Fettsäuren liefern je Gramm folgende Energiemengen (*Markley,* 1947):

Buttersäure	C 4	24.9 (25) kJ	5.96 kcal
Valeriansäure	C 5	27.9 (28) kJ	6.68 kcal
Capronsäure	C 6	30.0 (30) kJ	7.16 kcal
Caprylsäure	C 8	33.0 (33) kJ	7.90 kcal
Caprinsäure	C 10	35.5 (36) kJ	8.48 kcal
Laurinsäure	C 12	37.1 (37) kJ	8.86 kcal
Myristinsäure	C 14	38.3 (38) kJ	9.15 kcal
Palmitinsäure	C 16	39.2 (39) kJ	9.36 kcal
Stearinsäure	C 18	40.0 (40) kJ	9.55 kcal

Die einfach und mehrfach ungesättigten Fettsäuren liefern je Gramm folgende Energiemengen:

die einfach ungesättigte			
Ölsäure	C 18	39.4 (39) kJ	9.41 kcal
die zweifach ungesättigte			
Linolsäure	C 18	39.0 (39) kJ	9.33 kcal
die dreifach ungesättigte			
Linolensäure	C 18	38.7 (39) kJ	9.24 kcal
die vierfach ungesättigte			
Arachidonsäure	C 20	40.5 (41) kJ	9.68 kcal

Linolsäure und Arachidonsäure werden als essentielle Fettsäuren bezeichnet, da ihr Fehlen Ausfallerscheinungen hervorruft.

Für die Energielieferung durch Nahrungsfette wäre eine lange Liste erforderlich, da sich in der Nahrung meistens gemischte Glyceride vorfinden. Die Energielieferung liegt je nach der Zusammensetzung zwischen 37 und 40 kJ (8.8 und 9.5 kcal) je Gramm. Allgemein rechnet man mit einem Mittelwert von 39 kJ (9.3 kcal) je Gramm.

2.1.2.5. Proteine

Die Proteine dienen in erster Linie dem Aufbau- und Erhaltungsstoffwechsel, der ein endergonischer Prozeß ist. Jedoch gehen alle Proteine, soweit sie nicht zum Proteinansatz verwendet werden, schließlich in den Energiewechsel ein.

Da die Energielieferung durch Proteine nicht ihrem physikalischen Brennwert, sondern der Differenz zwischen ihrem Brennwert und dem ihrer im Harn ausgeschiedenen Abbauprodukte entspricht, die je nach Nahrungszufuhr und Stoffwechsellage verschieden sind, lassen sich nur Durchschnittswerte und Schwankungsbreiten angeben (*Rubner* [1902], *Atwater* und *Benedict* [1898–1903]).

Die Energielieferung differiert je nach der Aminosäurezusammensetzung der Proteine zwischen 16 und 19 kJ (3.75 und 4.55 kcal) je g Protein. Im Durchschnitt rechnet man mit 17 kJ (4.1 kcal) je g Protein.

Wenn der Organismus seinen Energiebedarf nicht vollständig durch die Nahrung decken kann, muß er Körpersubstanz zur Energielieferung einsetzen. Dabei werden, wenn auch in wechselnden Anteilen, stets alle 3 Gruppen von Nährstoffen, also Kohlenhydrate, Fette, Proteine, herangezogen.

Bei der Bedeutung der Proteine für die Lebensvorgänge ist es notwendig, die abgebauten Proteine durch anschließende überschüssige Proteinzufuhr wieder aufzubauen. In einer Untersuchung über die Abhängigkeit der Stickstoffbilanz von der Energiebilanz fanden *Kraut* und *Jekat* (1963), daß einem Mangel von 1 kcal (4.2 kJ) ein Verlust von 0.25 mg N entspricht. Dies steht in Übereinstimmung mit zahlreichen, z. T. lange zurückliegenden Literaturangaben (*Lusk,* 1890; *Rosemann,* 1901; *Orgler,* 1908; *Cuthbertson* et al., 1937; *Basu* and *Basak,* 1939; *Munro,* 1951). Die angegebenen Zahlen beziehen sich auf eine Aufnahme von 1 g Protein je kg Körpergewicht und Tag. Gaben *Kraut* und *Jekat* höhere Proteinmengen, z. B. 1.2 g, so war der Einfluß des Energiedefizits auf die N-Bilanz etwas geringer. Daher ist es empfehlenswert, Schwerarbeitern mehr als 1 g Protein je kg Körpergewicht zu geben, denn sie können bei ungewöhnlich hohem Energieumsatz, auch wenn er nur vorübergehend ist, in ein Energiedefizit gelangen, womit immer auch N-Verlust verbunden ist.

Wenn sich der Organismus annähernd am Bilanzausgleich des Stickstoffs befindet, bewirkt ein Überschuß an Ernergie von 1 kcal (4.2 kJ) eine Einsparung des Proteinabbaus. Sie entspricht wiederum ungefähr 0.25 mg N.

2.1.2.6. Energieüberträger

Die energieliefernden Substanzen, wie sie in den Unterabschnitten 2.1.2.1. bis 2.1.2.5. aufgeführt sind, gehören verschiedenen Gruppen chemischer Verbindungen an. Keine Maschine könnte mit so verschiedenen Treibstoffen betrieben werden. Es muß also in den Organismen ein System vorhanden sein, das mindestens in seinen Schlußphasen die vorhandenen Energielieferanten zusammenführt.

Dieses System beruht darauf, daß durch enzymatischen Abbau sowohl Kohlenhydrate als auch Fette und Proteine über eine große Anzahl von Zwischenstufen in einen gemeinsamen Kreisprozeß, den Citronensäurezyklus (Tricarbonsäurezyklus) einmünden (Abb. 2.1) (*Krebs* and *Johnson,* 1937). Er beginnt mit dem Eintritt von aktivierter Essigsäure (Acetyl-Coenzym A) in Oxalacetat, wobei Citronensäure gebildet wird. Aktivierte Essigsäure ist das Endprodukt des enzymatischen Abbaus von Kohlenhvdraten und Fetten, In 8 Schritten, während deren an mehreren Stellen Kohlendioxyd und Wasserstoff abgespalten werden, entsteht wieder Oxalacetat, worauf der Kreisprozeß fortgesetzt wird.

Der freiwerdende Wasserstoff wird von den Oxydoreduktasen NAD (Nicotinamid-adenin-dinucleotid) zu NADH oder von FAD (Flavin-adenin-dinucleotid) zu FADH aufgenommen und dem oxydativen Endabbau (Atmungskettenphosphorylierung) zugeführt, wobei NAD und FAD zurückgebildet werden.

Aminosäuren treten nach oxydativer Desaminierung zu Ketosäuren an verschiedenen Stellen in den Citronensäurezyklus ein. So wird Glutaminsäure zu α-Ketoglutarsäure, ebenso Histidin, Ornithin, Prolin und Hydroxyprolin nach Umwandlung in Glutaminsäure. Alanin wird zu Brenztraubensäure, Leucin, Isoleucin, Threonin zu Acetyl-Co-enzym A (*Krebs,* 1964).

Die Bildung von Brenztraubensäure aus Glucose und Glycogen ist nicht reversibel, da die Reaktion Phosphopyruvat $\longrightarrow$ Pyruvat nur in einer Richtung verläuft. Der Weg zu Glucose und Glycogen (Gluconeogenese) geht von der Oxalessigsäure aus (siehe Abb. 2.1).

Da der Citronensäurezyklus und die zu ihm führenden enzymatischen Abbauwege auch in umgekehrter Richtung verlaufen können, ist hiermit die Möglichkeit zum Aufbau und Umbau der vom Körper benötigten nicht essentiellen Substanzen gegeben. Es ist bemerkenswert, daß beide Co-enzyme der Oxydoreduk-

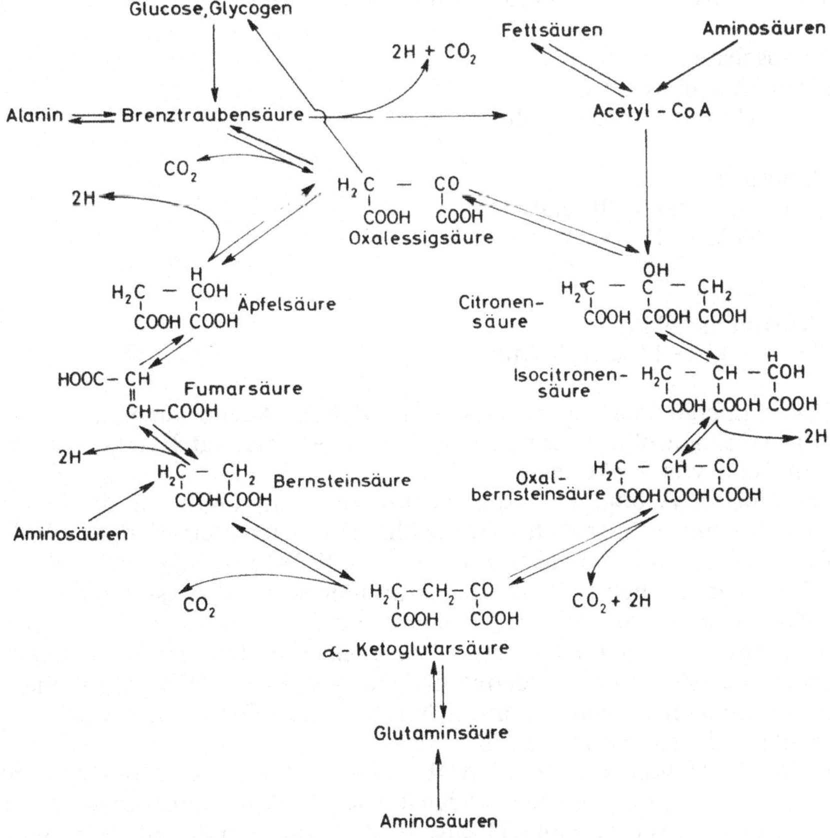

Abb. 2.1: Die zentrale Stellung des Citronensäurezyklus im Stoffwechsel

tasen Vitamine, nämlich Riboflavin und Niacin, zu ihrem Aufbau benötigen. Die einzelnen Abbauphasen werden durch eine große Anzahl von Enzymen, zu einem erheblichen Teil in Form von Enzymketten reguliert, die den sonst unmeßbar langsam verlaufenden Abbau von Kohlenhydraten, Fetten und Proteinen beschleunigen, aber auch regulieren. Dabei spielen die bekannten Parameter der Enzymreaktionen: Substratkonzentration, Aktivierung, Inhibierung, Abhängigkeit von der Wasserstoffionenkonzentration die bei Enzymreaktionen übliche Rolle, wobei die Selbststeuerung der Enzymreaktionen durch Rückkopplung oder Vorwärtskopplung von besonderer Bedeutung ist. Trotzdem würde das System der Energieversorgung aus so verschiedenen Energiequellen nicht so einwandfrei funktionieren können, wenn die Energieübertragung nicht auf wenige energiereiche Verbindungen beschränkt wäre.

Es sind dies die energiereichen Phosphorsäureverbindungen, die zu folgenden 4 Gruppen gehören (*Koblet,* 1971):

Polyphosphate
Adenosintriphosphat (ATP)   A−P∼P∼P
Adenosindiphosphat (ADP)   A−P∼P

Die Änderung der freien Energie Δ F beträgt bei der Reaktion
ATP⎯⎯→ADP: Δ F = −29 kJ (−7 kcal) je Mol
ATP⎯⎯→AMP: Δ F = −36 kJ (−8.6 kcal) je Mol

Enolphosphate
wie Phosphoenolpyruvat
Δ F = −67 kJ (−16 kcal) je Mol

Acylphosphate
wie 1.3 − Diphosphoglycerat
Δ F = −68 kJ (−16.3 kcal) je Mol

Amidinphosphate
wie Kreatinphosphat
Δ F = −59 kJ (−14 kcal) je Mol

Zu den Energieüberträgern ist auch das zyklische Adenosinmonophosphat (c AMP) zu rechnen, obwohl es nur −8.4 kJ (−2 kcal) überträgt. Es ist aber an einer großen Reihe von Reaktionen beteiligt.

Unter diesen Verbindungen kann man Adenosintriphosphat als das Sammelbecken („Energiewährung") für aktives Phosphat betrachten (*Karlson,* 1974). Je Mol ATP werden bei der Reaktion ATP⎯⎯→ ADP 29 kJ (7 kcal) frei. Werden also vom Menschen täglich 10.5 MJ (2500 kcal) umgesetzt, so müssen hierfür rund 360 Mol, entsprechend 70 kg ATP gebildet werden.

Der größte Teil der Energie, etwa 95%, entstammt der Atmungskettenphosphorylierung. Sie ist der oxydative Endabbau, bei dem über eine Reihe von Enzymreaktionen der Wasserstoff von NADH und FADH auf den eingeatmeten molekularen Sauerstoff übertragen wird.

Bei der Oxidation von 1 Mol NADH durch ½ Mol O_2 zu 1 Mol H_2O werden 218 kJ (52 kcal) als freie Energie verfügbar. Dies würde bei vollständiger Ausnutzung der Bildung von 7,5 Mol ATP entsprechen. Durch energetische Messungen wurde jedoch meist gefunden, daß ungefähr ½ Mol O_2 für die Bildung von 3 Mol

ATP aus ADP und anorganischem Phosphat benötigt wurde. Dazu wären rechnerisch nur 87 kJ (21 kcal) erforderlich. Die energetisch nutzbare Ausbeute beträgt also $\frac{87}{218} \times 100 = 40\%$.

Dies ist der Wirkungsgrad der ATP-Rückbildung über NADH. Bei anderen Wegen der Wasserstoffübertragung in der Atmungskette ist der Wirkungsgrad noch ungünstiger. Man bezeichnet das Verhältnis von eingebautem P zu verbrauchtem Sauerstoff als P/O-Quotient. Wenn für 3 Mol eingebautem P ½ Mol O_2 verbraucht werden, beträgt der P/O-Quotient 6.

Kapitel 2.2. Verdauung und Resorption

Mit Ausnahme der Monosaccharide und der geringen Mengen von freien Aminosäuren müssen alle in der Nahrung enthaltenen energieliefernden Nährstoffe durch enzymatische Hydrolyse zerlegt werden, bevor sie resorbierbar sind (*Bässler* et al., 1973a). Dabei werden die Kohlenhydrate bis zu den Monosacchariden, die Fette bis zu Fettsäuren und Monoglyceriden, die Proteine bis zu den Aminosäuren aufgespalten.

In den Faeces befinden sich bei der in den industrialisierten Ländern üblichen rohfaserarmen Ernährung zwischen 4 und 6 % des Energiegehalts der Nahrung. Sie stammen in der Hauptsache aus dem nicht rückresorbierten Teil der Verdauungssäfte und aus abgeschilfertem Darmepithel. In Stoffwechselversuchen des Max-Planck-Instituts für Ernährungsphysiologie in Dortmund wurde im Durchschnitt ein Energiegehalt von Urin und Faeces von ca. 6% des Energiegehalts der von den Versuchspersonen aufgenommenen Nahrung gefunden (*Lehmann* et al., 1949/52; *Kraut* und *Zimmermann,* 1959). *Prothro* et al. (1973) stellten an 9 Jungen im Alter von 14 bis 17 Jahren einen durchschnittlichen Energiegehalt der Faeces von 4% der Nahrung fest. Die Untersuchungen erstreckten sich über 1 Jahr. Der Energieverlust im Urin lag dabei zwischen 1 und 2% des Energiegehalts der Nahrung.Bei gemischter Kost kann man im Durchschnitt eine Resorption von 94% des Energiegehalts der aufgenommenen Nahrung annehmen. Angaben über die Ausnutzung bei einzelnen Lebensmitteln finden sich in *Souci* et al. (1962–1977).

Die Resorption der Monosaccharide und der Aminosäuren erfolgt zum größten Teil schon in den oberen Dünndarmabschnitten. Auch Fettsäuren, Di- und Monoglyceride werden im Dünndarm resorbiert; im Dickdarm ist die Resorption der energieliefernden Nährstoffe praktisch beendet.

Die Resorption der Verdauungsprodukte durch die Darmwand erfolgt durch zwei verschiedene Mechanismen: einfache Diffusion und aktiven Transport.

Die Diffusionsgeschwindigkeit ist proportional dem Konzentrationsgefälle zwischen dem Darmlumen und der interstitiellen Gewebsflüssigkeit.

Der aktive Transport erfolgt durch Bindung der zu resorbierenden Stoffe an eine Trägersubstanz (carrier), die in der Membran löslich ist, und in der enzymatischen Abspaltung der Stoffe vom Carrier auf der anderen Seite der Membran. Auf diese Weise können Stoffe durch die Darmwand „bergauf", d. h. entgegen dem Konzentrationsgefälle transportiert werden.

Die Abhängigkeit der Resorptionsgeschwindigkeit von der Konzentration im Darmlumen folgt beim aktiven Transport der Michaelis-Menten-Kinetik. Sie strebt also in einer Exponentialkurve einem Maximum zu.

2.2.

Die Energie für den aktiven Transport wird hauptsächlich durch die Endoxydation geliefert. Unter anaeroben Bedingungen und bei Blockierung der ATP-Bildung bei der Endoxydation durch 2.4-Dinitrophenol unterbleibt der aktive Transport. Der Energiebedarf für den Transport von Glucose beträgt nach *Heinz* und *Patlak* (1960) 2 kcal/mol (8,4 kJ/mol).

Unter den hauptsächlichen Nahrungszuckern werden Glucose und Galactose weit überwiegend durch aktiven Transport resorbiert, zu einem geringen Teil auch durch Diffusion, die jedoch bei höherer Konzentration in der Gewebsflüssigkeit auch den umgekehrten Weg zurück ins Darmlumen gehen kann (*Wilbrandt*, 1961). Die Resorptionsgeschwindigkeit der Glucose ist etwas niedriger als die der Galactose. Die maximale Resorptionsgeschwindigkeit wird bei Glucose schon von einer 1%igen Lösung erreicht. Glucose hemmt den Transport von Galactose. Durch eine Glucosekonzentration von 14 Mol/Liter wird die Resorption von Galactose zu 80% inhibiert (*Ricklis* et al., 1958). Die Resorption der Fructose erfolgt bis zu einer Konzentration von 0.1 Mol/Liter durch aktiven Transport (*Quastel*, 1964). Dabei wird die Fructose schon in der Darmwand in Glucose umgewandelt. Überschreitet die Fructosekonzentration im Darmlumen 0.1 Mol/Liter, so dringt Fructose durch passive Diffusion durch die Darmwand. Sie wird dabei nicht in Glucose umgewandelt.

Saccharose wird nach Spaltung wie eine Mischung von Glucose und Fructose resorbiert. Für Mannose gibt es keinen aktiven Transport.

Auch die Aminosäuren werden durch aktiven Transport resorbiert. Dabei sind 3 Gruppen zu unterscheiden: die neutralen, die basischen und die sauren Aminosäuren. Die Transportkinetik der Aminosäuren zeigt alle Merkmale des aktiven Transports: Sättigungskinetik, kompetitive und nichtkompetitive Hemmung, Abhängigkeit vom Energiewechsel der Zelle, hohen Temperaturkoeffizienten und definierbare, wenn auch breite Substratspezifität (*Heinz,* 1961).

Innerhalb jeder Gruppe üben die Aminosäuren untereinander kompetitive Hemmung aus. So hemmt z. B. Methionin die Resorption von Glycin und umgekehrt. Die kompetitive Hemmung der Aminosäuren untereinander spielt nicht nur bei der Resorption aus dem Darmlumen, sondern auch beim Durchtritt durch andere Zellwände im Organismus eine wichtige Rolle.

Zur Resorption der Fette ist ihre Spaltung in Fettsäuren und Monoglyceride erforderlich (*Bässler* et al., 1973b). Aber schon in der Darmwand werden die langkettigen Fettsäuren wieder zu Triglyceriden aufgebaut (*Senior* and *Isselbacher,* 1962) und durch den Ductus thoracicus in die Blutbahn überführt. Die kurzkettigen Fettsäuren (bis C 8) werden durch den Blutstrom direkt der Leber zugeführt.

Die Spaltung der Fette durch Lipasen im Darmlumen und damit auch ihre Resorption ist um so langsamer, je höher der Schmelzpunkt der Nahrungsfette ist. Daher werden Fette mit längeren Fettsäureketten langsamer als solche mit kürzeren Ketten, solche mit gesättigten Fettsäuren langsamer als solche mit ungesättigten Fettsäuren resorbiert.

Welche Rolle Hormone bei der Steuerung der Resorption spielen, ist noch nicht klar erwiesen. Hypophysektomie und Thyreoidektomie beeinträchtigen die Mitosen des Darmepithels und die Resorption von Glucose (*Gelb* and *Gerson,* 1969). Ein Einfluß auf die Resorption von Aminosäuren ist nicht deutlich erkennbar. Thyroxin erhöht die Resorption von Glucose und Galactose. Auch Adrenalektomie vermindert die Glucoseresorption, wobei ATP-ase, Hexokinase und alkalische Phosphatase in der Darmschleimhaut abnehmen.

Ob Insulin physiologische Bedeutung für die Glucoseresorption besitzt, ist nicht klar. Im isolierten Rattendünndarm wird nach *Fromm* (1969) die Resorption gesteigert.

Kapitel 2.3. Messung des Energieumsatzes

Für die Bestimmung des Energiewechsels verwendet man die direkte und die indirekte Calorimetrie. Die indirekte Calorimetrie besteht in der Messung des verbrauchten Sauerstoffs und des ausgeatmeten Kohlendioxyds in Verbindung mit einer Feststellung des Respiratorischen Quotienten (RQ) sowie der Ausscheidung von Harn-N als Maß des Proteinabbaus. Man unterscheidet methodisch geschlossene und offene Systeme der indirekten Calorimetrie. Bei den geschlossenen Systemen wird die Atmungsluft im Kreislauf geführt, das gebildete Kohlendioxyd absorbiert und gewogen; der verbrauchte Sauerstoff wird bis zum Druckausgleich ersetzt und gemessen.

In der Arbeits- und Sportphysiologie verwendet man nur offene Systeme. Die Menge der Einatmungsluft wird gemessen und in der Ausatmungsluft das Verhältnis von $\frac{CO_2}{O_2}$ analysiert. Während man früher die gesamte Ausatmungsluft im „Douglas-Sack" sammelte, werden heute die ausgeatmeten Luftmengen gemessen und durch eine kleine Pumpe aliquote Teile in Gummiblasen gesammelt und analysiert. Die meist verwendete Apparatur ist die Respirationsgasuhr des Max-Planck-Instituts für Arbeitsphysiologie (*Kofrányi* und *Michaelis*, 1949; *Müller* und *Franz*, 1952). Für langdauernde Versuche wird auch der integrierende Motor-Pneumotachograph von *Wolff* verwendet (*Wolff*, 1958). Beide Apparaturen erlauben die Messung des Energieumsatzes über längere Versuchszeiten, während der Douglassack bei schwerer körperlicher Belastung bereits nach wenigen Minuten ausgewechselt werden muß. Außerdem behindert er die Versuchspersonen erheblich. Es hat sich herausgestellt, daß die Addition kurzdauernder Messungen mit dem Douglassack viel zu hohe Resultate gegenüber den Messungen mit Apparaten ergibt, die länger dauernde Versuche ohne Unterbrechung ermöglichen (*Kraut* et al., 1956).

Bei der direkten Calorimetrie wird die abgegebene Wärme gemessen. Die Versuchsperson befindet sich nach den älteren Verfahren in einer geschlossenen Kammer, durch die ein Luftstrom gepumpt wird; die abgegebene Wärme wird calorimetrisch festgestellt. Die genauesten Apparaturen messen die Wärmeabgabe thermoelektrisch an der Calorimeterwand, so die von *Benzinger* und *Kitzinger* (1949) konstruierte Apparatur.

Da der Innenraum solcher Calorimeter um der Genauigkeit willen begrenzt sein muß, besteht nur eine beschränkte Möglichkeit, Arbeitsversuche durchzuführen, während für Ruheversuche diese Methode besonders geeignet ist. Allerdings ist der enge Raum für manche Versuchspersonen bedrückend, was zu Hyperventilation Anlaß geben kann, so daß einwandfreie Ergebnisse nur mit dafür trainierten Versuchspersonen erhalten werden.

Kapitel 2.4. Respiratorischer Quotient

Über das Verhältnis, in dem die einzelnen Nährstoffe zur Energielieferung herangezogen werden, gibt der Respiratorische Quotient (RQ) Auskunft, wenn man zugleich den Abbau von Proteinen, gemessen an der Ausscheidung von Stickstoff im Harn, in Rechnung stellt. Der RQ ist das molare Volumenverhältnis der ausgeatmeten Kohlensäure zum aufgenommenen Sauerstoff. Beide werden im Respirationsversuch bestimmt.

Für reine Kohlenhydratverbrennung ist

$$RQ = \frac{CO_2}{O_2} = 1.00$$

1 g Stärke verbraucht zum oxidativen Abbau 0.83 l O_2 und liefert 0.83 l CO_2, wobei 17 kJ (4.1 kcal) freiwerden.

Für reine Fettverbrennung ist der RQ 0.71, für reine Proteinverbrennung 0.80. Bei diesen RQ-Werten betragen die energetischen Äquivalente

Nährstoff	je 1 O_2		je 1 CO_2	
	kJ	kcal	kJ	kcal
Kohlenhydrate	21.13	5.05	21.13	5.05
Fett	19.62	4.69	27.74	6.63
Protein	18.79	4.49	23.35	5.58

Durch die Ausscheidung von Stickstoff im Harn während der Versuchszeit kann man den Abbau von Proteinen berechnen. 1 g Stickstoffausscheidung im Harn entspricht einem Abbau von 6.25 g Protein.

Auf diese Weise läßt sich das molare Verhältnis des Abbaus der 3 Nährstoffgruppen aus dem analytisch festgestellten Verhältnis der Kohlensäureproduktion zum Sauerstoffverbrauch ermitteln. So ist z. B. bei Aufnahme von Mahlzeiten mit 12% Protein, 40% Fett und 48% Kohlenhydrat der RQ etwa 0.85. Bei diesem RQ ist das Sauerstoffäquivalent 20 kJ (4.85 kcal) je Liter Sauerstoff. Meist wird bei der Berechnung des RQ der Proteinanteil der Nahrung nicht berücksichtigt. Dies ist erlaubt, da der Fehler bei üblicher Nahrungszusammensetzung unter 2% liegt. Nur bei sehr hohem Proteingehalt ist eine Berücksichtigung erforderlich. Ohne Nahrungsaufnahme entspricht der Ruhe-RQ und der Arbeits-RQ, wie *Kraut* et al. (1957a) gefunden haben, den Werten, die sich aus dem Kohlenhydrat-Fettverhältnis der Ernährung an den Vortagen errechnen lassen. Die Streuung ist in der Ruhe sehr groß und wird bei Arbeit wesentlich geringer. Unter Grundumsatzbedingungen zeigten Blutzucker, Blutbrenztraubensäure und Blutketonkörper keine Abhängigkeit von der Vorernährung. Während der Arbeit sanken Blutzucker und Blutbrenztraubensäure regelmäßig ab, die Gesamtfettsäuren und die Blutketonkörper stiegen steiler, je fettreicher die Ernährung an den Vortagen, und je niedriger daher der RQ war (*Kraut* et al., 1957b).

Der RQ ist ein Maß für den Anteil der 3 Gruppen an der Energielieferung, aber kein Maß für den Umfang des Energieumsatzes. Für die Messung des RQ ist zu beachten, daß er von mehreren anderen Faktoren beeinflußt wird (*Swift* and *Fisher*, 1964). So liefert Hyperventilation durch Ausspülung von Kohlendioxyd aus dem Blut bei kurzfristigen Messungen unbrauchbar hohe Werte, die sogar über 1 liegen können. Hyperventilation tritt bei ungenügend adaptierten Versuchspersonen immer, bei mit dem Versuch vertrauten gelegentlich noch in der Anfangsphase des Respirationsversuchs auf, ein Grund, diese Anfangsphase nicht zu berücksichtigen.

Tritt während der Messung Umwandlung von Kohlenhydrat in Fett ein, so wird der RQ ebenfalls erhöht, was aber nur in Ruhe oder bei ganz leichter Tätigkeit eintreten kann. Auch bei schwerer Arbeit können zu hohe Werte gemessen werden, wenn die Messung überwiegend in die anaerobe Phase des Kohlenhydratabbaus fällt. In diesem Fall muß entweder vor der Messung die Zeit des Ausgleichs (steady state) abgewartet oder in einer Nachperiode die Auffüllung der Sauerstoffschuld (oxygen dept) erfaßt werden. Erstere Methode nennt man Partialmessung, letztere Integralmessung.

Kapitel 2.5. Grundumsatz (GU)

Bei völliger Körperruhe mit vorsätzlicher völliger Entspannung der Muskulatur, nach Abklingen der Verdauungs-und Resorptionsprozesse und bei der Indifferenztemperatur [für den Unbekleideten von 28° C (26–30° C)] benötigt der Körper eine gewisse Menge an Energie zur Aufrechterhaltung der Lebensprozesse. Der „Ruhe-Nüchtern-Umsatz bei Indifferenztemperatur" wird als Grundumsatz (GU) bezeichnet (*Rubner*, 1883). Im englischen Sprachbereich verwendet man den Ausdruck: basal metabolism (BM) oder basal metabolic rate (BMR). Die meisten Messungen des GU werden allerdings nicht am unbekleideten Menschen bei Indifferenztemperatur vorgenommen, sondern am „leicht bekleideten" Menschen. Man kann dann nur eine Umgebungstemperatur einhalten, die „Wohlbefinden" vermittelt. Man erreicht dies meist bei einer Raumtemperatur von etwa 20° C.

Zum GU tragen bei:

Herztätigkeit, Blutkreislauf und respiratorisches System sowie die Organtätigkeit, insbesondere von Gehirn, Leber und Niere, ferner die rhythmischen Kontraktionen der übrigen glatten Muskulatur. Unter den dabei ablaufenden chemischen Reaktionen entfällt ein erheblicher Teil des Energieverbrauchs auf den aktiven Transport von Substanzen durch die Zellwände.

Zahlreiche Untersuchungen haben sich mit den Bedingungen beschäftigt, von denen der GU abhängt. Wie alle Körperfunktionen unterliegt der GU der Regulierung durch das endokrine System (siehe 2.7.1., S. 57). Über-oder Unterfunktion von Hypophyse, Thyreoidea, Pankreas, Nebennieren u. a. verändern den GU. Fiebrige Erkrankungen erhöhen ihn, toxische Stoffe können ihn erhöhen oder erniedrigen.

Die folgenden Betrachtungen sehen von solchen pathologischen Einflüssen ab. Sie beziehen sich auf gesunde Personen in normalem Ernährungszustand. Auch bei diesen sind erhebliche Streuungen der Meßwerte zu konstatieren. Eine niedrigere Raumtemperatur als die von der Bekleidung oder Bedeckung abhängige Indifferenztemperatur regt die Wärmeregulation an. So stieg bei einer Herabsetzung der Raumtemperatur von 20° auf 17° C der Energieumsatz von 167 auf 260 kJ (von 40 auf 62 kcal) je m^2 Körperoberfläche und Stunde (*Adams* and *Covino*, 1958). Alle Emotionen während der Messung des GU steigern den Stoffwechsel. Eine Emotion kann schon durch die Messung selbst bei nicht daran gewöhnten Personen ausgelöst werden. Man empfiehlt daher, die Messungen so oft zu wiederholen, bis die Resultate gleichmäßig werden; erforderlich ist dies insbesondere bei Kindern. Ungleichmäßigkeiten der Atmung, Hyper- und Hypoventilation, wirken sich auf den GU aus, wobei Hyperventilation erhöhte, Hypoventilation erniedrigte Werte ergibt. Die Schwankungsbreite der Steuerung der Atmung (im wesentlichen durch den CO_2-Gehalt des Blutes) kann während der Messung des GU Phasen der Überventilation und der Unterventilation hervorrufen. *Keller* fand, daß bei Ausschaltung dieser Schwankungen durch gleichmäßige und genau ausreichende Beatmung mit einer Luftpumpe (Starlingpumpe) der GU um ungefähr 10% tiefer gefunden wird als bei freier Atmung. Außerdem werden durch diese Beatmung die Schwankungen bei wiederholten Versuchen an derselben Person deutlich geringer. Der GU nähert sich damit den Verhältnissen im Schlaf, wo er um 7 bis 10% niedriger gefunden wird als bei den üblichen Messungen im wachen Zustand. Auch *Keys* (1949) hebt hervor, daß bei den meisten Versuchen zur Bestimmung des GU nicht genügend auf vollkommene Entspannung und auf Gewöhnung an die Apparaturen und das Meßverfahren geachtet wird. In seinen besonders sorgfältigen Versuchen fand er in sehr zahlreichen Messungen um ungefähr 10% niedrigere Werte, als sie die üblichen Standards angeben.

Bei vergleichenden Betrachtungen über individuelle Abweichungen vom GU muß man sich allerdings auf die Standards beziehen, da nicht anzunehmen ist, daß die betreffenden Messungen anders als bei der Aufstellung der Standards durchgeführt wurden. Zu den Bedingungen der GU-Bestimmung gehört auch eine weitgehende Ruhigstellung des Gehirns. Nervosität oder Beschäftigung mit geistigen Problemen erhöht nach *Knipping* (1922) den Umsatz um signifikante Beträge (siehe Kapitel 2.10.6., S. 86).

Passmore und *Draper* (1965) weisen darauf hin, daß allgemein Messungen des Grundumsatzes an derselben Person größere Streuungen ergeben, als Messungen ihres Arbeitsumsatzes. Es sind daher wiederholte Messungen des GU notwendig, um seine Höhe exakt zu bestimmen.

Das Studium der Abhängigkeit des GU von den anthropometrischen Verhältnissen hat trotz einer großen Zahl darauf gerichteter Untersuchungen noch zu keinen voll befriedigenden Ergebnissen geführt.

Die ersten eindringenden Betrachtungen wurden von *Magnus-Levy* (1894) veröffentlicht, wobei er nebeneinander die Bezeichnungen „Ruheumsatz" und „Nüchternwert" verwendete. Er fand, daß die Umsatzsteigerung durch Nahrungsaufnahme nach 12 bis 14 Stunden mit Sicherheit abgeklungen ist. Die ausführlichsten Messungen über den GU wurden von *Harris* und *Benedict* (1919) ausgeführt und als „Prediction Tables" publiziert, die für den GU Geschlecht, Alter, Länge und Gewicht berücksichtigen.

Harris und *Benedict* stellten hierfür folgende Formel auf:

$$\text{Männer} \quad H = 66{,}4730 + 13{,}7516 \, W + 5{,}0033 \, S - 6{,}7550 \, A$$
$$\text{Frauen} \quad H = 655{,}0955 + 9{,}5634 \, W + 1{,}8496 \, S - 4{,}6756 \, A$$

Dabei bedeuten H Wärmeproduktion in kcal/Tag (GU)
　　　　　　　　 W Körpergewicht in kg
　　　　　　　　 S Länge in cm
　　　　　　　　 A Alter in Jahren

Aus ihren Zahlen leitete *Kleiber* (1947) folgende gleichmäßig aufgebaute Formel ab:

$$\text{Männer} \quad H = 71{,}2 \cdot W^{3/4} \, [1 + 0{,}004 \, (30 - A) + 0{,}010 \, (S - 43{,}4)]$$
$$\text{Frauen} \quad H = 65{,}8 \cdot W^{3/4} \, [1 + 0{,}004 \, (30 - A) + 0{,}018 \, (S - 42{,}1)]$$

Dabei bedeuten H GU in kcal/Tag
                W Körpergewicht in kg
                A Alter in Jahren
                S $\dfrac{\text{Körperlänge in cm}}{W^{1/3}}$

Die Berechnungen nach *Kleiber* ergeben allerdings etwas größere Schwankungsbreiten als die nach *Harris* und *Benedict*.
Die Tabelle 2.1 gibt Mittelwerte für die verschiedenen Altersstufen an.

Tab. 2.1 *Grundumsatz und Alter je Tag*

Alter Jahre	kcal m	kJ m	kcal w	kJ w
15	1890	7910	1490	6230
25	1720	7200	1420	5940
45	1590	6650	1320	5520
65	1450	6070	1230	5150
75	1380	5770	1190	4980

Quelle: *Wirths, W.:* Ernährungs-Umschau, **22,** 260 (1975).

2.5.1. Das Gesetz der Stoffwechselreduktion in der höheren Tierwelt

Rubner (1883) hat wie zuvor *Robiquet* und *Thillaye* (1839) sowie *Bergmann* (1848) darauf hingewiesen, daß kleine Tiere je kg Körpergewicht einen größeren Umsatz haben als größere. 1 kg Maus setzt täglich 890 kJ (212 kcal), 1 kg Elefant dagegen nur 47 kJ (11.3 kcal) (*Voit,* 1901) um. *Rubner* fand, daß der GU mehr von der Körperoberfläche als vom Gewicht abhänge, und begründete es damit, daß der Wärmeaustausch mit der Umgebung der Körperoberfläche proportional sei. Er schreibt: „Große und kleine Hunde zersetzen nicht deswegen verschiedene Mengen von Nahrungsstoffen, weil ihre Zellen bestimmte Verschiedenheiten der Organisation haben, sondern deshalb, weil die von der Haut ausgehenden, durch die Abkühlung bedingten Impulse die Zellen zur Tätigkeit anregen; für gleiche Oberflächen werden isodyname Stoffmengen verbraucht."
Eine Formel für die Berechnung der Oberfläche aus Gewicht und Länge erarbeiteten *Du Bois* und *Du Bois* (1915, 1916):
$$A = W^{0.425} \times H^{0.725} \times 7^{1.84}$$

dabei sind A = Oberfläche in cm^2
            W = Gewicht in kg
            H = Länge in cm.

Außerdem gibt es noch mehrere gebräuchliche Formeln und Nomogramme für die Umrechnung von Länge und Gewicht auf die Körperoberfläche. Manche davon berücksichtigen auch Geschlecht und Alter. Für Überschlagsrechnungen genügt es nach *Meeh* (1879), die Oberfläche zum Körpergewicht proportional $W^{0.67}$ anzusetzen. Tatsächlich ist das Oberflächengesetz für Überschlagsrechnungen anwendbar. *Berkson* und *Boothby* (1938) berechneten nach der Formel von *Du Bois* an 639 Männern und 828 Frauen zwischen 6 und 75 Jahren, die sich

2.5.

in normalem Gesundheitszustand befanden, die Oberfläche und den Grundumsatz und erhielten eine einigermaßen befriedigende Übereinstimmung mit den direkten Messungen des GU. Dasselbe fanden sie, wenn sie die Messungen des GU von *Harris* und *Benedict* an 167 erwachsenen Männern und 103 Frauen auf die Oberfläche umrechneten. *Mitchell* (1962) hält das Oberflächengesetz des GU für „das bei weitem nützlichste und am meisten einleuchtende, denn es bezieht sich auf das Organ, die Haut, durch das die Wärme an die Umgebung abgeführt wird." Allerdings macht er die Einschränkung, daß auch noch andere Faktoren als die Oberfläche die Wärmebildung beim GU beeinflussen können.

Bedenken gegen die quantitative Gültigkeit des Oberflächengesetzes sind schon zu *Rubner*'s Zeiten erhoben worden. Sie sind von *Lehmann* (1951) in einer Abhandlung über „das Gesetz der Stoffwechselreduktion in der höheren Tierwelt" zusammengefaßt worden. Würde das Oberflächengesetz genau gelten, so müßte der GU proportional einer Fläche, also tatsächlich genau proportional $P^{0.67}$ sein. (*Lehmann* verwendet für das Gewicht die Abkürzung P). Messungen von *Brody* und *Elting* (1926), von *Kleiber* (1947) und von *Galvão* (1950) zeigten aber, daß das Verhältnis zwischen $P^{0.73}$ und $P^{0.85}$ liegt. *Brody* und *Elting* fanden für 11 Säugetiere von der Maus bis zum Elefanten und für Vögel GU = $70.5 \times P^{0.734}$ kcal mit einer mittleren prozentualen Abweichung von 11.4. In *Kleiber*'s Versuchen (*Kleiber*, 1947) war der GU = $67.3 \times P^{0.76}$ mit einer mittleren prozentualen Abweichung von 8.1. *Galvão* (1948) fand den GU proportional $P^{0.83}$ bis $P^{0.85}$. Der Wärmeaustausch durch die Körperfläche dient also nicht, wie *Rubner* annahm, dazu, den GU zu steuern, zumal *Lehmann* darauf hinweist, „daß die Beschaffenheit der Oberfläche je nach Tierart sehr verschieden ist, und daß jede Tierart offenbar die Oberflächenbeschaffenheit hat, die sie in die Lage versetzt, das thermische Gleichgewicht aufrechtzuerhalten. Die Oberflächenbeschaffenheit richtet sich also nach der Stoffwechselgröße und der Umgebungstemperatur, aber nicht umgekehrt die Stoffwechselgröße nach dem Abkühlungsreiz." Ein weiterer wichtiger Einwand stammt von *H. v. Hösslin* (1888). Er fand, daß das sogenannte Oberflächengesetz nicht nur für homöotherme, sondern auch für heterotherme Wirbeltiere gilt, bei denen der Wärmedurchtritt durch die Körperoberfläche nicht nur von ihrem Stoffwechsel, sondern hauptsächlich von der Außentemperatur bestimmt wird.

Ferner ist zu berücksichtigen, daß Unterschiede zwischen dem Stoffwechsel der verschieden großen Säugetiere auch bei isolierten Gewebsteilen bestehen (*Kleiber*, 1947; *Krebs*, 1950; *Huston* and *Martin*, 1954). *Lehmann* (1951) kommt daher zu dem Schluß, „daß ein Gen oder eine Genkombination vorhanden sein muß, welche die Stoffwechselgröße jeder Zelle entsprechend der Tiergröße festlegt, unbeschadet der Tatsache, daß die Stoffwechselintensität der einzelnen Gewebsarten bekanntlich sehr verschieden ist.

Erklärt werden muß die biologische Bedeutung der erblichen Veranlagung, die nicht nur den Säugetieren und Vögeln, sondern zum mindesten allen Wirbeltieren gemeinsam ist und ihre Entstehung einer Mutation verdankt, die man sich im Paläozoikum, also zeitlich etwa zusammenfallend mit der Entstehung der ersten Wirbeltiere zu denken hätte." Eine ähnliche Erwägung hatte *Kleiber* (1947) angestellt: „In natural selection, those animals prove to be better fit whose rate of oxygen consumption is regulated so as to permit the more efficient temperature regulation as well as the more efficient transport of oxygen and nutrients." *Lehmann* knüpft daran eine weitere Betrachtung: „Der Ruhestoffwechsel der Wirbeltiere ist ungefähr proportional $P^{0.75}$. Das gleiche gilt mit großer Wahrscheinlichkeit für den Arbeitsstoffwechsel. Für alle höheren Tiere gilt daher, daß Ruhestoffwechsel und Arbeitsstoffwechsel von der gleichen Größenordnung sind. Das Verhalten des Ruhestoffwechsels ist erblich fixiert; das zahlenmäßig gleiche Verhalten des Arbeitsumsatzes ist eine Konsequenz aus der Energetik des Muskels." *Lehmann* schlägt daher vor, anstelle des verfehlten Ausdrucks „Oberflächengesetz" vom „Gesetz der Stoffwechselreduktion" zu sprechen.

Lehmann führt noch folgende Überlegungen an: „Würde ein Pferd je Volumeneinheit denselben Stoffwechsel haben wie eine Maus, müßte sein Stoffwechsel 20mal so groß sein, als er tatsächlich ist. Es könnte dann auf normaler Weide nicht die entsprechende Futtermenge aufnehmen. Und wenn es sie doch finden würde, wären seine Verdauungsorgane nicht in der Lage, sie zu bewältigen; ein solches Pferd wäre also existenzunmöglich, zumal es viel umfangreichere Wärmeregulationseinrichtungen haben müßte, um nicht an Überwärmung zugrunde zu gehen.

Hätte umgekehrt die Maus die Stoffwechselintensität des Pferdes, so müßte sie um das Wärmegleichgewicht gegenüber einer kühleren Umgebung aufrecht zu erhalten, einen so dicken Pelz haben, daß sie sich kaum mehr bewegen könnte. Dies hätte aber zur Folge, daß sie die bei der Muskelarbeit gebildete Wärme nicht abgeben könnte, sondern an Überwärmung sterben würde.

„Das Gesetz der Stoffwechselreduktion der höheren Tiere" schafft demnach die Möglichkeit, daß die Tiere verschiedener Größe nach dem Prinzip der geometrischen Ähnlichkeit gebaut sind, und daß alle diese Tiere den Kampf ums Dasein grundsätzlich unter den gleichen Bedingungen auskämpfen.

Von allen denkbaren Mutationen der Stoffwechselintensität war daher die Proportionalität zu $P^{0.75}$ die optimale, zumal durch sie Ruhe- und Arbeitsstoffwechsel die gleiche Größenordnung erhielten. Sie hatte daher den höchsten Selektionswert und wurde zum festen Erbbestand aller Wirbeltiere."

2.5.2. Faktoren, die den Grundumsatz beeinflussen

2.5.2.1. Streubreite der Messungen

Um die Einflüsse der Faktoren, die auf den GU einwirken, beurteilen zu können, ist es notwendig, die Streubreite zu kennen, die den einzelnen Messungen des GU selbst zukommt. Dabei ist vorausgesetzt, daß nur Messungen in Betracht gezogen werden, die an Personen ausgeführt wurden, die mit den Versuchsbedingungen vertraut waren. *Berkson* und *Boothby* (1936) haben das Material, das sie an der Mayo Clinic an gesunden Personen gewinnen konnten, auf die Streubreite des GU durchgerechnet. Wiederholte Messungen an 23 Männern im Alter von 18 bis 40 Jahren ergaben eine intraindividuelle Streubreite von ± 3,5 %, stets berechnet je m² Körperoberfläche. Bei denselben Versuchsbedingungen zeigte sich an 10 Frauen im Alter von 18 bis 53 Jahren eine Streubreite von ± 4,7 %.

Größer sind die interindividuellen Streubreiten. Bei 639 Männern betrugen sie ± 6,5 %, bei 828 Frauen ± 6,9 %. *Robertson* und *Reid* (1952) fanden bei 487 gesunden männlichen und 1323 weiblichen Personen im Alter von 3 bis 80 Jahren intraindividuelle Streuungen von ± 5,0 %, interindividuelle von ± 7,5 %. Bei einer Aufteilung dieser Versuchspersonen nach Altersklassen ergaben sich keine Unterschiede der Streuung.

2.5.2.2. Hormone

Das steuernde Organ für den GU ist die Thyreoidea (*Salter*, 1950), die ihrerseits von der Hypophyse angeregt wird. Deshalb läßt sich der GU als Maßstab für die richtige Funktion der Schilddrüse verwenden. Abweichungen des GU von dem berechneten (siehe 2.5., S. 41) betrachten manche Autoren nur dann als pathologisch, wenn sie mehr als das doppelte der normalen Streuung, also ± 15% betragen. Häufig sieht man schon Abweichungen von ± 10% als pathologisch an.

Da mehrere andere Hormone ebenfalls den Stoffwechsel beeinflussen, ist der GU das Ergebnis des geregelten Zusammenspiels dieser Hormone. *Ganong-Auerswald* (1971) führen neben den beiden Schilddrüsenhormonen Thyroxin und Trijodthyronin als Beispiel noch Adrenalin und Noradrenalin an.

2.5.2.3. Geschlecht

Aus den Messungen, auf denen *Harris* and *Benedict* (1919) ihre Prediction Tables aufbauten, erhielten sie für die beiden Geschlechter verschiedene Formeln. Bezieht man den GU nach *Harris* und *Benedict* auf dieselben Körpermaße (Länge, Gewicht) und auf dasselbe Alter, so liegt der GU bei Männern um 6 bis 9% höher als bei Frauen. (Bezieht man den GU auch auf das höhere Körpergewicht der Männer, so ist er im Durchschnitt 10 bis 15% höher als bei Frauen). Der Grund für diesen Unterschied zwischen den Geschlechtern wird in der verschiedenen Körperzusammensetzung liegen. Nach *Miller* und *Blyth* (1953) zeigte die aktive Körpermasse (lean body mass) bei 48 männlichen Studenten die beste Korrelation zum GU (siehe 2.5.2.4., S. 44). Sie vermuten daher, daß der höhere Fettgehalt des weiblichen Körpers zu dem geringeren GU beitrage, und sogar, daß bei Berechnungen auf die aktive Körpermasse die Unterschiede zwischen den Geschlechtern verschwinden. Zum gleichen Ergebnis kommen *Banerjee* und *Bhatercharjee* (1967) bei Untersuchungen an männlichen und weiblichen indischen Studenten (siehe auch 2.5.2.5., S.47: Körperzusammensetzung).

Menstruation übt einen gewissen, wenn auch wechselnden Einfluß auf den GU aus (*Blunt* and *Dye*, 1921). *Wakeham* (1923) fand in 98 Versuchen an 24 Frauen große individuelle Variationen des GU. Meist war der GU in den letzten Tagen vor der Menstruation etwas höher, während der Menstruation fiel er auf Standardwerte. Nach *Mitchell* (1962) ist der Einfluß in einigen Fällen erheblich, in anderen gering. Soweit Verallgemeinerung erlaubt, nimmt auch er an, daß der GU während der Menstruation am geringsten, unmittelbar vorher am höchsten ist.

· In der *Schwangerschaft* weist der GU große Streuungen auf. *Watrous* und *Blakely* (1953) fanden an 150 Schwangeren, daß der GU in den ersten Wochen meist etwas absinkt (durchschnittlich um 3%), um von der 22. Woche an ungefähr 10% über den Wert vor der Schwangerschaft anzusteigen.

2.5.2.4. Lebensalter

Obwohl feststeht, daß der GU mit dem Körpergewicht ($kg^{3/4}$) wesentlich besser korreliert, als mit der Körperoberfläche ($kg^{2/3}$), ist es für die Betrachtung der Abhängigkeit des GU vom Lebensalter erforderlich, sich auf die Abhängigkeit von der Oberfläche zu beziehen, da in allen einschlägigen Literaturangaben die Körperoberfläche als Vergleichsmaßstab verwendet wird. Die absoluten Zahlen sind daher unsicher; für den Vergleich der Abhängigkeit vom Lebensalter in relativen Zahlen genügt die Bezugnahme auf die Oberfläche.

Im Lauf des Lebens nimmt der GU erst rasch, dann immer langsamer ab. Obwohl die Ergebnisse verschiedener Autoren für die entsprechenden Lebensjahre erheblich differieren, zeigen sie für aufeinanderfolgende Lebensjahre etwa denselben Verlauf.

Die Tabelle 2.2 verzeichnet die Ergebnisse von 6 Untersuchungen und zwar bis zum 20. Lebensjahr jährlich, dann in 5-Jahresabschnitten.

Tab. 2.2 *Grundumsatz in Abhängigkeit vom Lebensalter*
(Obere Zahlen in kcal, untere Zahlen in kJ je m^2 Oberfläche in 24 Stunden)

Alter Jahre	Lamb[1]		Binet[2]		Lewis[3]	Harris und Benedict[4]		Fleisch[5]		DuBois[6]	
	m	w	m	w	m	m	w	m	w	m	w
1	–	–	–	–	–	–	–	1272	1272	–	–
								5325	5325		
2	–	–	–	–	–	–	–	1258	1258	–	–
								5265	5265		
3	–	–	–	–	–	–	–	1231	1229	–	–
								5155	5145		
4	–	–	–	–	–	–	–	1207	1195	–	–
								5055	5000		
5	1272	1238	–	–	–	–	–	1183	1162	–	–
	5325	5180						4950	4865		
6	1265	1217	–	–	–	–	–	1159	1128	1278	1217
	5295	5095						4850	4720	5351	5093
7	1248	1183	–	–	–	–	–	1135	1090	1260	1202
	5225	4950						4750	4565	5272	5032
8	1229	1154	–	–	–	–	–	1111	1051	1245	1102
	5145	4830						4650	4400	5210	4613
9	1210	1126	–	–	–	–	–	1085	1027	1224	1113
	5065	4715						4540	4300	5122	4659
10	1188	1099	–	–	–	–	–	1056	1020	1160	1106
	4975	4600						4420	4270	4856	4628
11	1166	1070	–	–	–	–	–	1032	1008	1145	1102
	4880	4480						4320	4220	4792	4613
12	1147	1042	–	–	–	–	–	1020	991	1127	1056
	4800	4360						4270	4150	4716	4418
13	1130	1008	–	–	–	–	–	1015	967	1091	1045
	4730	4220						4250	4050	4568	4375
14	1109	984	–	–	–	–	–	1010	941	1117	1009
	4640	4120						4230	3940	4677	4224
15	1087	950	–	–	–	–	–	1003	910	1109	960
	4550	3975						4200	3810	4642	4018
16	1073	924	–	–	–	–	–	989	886	1106	950
	4490	3870						4140	3710	4629	3978
17	1048	898	–	–	–	–	–	979	871	1075	896
	4385	3760						4100	3645	4499	3752

Fortsetzung Tabelle 2.2

Alter Jahre	Lamb[1]		Binet[2]		Lewis[3]	Harris und Benedict[4]		Fleisch[5]		DuBois[6]	
	m	w	m	w	m	m	w	m	w	m	w
18	1030 4310	895 3745	–	–	–	–	–	960 4020	862 3610	1079 4516	896 3750
19	1010 4230	893 3740	–	–	–	–	–	941 3940	850 3560	1003 4198	857 3587
20	984 4120	886 3710	–	–	–	–	–	926 3875	847 3545	1020 4272	882 3690
25	967 4050	878 3675	–	–	–	946 3960	859 3595	900 3765	845 3535	980 4103	866 3625
30	955 4000	869 3640	–	–	–	–	–	883 3695	842 3525	960 4019	848 3549
35	941 3940	859 3595	–	–	–	908 3800	831 3480	876 3665	840 3515	941 3937	859 3595
40	919 3845	847 3545	–	–	895 3745	–	–	871 3645	838 3510	911 3813	849 3554
45	907 3795	840 3515	–	–	854 3575	871 3645	802 3355	869 3640	828 3465	906 3792	840 3518
50	893 3740	828 3465	830 3475	775 3245	866 3625	–	–	859 3595	814 3405	885 3706	814 3407
55	878 3675	818 3425	828 3465	761 3185	790 3305	834 3490	774 3240	850 3560	799 3345	852 3568	798 3339
60	864 3615	811 3395	814 3405	754 3155	828 3465	–	–	838 3510	785 3285	845 3538	832 3484
65	847 3545	801 3355	804 3365	732 3065	871 3645	797 3335	745 3120	826 3460	748 3130	– 	842 3526
70	835 3495	787 3295	780 3265	730 3055	826 3460	–	–	811 3395	761 3185	–	–
75	821 3435	775 3245	758 3175	715 2995	828 3465	762 3190	722 3020	797 3335	751 3145	–	–
80	–	–	710 2970	684 2865	809 3385	–	–	792 3315	742 3105	–	–
85	–	–	672 2815	667 2790	802 3355	729 3050	704 2945	–	–	–	–
90	–	–	672 2815	667 2790	727 3045	–	–	–	–	–	–
95	–	–	–	–	–	–	–	–	–	–	–
100	–	–	–	–	689 2885	–	–	–	–	–	–

Quellen: 1) *Lamb, M. W.* and *Mc Crery Michie, J.:* J. Nutr., **53**, 93 (1954).
2) *Binet, L., Bochet, M.* and *Vallery-Masson, J.:* J. Physiol. (Paris), **54**, 687 (1962).
3) *Lewis, W. H.:* Am. J. Physiol., **121**, 502 (1937).
4) *Harris, J. A.* and *Benedict, F. G.:* Carnegie Inst. Washgt. Publ., **279**, 266 (1919).
5) *Fleisch, A.:* Helv. Med. Acta, **18**, 23 (1951).
6) *Du Bois, D.* and *Du Bois, E. F.:* Arch. Intern. Med., **15**, 868 (1915).

2.5.2.5. Körperzusammensetzung

Alle Betrachtungen über den GU in den vorangegangenen Abschnitten beziehen sich auf normal ernährte gesunde Personen. Wie *Brožek* und *Grande* (1955) überzeugend ausführen, muß sich deren GU aus dem der einzelnen Kompartimente ihres Körpers zusammensetzen. Dabei ist zu berücksichtigen, daß die verschiedenen Organe in verschiedenem Ausmaß zum GU beitragen (siehe Tab. 2.3). Die Annahme von *Garn* et al. (1954), daß Muskulatur und Fett 70% des GU ausmachen, wird von *Brožek* und *Grande* widerlegt. Sie schätzen, daß auf die Muskulatur nicht viel mehr als 25% des GU entfallen, und für das Fettgewebe höchstens 14% übrigbleiben. Leber, Gehirn, Herz und Nieren dagegen tragen ungefähr 60% zum GU bei. Es ist einleuchtend, daß verschiedene Größen der Organe, z. B. Muskulatur oder Fettgewebe, bei verschiedenen Menschen zu Unterschieden im GU führen müssen. Man kann den Gehalt des Körpers an Fett und folglich auch an fettfreien Substanzen (lean body mass) insbesondere nach 3 Methoden bestimmen:
durch Messung der Dichte (Densimetrie), durch Messung des Kaliumgehalts des Körpers und nach der Verdünnungsmethode mit Deuteriumoxyd.

Tab. 2.3 *Aufteilung des Grundumsatzes* (Sauerstoffverbrauch) *bei einem gesunden Mann* (Körpergewicht 70 kg; Körperoberfläche 1,73 m^2; Sauerstoffverbrauch im Ruhen 250 ml O_2/min)

Organ	Gewicht g	Gewicht in % des Körpergewichtes	Sauerstoffverbrauch ml/100 g/min	Gesamtverbrauch an Sauerstoff	% des Grundumsatz
Leber	1500	2,1	4,4	66	26,4
Gehirn	1400	2,0	3,3	46	18,3
Herz	300	0,43	9,4	23	9,2
Nieren	300	0,43	6,1	18	7,2
			Zwischensumme (1–4)	153	61,1
Skelettmuskulatur	27800	39,7	0,23	64	25,6
			Summe (1–5)	217	86,7

nach *Brožek, J.* and *Grande, F.:* Human Biology, Detroit, **27**, 27 (1955).

Die Dichte wird durch Wägung und Wasserverdrängung (*Keys* and *Brožek,* 1953; *Krzywicki* and *Chinn,* 1967) oder durch Wägung in Luft und unter Wasser bestimmt (*Behnke* et al., 1942). Da die spezifische Dichte des Körperfetts ungefähr 0.9, die des übrigen Körpers 1.1 beträgt, kann man aus der gemessenen Dichte die fettfreie Substanz und den Fettgehalt berechnen. Bei beiden Methoden müssen die Messungen bei maximaler Inspiration und Exspiration vorgenommen werden.
Der Kaliumgehalt ist im wesentlichen auf die fettfreie Zellmasse beschränkt. Er wird durch die Strahlung des im Körper vorkommenden radioaktiven ^{40}K bestimmt (*Woodword* et al., 1956; *Anderson* and *Langham,* 1961). Lean body mass läßt sich daher aus der gesamten Strahlung und dem bekannten Kaliumanteil der fettfreien Substanz errechnen.
Zwischen Lean body mass und dem Wassergehalt des Körpers besteht eine hohe Korrelation. Bezogen auf fettfreie Körpersubstanzen beträgt der Wassergehalt 73% (*Krzywicki* and *Chinn,* 1967). Zum ersten Mal haben v. *Hevesy* und *Hofer* (1934) das Trinken einer Probe von schwerem Wasser (Deuteriumoxyd) und sei-

ne Ausscheidung im Harn zur Bestimmung des Wassergehalts des Körpers verwendet. Zu einer präziseren Methode wurde die Verwendung von Deuteriumoxyd von *Edelman* und *Moore* (1951) gestaltet, wobei die Zufuhr durch intravenöse Injektion und die Bestimmung der Verteilung im Blut vorgenommen wurde.

Krzywicki et al. (1974) verglichen die Methoden zur Bestimmung des Körperfetts durch Densimetrie, Messung der Strahlung des radioaktiven Kaliums (des natürlichen Isotops ^{40}K) im Ganzkörperzähler und der Verdünnung von schwerem Wasser und fanden, daß zwischen der Densimetrie und der Bestimmung mit schwerem Wasser eine relativ gute Übereinstimmung bestand, daß aber die Messung des radioaktiven Kaliums erheblich von den beiden anderen Methoden abwich. Welcher Methode der Vorzug zu geben ist, blieb unentschieden.

Ohne aufwendige Apparaturen läßt sich die Körperzusammensetzung mit Hilfe anthropometrischer Untersuchungen ermitteln. Man benötigt dazu ein flexibles Meßband und ein Caliper zur Messung der Hautfaltendicke. Die Methoden sind ausführlich geschildert von *Jelliffe* (1966), eine Übersicht über die Dokumentation wurde von *Forbes* (1962) gegeben.

Ward et al. (1975) fanden, daß die Bestimmung des Körperfetts durch anthropometrische Untersuchungen am besten mit der densimetrischen Methode korreliert, weniger gut mit der radioaktiven K-Strahlung und der Deuteriummethode.

Für vergleichende Messungen von Populationsgruppen genügen nach *Wirths* (1974) neben Geschlecht und Alter folgende Meßwerte: Körpergewicht und -länge, Hautfaltendicke an Triceps und Biceps, an Subscapula und Abdomen.

Der Einfluß des Fetts auf den GU ist offenbar sehr gering. *Miller* und *Blyth* (1953) bestimmten bei 47 gesunden männlichen und einer weiblichen Person durch Densimetrie den Gehalt an Körperfett und fettfreier Körpersubstanz (lean body mass). Die Versuchspersonen im Alter von 18 bis 35 Jahren wogen zwischen 53,9 und 136,4 kg und hatten einen Gehalt an Körperfett zwischen 2.7 und 44.3%. Alle Versuchspersonen hatten normale Werte für Plasma-Cholesterin und für Plasma-Protein-gebundenes Jod, waren also euthyreoid. Der Korrelationskoeffizient für Sauerstoffverbrauch und Körperoberfläche war 0.84, für Sauerstoffverbrauch und Körpergewicht 0.85, dagegen für Sauerstoffverbrauch und fettfreie Körpermasse 0.92. Er war also praktisch unabhängig vom Körperfett.

Mc Millan et al. (1965) bestätigen, daß die Korrelation des GU zu lean body mass viel höher ist, als zur Oberfläche. Fett und Fettgewebe sind in dieser Hinsicht voneinander zu trennen. Das Fettgewebe hat je Gewichtseinheit einen höheren Stoffwechsel und folglich auch einen höheren GU als das Reinfett. Der Unabhängigkeit des GU vom Körperfett widerspricht scheinbar der Befund, daß viele Fettsüchtige, bezogen auf die Körperoberfläche, einen erhöhten GU haben (*Bahner*, 1955). Dies muß jedoch hormonale Ursachen haben. Denn *Katona* (1962) stellte fest, daß euthyreoide Adipöse, bei denen keine hormonalen Störungen vorliegen, bezogen auf die Körpermasse einen niedrigeren GU aufweisen, während euthyreoide Magere normale GU haben. In dieselbe Richtung weist eine Beobachtung von *Forbech* und *Leegaard* (1934), wonach Abmagerungskuren von Adipösen, also Fettverlust, ohne merklichen Einfluß auf ihren GU sind.

Die Beobachtung von *Nomura* (1973), daß Personen mit schwerer körperlicher Berufsarbeit, wie Landarbeiter, Jockeys und Seeleute je m² Körperoberfläche einen höheren GU haben als der Durchschnitt der Bevölkerung, ist wohl darauf zurückzuführen, daß sie relativ mehr Muskulatur und weniger Körperfett besitzen.

2.5.2.6. Ernährung

Unterernährung ist von großem Einfluß auf den GU. In ihrem klassischen Experiment über die Folgen von Unterernährung gaben *Benedict* et al. (1919) 12 Studenten 4 Monate lang eine energetisch unzureichende Diät, wobei diese durchschnittlich 10% ihres Gewichts verloren. Der GU sank von 944 kcal/m²/Tag auf 788, d. h. um 16%. Die Muskelkräfte und die Leistungsfähigkeit nahmen ab. Ihre Ergebnisse wurden bestätigt in dem großen Unterernährungsexperiment von *Keys* et al. (1950), bei dem 32 junge männliche Erwachsene (Freiwillige) 6 Monate bei einer Diät gehalten wurden, bei der sie 24% ihres Ausgangsgewichts verloren. Der GU sank in einer exponentiellen Kurve um 31% des Ausgangswertes. Die Diät entsprach ungefähr den Rationen, wie sie sich in Mitteleuropa am Ende des 2. Weltkrieges vorfanden.

Im Gegensatz zur Unterernährung übt Überernährung, soweit nicht pathologisch bedingt, einen geringen Einfluß auf den GU aus. Die Angaben, wie weit Muskeltraining, das zu Ansatz von Muskelmasse und wohl meist auch zu Abnahme von Fett führt, einen Einfluß auf den GU ausübt, sind widerspruchsvoll. *Harris* und *Benedict* (1919) finden Erhöhungen (z. B. von 38%), während *Steinhaus* (1928) in exakten Trainingsversuchen an Hunden bis zu exzellenter physischer Kondition keinen Einfluß auf den GU feststellen konnte. Dies könnte auf ihrem zumeist geringen Gehalt an Körperfett beruhen.

Über einen Einfluß der Ernährungsform auf den GU berichteten *Yoshimura* et al. (1972). Bei Japanern, deren Kost hauptsächlich aus Kohlenhydraten bestand, war der GU während der kalten Jahreszeit höher, während der heißen Monate niedriger. In Versuchen an Ratten konnten sie dieselben Beobachtungen machen, wenn die Ratten bei kohlenhydratreicher bzw. fettreicher Diät verschiedenen Temperaturen ausgesetzt wurden.

Wurde der GU von Kanadiern, nachdem sie 2 Jahre in Japan gelebt hatten, in den verschiedenen Jahreszeiten gemessen, so zeigten sich fast keine Änderungen. Ihre Ernährung war wesentlich fettreicher als die übliche Kost der Japaner (*Yoshimura* et *Horvath,* 1967). Ebenso wurden bei 2 Japanern, die in USA die dort übliche fettreiche Ernährung zu sich nahmen, nur geringe jahreszeitliche Schwankungen des GU gefunden (*Sasaki,* 1966; *Yoshimura* et *Horvath,* 1967).

2.5.2.7. Klima und Höhenlage des Untersuchungsorts

Das Klima übt vermutlich nur in den heißen Zonen einen merklichen Einfluß auf den GU aus. *Galvão* (1950) fand in Sao Paulo einen etwas niedrigeren GU als in USA (durchschnittlich -7%). Ebenso stellten *Mason* et al. (1965) niedrigeren GU in den Tropen als in gemäßigtem Klima fest. Entgegengesetzte Resultate erhielten *Mc Cance* et al. (1971) mit je einer Gruppe von britischen und südamerikanischen Studenten, deren GU in Cambridge und in Khartoum keine wesentlichen Unterschiede zeigte. Allerdings vermuten sie, daß die Zeit für eine Umstellung des GU zu kurz gewesen sei.

Eine größere Anzahl von Untersuchungen war der Rolle des arktischen und antarktischen Klimas gewidmet. *Levine* (1939) kam zu dem Ergebnis, daß der GU von Eskimos sich meist in den normalen Grenzen bewegt, die für gemäßigte Zonen gefunden werden. *Marmet* und *Grandjean* (1955) stellten an Weißen, die sich in das arktische Klima von Kanada begaben, fest, daß ihr GU in den ersten Tagen des Aufenthalts erhöht war, später aber dem Standard der gemäßigten Zone entsprach. Eine ausführliche Studie machte *Wilson* (1956) bei 2 Expeditionen in die Antarktis. Er fand im Durchschnitt keine Erhöhung des GU, dagegen saisonale Schwankungen. Während der Polarnacht sank der GU um ungefähr 5%, um danach auf normale Durchschnittswerte anzusteigen. *Wilson* läßt offen, ob das Absinken von der sitzenden Lebensweise und dem häufigen Aufenthalt im Haus während der Polarnacht, der darauffolgende Anstieg von der vermehrten körperlichen Betätigung bedingt sein könne.

Über die Abhängigkeit des GU von der Höhenlage gibt es einige, z. T. widersprechende Untersuchungen. *Terzioglu* und *Aykut* (1954) bestimmten den GU an 12 Studenten in Istanbul, also auf Meereshöhe, sowie bei einem 12tägigen Aufenthalt im Uluda-Gebirge in 1850 m über NN. Der GU stieg in den ersten 5 Tagen um ungefähr 8%, schließlich um 14 bis 16%. Nach der Rückkehr stellten sich in wenigen Tagen wieder die Ausgangswerte ein. Auch *Grover* (1963) konnte in einem kurzfristigen Versuch an 6 Personen den Anstieg des GU mit der Höhe bestätigen. Nach 3 Tagen eines Aufenthaltes auf dem Pikes Peak in 4300 m über NN lag ihr GU um 4.5% über dem in Denver (1600 m über NN) gemessenen und 6.7% über dem nach *Harris* und *Benedict* berechneten. Allerdings wurde auch berechnet, daß einem starken Anstieg von 18% nach der Ankunft auf demselben Gipfel 3 Tage später ein Absinken auf den in Denver gemessenen GU folgte (*Wirths,* 1969).

Picón-Reátegùi (1961) untersuchte in Peru den GU von 17 Bergarbeitern, die in 4500 m Höhe lebten. Er fand im Durchschnitt einen um 10.8% höheren GU, als sich nach der Formel von *Harris* und *Benedict* errechnet. *Gill* und *Pugh* (1964) verfolgten den GU bei 8 Forschern, die ungefähr 3 Monate in 5800 m Höhe im Himalaja lebten. Der GU von 6 Forschern war um 6 bis 19% höher als auf Seehöhe. Bei 2 Forschern stieg der GU nicht an, aber sie konnten die Höhe auf die Dauer nicht vertragen und mußten umkehren. Eine Abnahme des GU trat bei den anderen 6 Forschern im Verlauf des Aufenthalts in der Höhe nicht ein. Im Gegensatz dazu berichtet *Chiodi* (1957), daß Personen, die jahrelang in Höhen von 4000 bis 4500 m lebten, zwar erhöhte Respiration, aber keine Erhöhung des GU zeigten. Eine langdauernde Untersuchung machten *Hannon* und *Sudman* (1973) an 8 Studentinnen der Universität Oregon (140 m über NN), die von Juni bis September auf dem Pikes Peak in 4300 m über NN arbeiteten. In den ersten Tagen stieg der GU steil an und erreichte nach 60 Stunden einen Zuwachs von 30%. Dann fiel er allmählich ab und lag am 7. Tage signifikant unter dem Wert des 2. Tages. Nach 2 Wochen war die Differenz nicht mehr signifikant. Während des höchsten Standes des GU war die Körpertemperatur um 0.7 °C höher als in Oregon.

Für die gegensätzlichen Befunde über dauernde Erhöhung des GU in großer Höhe und einer allmählichen Anpassung bis annähernd zu Werten, wie sie auf Meeresniveau gemessen werden, kann man eine Erklärung in der Feststellung von *Loewy* (1932) sehen, daß es große individuelle Unterschiede im Verhalten des GU bei Aufstieg in große Höhen gibt, und daß die Erhöhung des GU bei längerem Aufenthalt meist rückläufig ist. Allerdings fand *Loewy* eine Rückläufigkeit zwar noch in 3450 m Höhe, nicht aber innerhalb von 3 bis 4 Wochen in 4500 m Höhe.

2.5.2.8. Rassische Unterschiede

Die Frage, ob es rassische Unterschiede im GU gibt, ist noch nicht entschieden. In einem Übersichtsreferat kommt *Wilson* (1945) zu dem Schluß, daß die vielen Faktoren, die den GU beeinflussen, wie Klima, Ernährung, soziales Milieu, körperliche Tätigkeit etc. es unmöglich machen, zu sagen, daß es Verschiedenheiten des GU zwischen den Rassen gibt. *Talaat* et al. (1953) fanden in Untersuchungen an 63 männlichen und 53 weiblichen gesunden Erwachsenen in Ägypten, daß ihr GU sich nicht signifikant vom *Du Bois*-Standard unterschied. In den Untersuchungen von *Levine* (1939) bewegt sich der GU der Eskimos in den Grenzen, die für die gemäßigten Zonen gelten. Dagegen fanden *Brown* et al. (1954) an 13 Eskimos GU-Werte, die um 21 bis 34% über dem *Du Bois*-Standard lagen, wobei im Juli die höchsten Werte beobachtet wurden, und von Ende August an eine Abnahme eintrat. *Politzer* und *Anderson* (1957) analysierten den GU von Bantu in Südafrika. Sie beobachteten an 20 männlichen Personen, die vor kurzem aus ihrem Reservat nach Witwaters-Rand gekommen waren, Werte, die nur wenig über dem Standard lagen, während der GU von Schwerarbeitern in den Goldminen durchschnittlich um 13% über dem Standard lag. Sie stellten fest, daß das proteingebundene Jod im Blut innerhalb normaler Grenzen lag, eine Überfunktion der Schilddrüse also nicht die höheren GU-Werte veranlaßt hatte.

Sen and *Banerjee* (1959) untersuchten in Indien den GU von 98 gesunden Frauen und 132 Männern, hauptsächlich Studenten in Calcutta. Der GU lag um 12 bis 17% unter dem Standard der Mayo Foundation. Die Autoren, die 15 Untersuchungen zitieren, von denen nur eine zu anderen Ergebnissen kommt, diskutieren, ob es sich hier wirklich um rassische Unterschiede handelt. Proteingebundenes Jod, Serumcholesterin und Blut-Glucose lagen in normalen Grenzen. Nicht auszuschließen ist ein Einfluß des heißen und feuchten Klimas.

Die Beobachtungen von *Yoshimura* et al. (1972) über den Einfluß der kohlenhydratreichen Kost der Japaner auf den GU bieten eine Erklärung für die unterschiedlichen Befunde bei verschiedenen Rassen. Wie in Kapitel 2.5.2.6. auf Seite 49 geschildert, ist der GU der Japaner bei ihrer üblichen Kost in der kalten Jahreszeit höher als in der warmen, während er bei fettreicher Ernährung unabhängig von der Jahreszeit, und zwar auf dem höheren Niveau liegt. Die Ausschüttung von Thyroxin ins Blut geht den Veränderungen des GU parallel. Diese Befunde sprechen gegen die Annahme rassischer Unterschiede des GU.

Kapitel 2.6. Spezifisch-dynamische Wirkung (SDW)

2.6.1. Auffindung

Rubner (1885) beobachtete schon bei seinen Versuchen über die Isodynamie der Proteine, Kohlenhydrate und Fette, daß die Wärmebildung im Körper bei überschüssiger Fütterung von Fleisch größer war, als bei der isodynamer Überschüsse von Kohlenhydraten und Fetten. Später fütterte er Hunden nach einem Hungertag eine Nahrung, die den Energiebedarf um mehr als die Hälfte überschritt. Seine Messungen ergaben, daß bei Verfütterung streng isodynamer Mengen die Steigerung des energetischen Stoffwechsels

> für Protein (Fleisch) + 19.0%
> für Fett + 4.0%
> für Kohlenhydrate + 3.9%

betrug.

Weiter stellte er fest, daß „Eiweiß in geringeren Mengen verfüttert, fast keinen Einfluß auf den Energieumsatz ausübt", wohl aber bei 25 bis 63%igem Überschuß. „Im Vergleich zu den früher mitgeteilten Versuchen bei Fettzufuhr haben wir offenbar einen Nahrungsstoff, der energisch die Wärmeproduktion anregt, und zwar als unmittelbare Folge der vermehrten Zufuhr, nicht als eine Wirkung der Zustandsänderung" (*Rubner,* 1902).

Rubner erkannte auch die Ursache dieses Unterschieds der Proteinzufuhr zu derjenigen von Fett und Kohlenhydrat. Während bei letzteren der Ansatz an Körpersubstanz weitgehend dem energetischen Überschuß entspricht, tritt bei erhöhter Proteinfütterung ein vermehrter Proteinabbau ein. „Gemäß der reicheren Zufuhr an Eiweiß haben wir in den Fütterungstagen überall sofort eine größere Eiweißzersetzung eintreten sehen."

Rubner wählte für diese wärmemehrende Eigenschaft der Kost den Ausdruck „spezifisch dynamische Wirkung" (SDW).

Die Beobachtungen *Rubners* sind im Prinzip durch alle späteren Versuche bestätigt worden, wenn auch der Ausdruck SDW nicht gerade glücklich gewählt ist. Mit exakteren Methoden hat man das Ausmaß der SDW an Tieren und Menschen bestimmt und dabei gefunden, daß es sowohl vom Nährstoffgemisch der Nahrung, als auch von der Aminosäurezusammensetzung der Nahrungsproteine und schließlich vom Ernährungszustand des Organismus abhängt.

2.6.2. Umfang der spezifisch dynamischen Wirkung

Die SDW wird von vielen Faktoren beeinflußt, so daß es verständlich ist, daß sich in der Literatur widersprüchliche Angaben finden. Oft wird der Umfang der SDW im Vergleich zu dem gesamten Energieumsatz weit überschätzt. Dies ist zum Teil eine Folge davon, daß sich viele Angaben nur auf die höchste Steigerung über den GU nach Aufnahme der Nahrung beziehen, anstatt auf das gesamte Flächenintegral der Stoffwechselsteigerung nach der Nahrungsaufnahme bis zum Wiedereereichen des GU-Niveaus (*Wilhelmj* and *Bollman,* 1928).

Abbildung 2.2 gibt ein Beispiel der Bezugnahme auf das Flächenintegral der SDW beim Vergleich von Nahrungsgemischen mit gleichen Mengen von tierischen und pflanzlichen Proteinen.

Mitchell (1955) ist der Ansicht, daß Messungen des Stoffwechsels über 6–8 Stunden noch nicht ausreichen, um die SDW vollständig zu erfassen. Nach *Glickman* et al. (1948) liegt die SDW nach 7 Stunden noch wenige Prozent über dem GU und ist nach 12 Stunden vollständig abgeklungen. Meist fällt der Gipfel in die 3. Stunde nach der Nahrungsaufnahme. Er kann zu dieser Zeit um 30 und mehr Prozent über dem GU liegen.

Die ausführlichste Studie über den Umfang der SDW am Menschen wurde von *Benedict* und *Carpenter* (1918) durchgeführt. Sie fanden im Durchschnitt während der auf die Mahlzeit folgenden 7–8 Stunden eine Erhöhung des Energiewechsels über den GU hinaus (in Prozent der Energieaufnahme)

> bei Protein von 14%
> bei Kohlenhydraten von 5%
> bei Fett von 2%

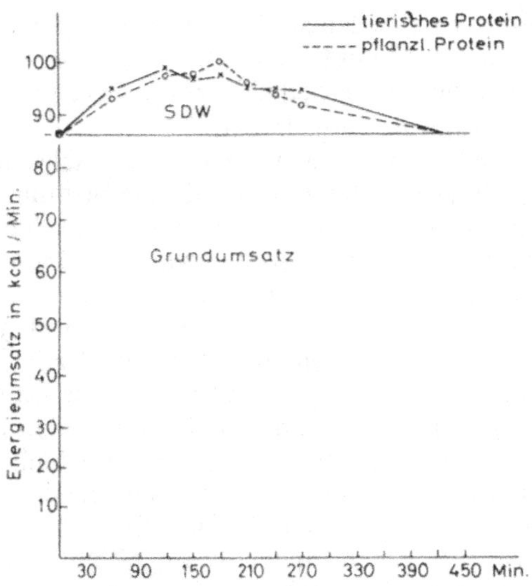

Abb. 2.2: Flächenintegral der spezifisch-dynamischen Wirkung

Benedict und *Carpenter* sind der Meinung, daß diese Zahlen eher die untere Grenze bilden, da die meisten Messungen nicht volle 7–8 Stunden durchgeführt waren. In Versuchen, die bis zum Abklingen der SDW über 7 Stunden durchgeführt worden waren, fanden *Glickman* et al. (1948) an 12 Versuchspersonen für eine Mahlzeit von rund 1000 kcal (4200 kJ) mit 37% Protein eine SDW von 17.0%, für eine solche mit hohem Kohlenhydratgehalt und nur 7% Protein eine SDW von 9.6%, also Werte, die über denen von *Benedict* und *Carpenter* mit proteinfreier Nahrung liegen. Für Glucose finden die meisten Autoren bei gesunden Menschen und Tieren Steigerungen des Stoffwechsels zwischen 3 und 6% (*Lusk,* 1912; *Miyazaki* und *Abelin,* 1924; *Schirlitz,* 1927; *Carpenter* and *Fox,* 1930 a und b), meist höhere für Fructose und Saccharose (bis 12%). In einer Reihe von Selbstversuchen verglich *Deuel* (1927) die SDW verschiedener Kohlenhydrate. Von jedem Kohlenhydrat wurden 75 g morgens nach Bestimmung des GU eingenommen. Die SDW betrug für Saccharose 10%, für Maltose 9%, für Glucose und Galactose 8%, für Fructose, Lactose und gekochte Stärke 7%. Die SDW von Fetten ist noch geringer. Sie liegt oft bei Null (*Miyazaki* und *Abelin,* 1924), höchstens zwischen 3 und 4%. (*Murlin* and *Lusk,* 1915).

Forbes (1933) fand, daß sich in gemischter Kost der Einfluß des einzelnen Nährstoffs auf die SDW kaum, wenn überhaupt, feststellen läßt. „An individual foodstuff expresses its normal and most characteristic nutrition value ... only as it is a part of a ration which is qualitatively complete and quantitatively sufficient." Bei der Zufuhr einzelner Nährstoffe ist aber die Nahrung niemals qualitativ ausreichend. Er versuchte diese Schwierigkeit dadurch zu überwinden, daß die einzelnen Nährstoffe nicht für sich allein, sondern als Zulage zu einer eben qualitativ und quantitativ ausreichenden Nahrung (maintenance requirement) gegeben wurden. Dies kommt zweifellos den Stoffwechselvorgängen im täglichen Leben näher. Die Steigerungen des Energieverbrauchs gegenüber der Grundnahrung werden dabei in Prozent des Energiegehalts der Zulagen, nicht aber des Energiegehalts der gesamten Nahrung ausgedrückt.

Forbes und *Swift* (1944) führten Versuche an ausgewachsenen weißen Ratten durch, denen sie als Zulage zu einer vollwertigen Erhaltungskost teils Protein oder Fett oder Kohlenhydrat, teils deren isodyname Mischungen verfütterten. Die Steigerungen des Energieverbrauchs durch die einzelnen Zulagen betrugen bei Protein (Rindfleisch) 32% des Energiegehalts der Zulage, bei Kohlenhydrat (Maiszucker) 20% und bei Fett (Speck) 16%. Sodann wurden Mischungen der Nährstoffe verfüttert, wobei für 2 Komponenten je die Hälfte, für 3 Komponenten je ein Drittel der vorher verwendeten Mengen gegeben wurden. Die SDW der isodynamen Mischung von Kohlenhydrat und Protein fanden sie um 12.5% unter der aus den beiden Komponenten berechneten, bei Kohlenhydrat und Fett um 35%, bei Protein und Fett sogar um 54% tiefer als berechnet. Bei der Mischung von Protein, Kohlenhydrat und Fett war die Differenz 22%. Die SDW von Nährstoffgemischen ist also nicht genau aus der SDW der Komponenten berechenbar.

Auch dem Alkohol wird von manchen Autoren (*Perman*, 1962) eine geringe SDW zugeschrieben, etwa in der Höhe der SDW der Kohlenhydrate. *Barnes* et al. (1965) konnten dies nicht bestätigen. *Bornstein* und *Loewy* (1927) fanden zwar mit Alkohol allein keine SDW, wohl aber bei gleichzeitiger Gabe von Zucker und Alkohol eine kleine dem Alkohol zuzuschreibende Erhöhung der SDW.

Zahlreiche Autoren beschäftigten sich mit der SDW von freien Aminosäuren. *Grafe* beobachtete 1915, daß Glutaminsäure, peroral zugeführt, eine hohe SDW zur Folge hatte. Auch bei Ammoniumsalzen fand er eine Steigerung des Stoffwechsels.

Spätere Untersuchungen über die SDW von Aminosäuren führten oft zu widersprüchlichen Ergebnissen. Eine hohe SDW fand sich bei Phenylalanin und bei Tyrosin, berechnet auf N-äquivalente (*Wilhelmj* and *Bollman*, 1928; *Rapport* and *Beard*, 1928). Auch Alanin und Glycin steigerten in allen Versuchen den Energieumsatz. Keine Erhöhung fanden *Rapport* und *Beard* (1927) bei Valin und *Wilhelmj* (1935) bei Histidin.

Erhebliche Differenzen weisen die Befunde bei Glutaminsäure und Asparaginsäure auf. *Grafe* (1915) fand mit Glutaminsäure dieselbe SDW wie mit Glycin, mit Asparaginsäure wechselnde Ergebnisse. *Rapport* und *Beard* (1928), *Lusk* (1912), *Lundsgaard* (1931) erreichten mit Glutaminsäure eine gewisse SDW, während *Chambers* und *Lusk* (1930), sowie *Aub* et al. (1927) und *Köcher* (1951/52) dies nicht bestätigen konnten.

In einer ausführlichen Darstellung der bis dahin bekannten Untersuchungen gibt *Wilhelmj* (1935) folgende Abstufung der SDW von Aminosäuren:
Phenylalanin > Tyrosin > Alanin oder Glycin > Leucin = Cystin = Glutaminsäure = Asparaginsäure = Arginin.

Eine wichtige Feststellung machten *Rapport* und *Beard* (1927). Sie hydrolysierten Casein und Gelatine und teilten die Hydrolysate nach der Methode von *Dakin* mit Butylalkohol in 3 Fraktionen. Die Summe der SDW der 3 Fraktionen entsprach derjenigen der nicht hydrolysierten Proteine. Die SDW von Proteinen ist also verursacht worden durch die SDW der Aminosäuren, in die sie bei der Verdauung zerlegt werden. Auch *Li Moli* (1957) fand keinen signifikanten Unterschied zwischen der SDW von Milchproteinen und ihren Hydrolysaten.

Tuttle et al. (1953) verglichen die SDW bei jüngeren und älteren Männern. Sie fanden, daß die SDW bei über 60jährigen später einsetzt und länger anhält, sowie einen etwas höheren Gipfel aufweist. Im Umfang war sie jedoch gleich. Für die durchschnittliche SDW der Nahrung setzen *Swift* und *Fisher* (1964) in einem Übersichtsreferat über den energetischen Stoffwechsel 6% der aufgenommenen Energie an.

Im übrigen weisen *Passmore* und *Draper* (1965) darauf hin, daß Messungen der SDW, die im Ruhezustand ausgeführt wurden, viel mehr schwanken als Messungen des Umsatzes während körperlicher Tätigkeit.

2.6.3. Bildungsort der Spezifisch-dynamischen Wirkung

Eine gewisse Wärmebildung ist mit den Verdauungsvorgängen selbst verbunden. Die Sekretion der Verdauungssäfte, die Peristaltik, die vermehrte Herztätigkeit für die Durchblutung des Intestinum erfordern Energie, die niemals ohne überschüssige Wärmebildung übertragen wird. Auch ist die Hydrolyse der energieliefernden Nährstoffe ein exergonischer Prozeß. Alle diese Vorgänge reichen aber bei weitem nicht aus, die Höhe der SDW zu erklären. *Mitchell* (1955) weist daher mit Recht darauf hin, daß der Ausdruck „Verdauungsarbeit" verfehlt ist, und die Hauptursache der SDW im intermediären Stoffwechsel zu suchen ist. *Wilhelmj* et al. (1928) fanden sogar zwischen der peroralen, subkutanen und intravenösen Zufuhr von Aminosäuren keine wesentlichen Unterschiede der SDW.

Zwischen der SDW von Kohlenhydrat und Fett einerseits und der von Protein andererseits besteht ein wichtiger Unterschied. Bei Arbeitsleistungen geht die SDW von Kohlenhydrat und Fett in den Arbeitsstoffwechsel ein und verschwindet damit. Die SDW von Proteinen und Aminosäuren ist vom Arbeitsstoffwechsel unabhängig, der Mehrverbrauch an Energie bei der Arbeit und die SDW müssen also addiert werden (*Anderson* and *Lusk,* 1917). Umgekehrt geht die SDW von Proteinen vollständig in den Mehrbedarf an Wärmeproduktion bei Kälte ein.

Dock (1931) suchte nach dem Ort der Bildung der SDW an anästhesierten Ratten, indem er Organgebiete des Stoffwechsels durch Unterbindung ausschaltete. Der Anteil der Nieren und der extraabdominalen Gewebe betrug weniger als 10% der Steigerung, während im Abdomen die Stoffwechselerhöhung 85% der SDW erreichte. Er schließt daraus, daß die Leber die Quelle der SDW der Proteine und Aminosäuren ist. Die Mitwirkung der Leber bei der SDW von Proteinen und Aminosäuren steht in Übereinstimmung mit dem Befund von *Wilhelmj* (1935), daß sie bei hepatektomierten Hunden ausbleibt. Umgekehrt verhält es sich bei der SDW der Kohlenhydrate nach Entfernung der Leber: die SDW von Glucose ist entweder gleich hoch wie beim intakten Tier oder erhöht (*Wilhelmj* et al., 1928). Daraus ist zu schließen, daß sich die Steigerung des Stoffwechsels nach Zufuhr von Kohlenhydraten auf den ganzen Organismus verteilt. Als Ursache für eine Erhöhung der SDW der Glucose nach Hepatektomie wird der Ausfall einer Speicherung der Glucose in der Leber angesehen. Die geringe SDW von Fett wird durch Hepatektomie nicht beeinflußt. *Pittet* et al. (1974) verglichen an 7 jungen Männern die Stoffwechselsteigerung bei direkter und indirekter Calorimetrie nach der Einnahme von 50 g Glucose, 50 g essentiellen Aminosäuren und eines Gemisches der beiden. In den 90 Minuten der Versuchsdauer war eine Erhöhung des GU mittels der üblichen indirekten Calorimetrie um 12.1, 16.5 bzw. 8.5% festzustellen, während bei direkter Calorimetrie keine signifikante Erhöhung der Wärmeabgabe gemessen wurde. Offensichtlich genügt eine Erhöhung des Stoffwechsels um 100 bis 140 kJ (25−35 kcal) innerhalb von 90 Minuten noch nicht, um eine meßbare Erhöhung der Wärmedurchgangszahl hervorzurufen.

2.6.

2.6.4. Abhängigkeit der spezifisch-dynamischen Wirkung vom Ernährungszustand

Im Anschluß an jede Nahrungsaufnahme finden chemische Umsetzungen im intermediären Stoffwechsel statt, die dazu bestimmt sind, das durch Abbauprozesse gestörte Fließgleichgewicht wiederherzustellen oder Stoffe, die dazu nicht geeignet sind, umzubauen oder auszuscheiden. Hierbei werden Kohlenhydrate und Fette weitgehend verwertet, indem sie zur Deckung des Energiebedarfs abgebaut oder als Glycogen oder Depotfett gespeichert werden. Dazu sind endergonische und exergonische Reaktionen miteinander gekoppelt. Die Umwandlung von Glucose in Fett ist eine endergonische Reaktion. Die dazu benötigte Energie wird durch Oxydation eines anderen Teils der Glucose geliefert (*Borsook* and *Winegarden,* 1930). Nirgends geht dabei die Energieübertragung verlustlos vor sich; immer wird ein Teil der Energie in Wärme umgewandelt (*Schönheimer,* 1942). Die SDW ist ein Teil dieser Wärme.

Die höhere SDW nach der Aufnahme von Proteinen liegt daran, daß die bei der Verdauung gebildeten und resorbierten Aminosäuren nicht genau dem Aminosäurebedarf zum Aufbau oder Wiederaufbau der Körperproteine entsprechen. Überschüssig vorhandene Aminosäuren müssen daher abgebaut werden.

Obwohl sich in bezug auf ihre biologische Wertigkeit pflanzliche und tierische Proteine erheblich unterscheiden, beobachteten *Karl* et al. (1953) zwischen der SDW von pflanzlichen und tierischen Proteinen in Versuchen an 14 normal ernährten Personen keine signifikanten Unterschiede. Bei überschüssiger Zufuhr auch von tierischen Proteinen besteht die Notwendigkeit, Aminosäuren in großem Umfang abzubauen.

Der Abbau der Aminosäuren beginnt mit ihrer Desaminierung in der Leber. Nach Entfernung der Leber tritt daher keine SDW mehr ein (*Mann* et al., 1927; *Wilhelmj* et al., 1928).

Da aber weder die desaminierten Derivate der Aminosäuren noch der Harnstoff als Endprodukt der abgespaltenen Aminogruppen eine SDW auslösen, kann die Ursache nur den Substanzen zugeschrieben werden, die auf dem Weg des Stickstoffs von der Desaminierung bis zum Harnstoff liegen. Hierfür sind die Untersuchungen von *Lundsgaard* (1931) über die SDW von Ammoniumsalzen von ausschlaggebender Bedeutung. Er fand, daß Natriumlactat und Natriumacetat, also Substanzen, die Abbauprodukte von Aminosäuren sind, ohne Einfluß auf die SDW sind, daß aber Ammoniumlactat und Ammoniumacetat eine erhebliche Steigerung der Wärmeproduktion hervorrufen. Die SDW ist also nicht direkt der Oxydation der Aminosäuren zuzuschreiben. Aus den Änderungen des RQ nach der Aufnahme von Proteinen läßt sich schließen, daß dabei auch Kohlenhydrate und Fette oxydiert werden (*Wilhelmj* and *Mann,* 1930). Nach *Abelin* und *Goldstein* (1955) ist die höhere Stoffwechselsteigerung durch Proteine einer vermehrten Ausschüttung von Adrenalin zuzuschreiben.

Der von Fall zu Fall verschiedene Abbau überschüssiger Aminosäuren macht es verständlich, daß es keine einheitlichen Werte der SDW der Proteine gibt. Ihr Ausmaß hängt weitgehend von der jeweiligen Stoffwechsellage des betreffenden Organismus ab. Überwiegen die anabolen Prozesse, so liegt die SDW niedriger, als wenn die katabolen überwiegen. Entspricht die Aminosäurenzusammensetzung der Nahrung annähernd dem augenblicklichen Aminosäurebedarf, und wird der Energiebedarf durch andere Energieträger gedeckt, so ist die SDW am niedrigsten. Nach Hungerperioden ist die SDW der Proteine geringer als bei einem normal ernährten Organismus.

Wilhelmj und *Mann* (1930) fanden keine SDW von Proteinen bei hungernden, sondern nur bei normal ernährten Tieren. Einen Zusammenhang mit dem Ernährungszustand läßt der Befund von *Duneavskii* (1972) erkennen. Die SDW verschiedener Proteine war bei 25 fettsüchtigen Patienten wesentlich niedriger als bei 25 normalgewichtigen Vergleichspersonen.

Kapitel 2.7. Regulierung des Energiewechsels

2.7.1. Regulierung des Energiewechsels durch Enzyme und Hormone

Verschiedene Regelmechanismen passen den Energiewechsel an den jeweiligen Bedarf an.

Die Energie für die Muskelbewegung muß in kürzester Frist, innerhalb von Millisekunden, verfügbar sein. Dazu braucht der Körper einen Vorrat an energiereichen Verbindungen, die vor allem in Form von energiereichen Phosphaten vorliegen. Die Muskulatur enthält je Gramm etwa 5 µmol ATP und die zwei- bis dreifache Menge an Kreatinphosphat (*Davidson* et al., 1973). Nach der Formel

$$\text{Kreatin-P} + \text{ADP} = \text{ATP} + \text{Kreatin}$$

bildet Kreatinphosphat eine jederzeit verfügbare Energiereserve für die Regenerierung von ATP. Die Abspaltung von 1 P aus ATP liefert 29 kJ (7 kcal) je mol ATP, der Übergang von Kreatin-P in Kreatin 59 kJ (14 kcal) je mol.

Aufgabe der energieliefernden Nährstoffe ist der Wiederaufbau der energiereichen Phosphate nach ihrem Verbrauch; z. B. liefert 1 mol Glucose beim aeroben (oxydativen) Abbau zu CO_2 und H_2O 2860 kJ (680 kcal). Davon sind ungefähr 40% = 1140 kJ (270 kcal) für die Bildung von ATP aus ADP verfügbar; der Rest geht in Wärme über. Sehr viel kleiner ist die Energielieferung des anaeroben Abbaus der Glucose zu Milchsäure, nämlich 150 kJ (36 kcal) je mol. Die anaerobe Glycolyse ist aber der für den Wiederaufbau von ATP zuerst verfügbare Anteil des Kohlenhydratabbaus.

Die energieliefernden Abbauprozesse der Kohlenhydrate und Fette verlaufen über Enzymketten. Diese unterliegen einer Selbststeuerung durch Rückkopplung, die darin besteht, daß die Anhäufung der Endprodukte einer Kette eine Hemmung des Abbaus am Anfang der Kette bewirkt.

Am ausführlichsten ist dies bei der anaeroben Glycolyse untersucht worden, d. i. beim Abbau von Glucose zu Pyruvat und Lactat unter Bildung von ATP. Die Anhäufung von ATP am Ende der Kette bewirkt eine Hemmung der Enzyme im ersten Teil der Kette, so daß ein weiterer Abbau unterbunden wird. Wird der Abbau fortgesetzt, so geschieht dies dadurch, daß Pyruvat über Acetyl-Coenzym A in den Citronensäurezyklus mündet (Abb. 2.1), wobei 2 Wasserstoffatome frei· werden. In den Citronensäurezyklus mündet auch das Endprodukt des Fettsäureabbaus, das Acetyl-Coenzym A. Mit jedem Umlauf des Citronensäurezyklus werden 8 Wasserstoffatome für den oxydativen Endabbau geliefert.

Der oxydative Endabbau oder die Atmungskettenphosphorylierung findet in den Mitochondrien statt. Dabei werden die von der Brenztraubensäure und vom Citronensäurezyklus gelieferten H-Atome (als Dihydro-Nicotin-amid-adenindinucleotid NADH) über das Flavin-Cytochromsystem in mehreren Schritten auf den eingeatmeten Sauerstoff übertragen. In den Mitochondrien vereinigen sich die Produkte der energieliefernden Abbauwege:

2.7.

Pyruvat als Endprodukt der Glykolyse, Acetyl-Co A als Endprodukt des
Abbaus der Fettsäuren, sowie die Desaminierungsprodukte der glucoplastischen
Aminosäuren Alanin, Glutaminsäure, Asparaginsäure, Threonin, Valin und der
ketogenen Aminosäuren Leucin, Isoleucin, Phenylalanin und Tyrosin. Dies ist
auch der Weg zum Aufbau von Glucose aus den nicht zum Proteinaufbau benötigten Aminosäuren.

Die wichtigste Form der Energiespeicherung ist die Umwandlung von Glucose in Fett. Sie geht zuerst den anaeroben Abbauweg zu Pyruvat, von da zu
Acetyl Co A. Hierbei wird Energie verbraucht, die durch ATP geliefert wird. Ein
Teil davon wird als Wärme frei (je g Fett etwa 4,2 kJ oder 1 kcal) und geht der
Energieausnutzung verloren. Das Depotfett wird bei Bedarf durch Lipasen mobi-
lisiert. Dabei wird das Leberfett viel rascher abgebaut als das subkutane Fett und
das der übrigen Organe.

Die biologische Halbwertzeit des Leberfetts der Ratte beträgt 1−2 Tage, während das Fett der anderen Depots eine Halbwertzeit von 15−20 Tagen hat (*Karlson*, 1974). Der Fettabbau durch Lipasen wird von mehreren Hormonen unter
Einschaltung von cyclischem AMP gesteuert. Die Catecholamine sowie Wachstumshormon und Cortison aktivieren den Abbau, während er von Insulin gehemmt wird (Abb. 2.3).

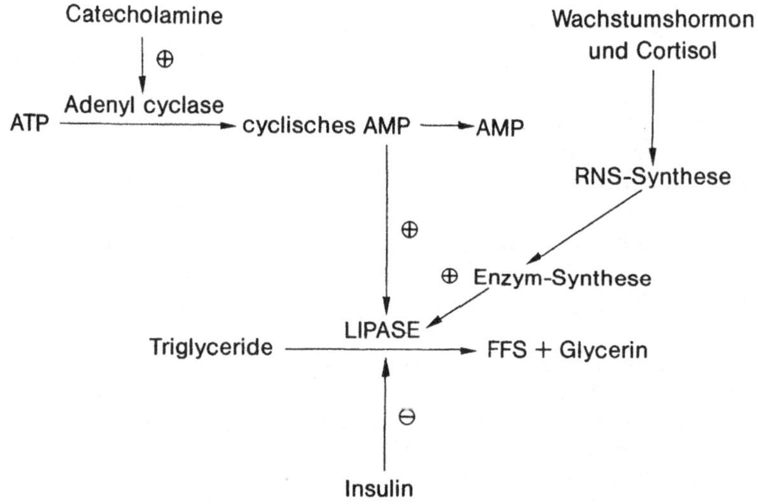

Abb. 2.3: Wirkungen verschiedener Hormone auf die Lipase im Fettgewebe. (+) Stimulierung; (−) Hemmung; FFS, freie Fettsäuren.

Quelle: *Ganong/Auerswald,* Medizinische Physiologie **19**, 289 (1971).

Die beim Fettsäureabbau freiwerdenden Fettsäuren werden von den Mitochondrien aufgenommen und zur Energielieferung abgebaut. Hierbei zeigt
sich ein wesentlicher Unterschied zwischen der Leber und der Muskulatur.
In der Muskulatur werden die Fettsäuren vollständig bis zu CO_2 und H_2O abgebaut. In der Leber dagegen erfolgt der Abbau nur bis zur 4-C-Stufe der Acetessigsäure (*Bode* und *Klingenberg,* 1965). Sie ist neben geringen Mengen von β-Hydro-
xybuttersäure die Transportform der Fettenergie von der Leber zur arbeitenden
Muskulatur.

Die hormonale Steuerung besteht in erster Linie in einer allgemeinen Steigerung oder Hemmung der Stoffwechselprozesse. Von der Vielzahl der Hormone wirken auf den Energiewechsel hauptsächlich Schilddrüsenhormone, das Wachstumshormon, Catecholamine sowie Insulin und sein Antagonist Glucagon. Von den Schilddrüsenhormonen (Thyroxin und Trijodthyronin) wird der Abbau von Kohlenhydraten, Fetten und Proteinen erhöht und damit auch der Energieumsatz. Ebenso fördern die Catecholamine (Adrenalin und Noradrenalin) den Sauerstoffverbrauch. Insulin greift an verschiedenen Stellen in den Stoffwechsel von Kohlenhydraten und Fetten ein. Es vermehrt den Transport von Glucose in die Zellen und stimuliert die Umwandlung von Glucose in Fett. Der Antagonist des Insulins ist das Glucagon, das ebenfalls im Pankreas produziert wird. Es beschleunigt die Glycolyse in der Leber und steigert die Gluconeogenese (*Foa* and *Astwood,* 1964). Als Gegenregulation stimuliert es die Insulinsekretion. Das Wachstumshormon der Hypophyse steigert die Fettoxydation und hemmt den Abbau von Glycogen (*Astwood,* 1955).

Entgegen einer früheren Annahme, daß Glucose, so lange sie aus Glycogen zur Verfügung steht, der alleinige Energielieferant sei, werden stets Kohlenhydrate und Fett nebeneinander zur Energielieferung eingesetzt.

Nach *Kraut* et al. (1957) erfolgt dies bei nüchternen Versuchspersonen zuerst in dem Verhältnis, in dem Kohlenhydrat und Fett in der Nahrung der Vortage enthalten waren, vermutlich, weil sie in diesem Verhältnis in der Leber gespeichert werden. Erst im Lauf längeren Energieverbrauchs, z. B. bei Muskelarbeit, verschiebt sich das Verhältnis zu vermehrter Fettverbrennung. Eine völlige Erschöpfung der Glycogenvorräte der arbeitenden Muskeln ist unmöglich.

Die Steuerung der energieliefernden Prozesse erfolgt letztlich durch Bildung und Verbrauch von ATP. Überschuß an ATP bringt die abbauenden Prozesse zum Stillstand und veranlaßt einen Wiederaufbau von Kohlenhydrat und Fett. Allerdings gibt es hiervon eine Ausnahme, die sogenannte Entkopplung. Der oxydative Endabbau überträgt normalerweise die dabei freiwerdende Energie auf ADP zum Wiederaufbau von ATP. Es ist seit langem bekannt, daß diese Übertragung durch bestimmte Stoffe aufgehoben werden kann, ohne daß die Oxydation unterbrochen wird. Die freiwerdende Energie geht dann vollständig in Wärme über. Diese „Entkopplung" der Energieübertragung wurde zuerst bei Dinitrophenol festgestellt (*Ronzoni* und *Ehrenfest,* 1936). *Martius* und *Hess* (1951) fanden bei einer Untersuchung über die Wirkungsweise des Thyroxins auf Lebermitochondrien, daß dadurch die Oxydation über den zur Bildung von ATP notwendigen Umfang hinausgeht. Später stellten sie fest, daß Thyroxin (ähnlich wie Dinitrophenol) eine Entkopplung von Atmung und Phosphorylierung bewirkt. Der molare Quotient von auf ATP übertragenem Phosphor zu verbrauchtem Sauerstoff, abgekürzt P/O, kann dabei von durchschnittlich 2 bis zu 0.2 erniedrigt werden (*Martius* und *Hess,* 1955). Außer Thyroxin bewirken auch freie Fettsäuren, wenn sie in großen Mengen auftreten, eine Entkopplung (*Hird* und *Wiedemann,* 1966). Dabei sind Fettsäuren mittlerer Kettenlänge wirksamer als kurzkettige und als die Fettsäuren mit Kettenlängen von 16 oder mehr C-Atomen. Am wirksamsten ist Tetradecensäure (*Björnstrop* et al., 1964).

Besonders stark wirkt sich die Entkopplung durch Fettsäuren bei ungenügender Energiezufuhr aus. *Schönborn* et al. (1974) gaben 27 gesunden Versuchspersonen mittleren Alters eine Reduktionskost von 1000 kcal (4200 kJ), die entweder kohlenhydratreich oder fettreich war. Die fettreiche Kost steigerte den Grundumsatz um 30% in Korrelation mit einer erhöhten Oxydation freier Fettsäuren.

Als Ursache der vermehrten Lipolyse wird ein erhöhter Spiegel des freien Thyroxins im Plasma diskutiert.

Der Mechanismus der Entkopplung besteht wahrscheinlich in einer Aktivierung der Adenosin-Triphosphatase, also des Enzyms, das ATP spaltet (*Parker*, 1965).

Welche Umstände Entkopplung auslösen, ist noch nicht ausreichend bekannt. *Hannon* (1960) fand, daß bei längerer Kälteexposition von Ratten (mehrere Wochen bei +5 °C) Entkopplung eintrat, und dadurch auch ohne Muskelzittern eine erhöhte Wärmeproduktion erfolgte. Der Organismus besitzt also die Fähigkeit, bei Bedarf Wärme zu produzieren und in gewissem Maß auch überschüssige Energie abzugeben.

Die Entkopplung wird reduziert oder aufgehoben durch Serumalbumin, hauptsächlich aber durch Carnitin, das auch die Oxydation der kurzkettigen Fettsäuren beschleunigt (*Hird* and *Wiedemann*, 1966). Carnitin ist im Körper weit verbreitet, insbesondere in der Muskulatur. Es erleichtert den Transport der Fettsäuren zu den Kompartimenten der Oxydation in den Mitochondrien (*Fritz*, 1959). Vielleicht erfolgt der Transport der Fettsäuren überhaupt zu einem Teil in Form ihrer Carnitinester (*Bode* und *Klingenberg*, 1965).

2.7.2. Bewegungsdrang

Der Bewegungsdrang (*Bahner*, 1955) ist eine der Messung kaum zugängliche Form des Energieverbrauchs. Er äußert sich in den Ausdrucksbewegungen der Mimik und Gestik, aber hauptsächlich in vielen zwecklosen Spontanbewegungen, die sogar im Schlaf erfolgen. Nimmt der Bewegungsdrang zu, so vermehren sich zuerst die ziellosen Bewegungen. Auch bei der Berufsarbeit erfolgen viele mehr oder minder zwecklose Mitbewegungen des Körpers, deren Energieverbrauch kaum erfaßt werden kann, wenn man den Energieaufwand im Respirationsversuch mißt. Allerdings treten spontane zwecklose Bewegungen bei der Arbeit um so weniger auf, je intensiver die zweckvollen Bewegungen sind. Durch schwere Arbeit wird also der Bewegungsdrang ohnehin befriedigt. Eine Gruppe von körperlich trainierten Studenten hatte 20 Kniebeugen unter Kontrolle auszuführen (*Wirths*, 1980). 2 davon hatten einen wesentlich höheren Arbeitsumsatz (um 50−60%) als die anderen. Dieselben Studenten liefen dann im Eiltempo eine Treppe über 4 Stockwerke hoch. Dabei zeigten die beiden Studenten einen Umsatz, der weniger als 10% über dem der anderen lag. Dies spricht gerade dafür, daß die zwecklosen Bewegungen durch den Bewegungsdrang verursacht werden. Als eine bewußte Betätigung des Bewegungsdrangs kann der Sport angesehen werden.

Bei mangelndem Bewegungsdrang wird die Ausübung körperlicher Betätigung eingeschränkt. Dies tritt bei Unterernährung deutlich in Erscheinung. So wurden in den ersten Jahren nach dem 2. Weltkrieg alle entbehrlichen Bewegungen unterlassen (*Kraut*, 1953). Wer konnte, fuhr auch kurze Strecken mit der Straßenbahn und saß darin ruhig oder schlief, um dadurch Energie einzusparen.

Überernährung kann ebenso wie Unterernährung den Bewegungsdrang vermindern. Auffallend ist der geringe Bewegungsdrang der meisten Fettleibigen, der die Folgen übermäßiger Nahrungsaufnahme noch verschlimmert.

Besonders intensiv ist der Bewegungsdrang in der Jugend. Wachstum, vor allem die Organentwicklung, erfordert neben ausreichender Ernährung als

Anreiz die Betätigung der Organe. Spiel und Sport dienen dem Training der Muskeln, des Kreislaufapparats und der übrigen Organe.

Da es an ausreichender Ernährung fehlte, fanden in der ersten Nachkriegszeit kaum Bewegungsspiele statt. Der kindliche und jugendliche Organismus richtet seine körperliche Betätigung weitgehend nach dem verfügbaren Energiepotential der Nahrung. Vermutlich schränkt die geringere Verfügbarkeit der Proteine die Produktion von stoffwechselsteigernden Hormonen ein.

Über die Abhängigkeit des Bewegungsdrangs von der Art der Ernährung berichten *Achelis* und *Nothdurft* (1939). Sie fanden die motorische Aktivität von Mäusen, gemessen durch das von ihnen entwickelte „Aktogramm" wesentlich höher, wenn die Nahrung mehr Protein enthielt, als dem Bilanzminimum entsprach. Sie schließen daraus, daß „das Minimum für normale Motorik bei Casein erheblich höher liegt als das Erhaltungsminimum" und betrachten ihre Versuche als eine Methode, um festzustellen, wie eine Nahrung beschaffen sein muß, damit die zentralnervösen Funktionen optimal ablaufen. Über eine mögliche Beteiligung des Adrenalins an der erhöhten Motorik siehe 2.6.4. Seite 56.

Kapitel 2.8. Regulierung der Nahrungsaufnahme

2.8.1. Hunger und Sättigung

Die Nahrungsaufnahme wird in erster Linie durch Hunger und Sättigung reguliert. Das Hungergefühl hat mehrere Ursachen. Es wird einmal durch die arteriovenöse Differenz des Blutglucosegehalts hervorgerufen (*van Ittalie* et al., 1952). Durch den Verbrauch der Blutglucose zur Energielieferung hat das venöse Blut einen geringeren Gehalt als das arterielle. Je länger der Verbrauch an Glucose dauert, desto geringer wird die arterio-venöse Differenz. Dieser Abfall übt einen Reiz auf das im Hypothalamus gelegene Appetitzentrum aus (*Davidson* et al., 1973). Es ist überraschend, daß dabei die absolute Höhe des Blutzuckers keine Rolle spielt. Eine geringe arterio-venöse Differenz bei dem hohen Blutzucker eines Diabetikers verursacht ebenfalls Hungergefühl. Im Hypothalamus ist auch das Sättigungszentrum gelegen, das auf die Zunahme der arterio-venösen Differenz der Blutglucose anspricht.

Da Insulin den Blutzucker senkt, verstärkt es den Hunger. *Van Ittalie* et al. weisen aber ausdrücklich darauf hin, daß die Korrelation zwischen Hunger und Kohlenhydratumsatz nur in erster Annäherung als Regulation der Nahrungsaufnahme betrachtet werden kann.

Ein weiterer Reiz zur Nahrungsaufnahme sind Kontraktionen des leeren Magens (*Ganong/Auerswald*, 1971), während eine bestimmte Füllung des Magens, die von Mensch zu Mensch verschieden sein kann, ein Sättigungsgefühl hervorruft. Dies wird stark durch die Gewohnheit beeinflußt.

Da in Deutschland während des 2. Weltkriegs und in der ersten Nachkriegszeit nur „Grobgemüse" frei verfügbar war, gewöhnten sich die Menschen daran, ihren Magen reichlich damit zu füllen. Als es wieder energiereichere Nahrung gab, behielten viele Menschen noch längere Zeit die gewohnte Füllung des Magens bei mit der Folge, daß ihr Körpergewicht erheblich über den in Krieg und Nachkriegszeit eingetretenen Gewichtsverlust anstieg (*Kraut*, 1953).

Im allgemeinen genügt das Hungergefühl und das Sättigungsgefühl, um eine Übereinstimmung zwischen Nahrungsaufnahme und Energieverbrauch herbeizuführen. Aber diese Regelmechanismen werden bei vielen Menschen durch das mit der Nahrungsaufnahme verbundene Lustgefühl überlagert. Bei diesen Menschen nimmt das Körpergewicht mit dem Alter zu. Allein schon die Abnahme des GU im Lauf des Lebens sollte zu einer Einschränkung der Nahrungsaufnahme veranlassen. Angenommene Ernährungsgewohnheiten werden aber oft beibehalten, auch wenn ihre Entstehungsursachen nicht mehr voll zutreffen. Für eine allmähliche Gewichtszunahme genügt schon ein an sich unbedeutendes Außerkrafttreten der Regelmechanismen, wenn es nur lang genug beibehalten wird.

Ohne energetische Überernährung gibt es keinen Fettansatz und damit auch keine Steigerung des Körpergewichts. Es wird aber nicht selten beobachtet, daß Menschen mit erheblich überschießender Nahrungsaufnahme ihr Körpergewicht im normalen Bereich halten. *Grafe* und *Graham* (1911) haben dies auf eine automatische Steigerung der Abbauprozesse zurückgeführt und dafür den Ausdruck „Luxuskonsumption" eingeführt. *Bahner* (1955) hält, ohne den Vorgang zu bestreiten, den Ausdruck „sekundäre Nahrungswirkung" für geeigneter. Das Bestehen einer Luxuskonsumption wird von *Miller* (1979) bestätigt. Bei jeder Umwandlung von Nährstoffen im Körper treten Energieverluste in Form von Wärme auf, so auch bei der Umwandlung von Kohlenhydraten in Fett, also bei der Anlage von Energiedepots. *Miller* schlägt dafür die Bezeichnung Thermogenesis vor. Die Thermogenesis ist nach *Miller* et al. (1967) besonders hoch, wenn nach einer energetisch überhöhten Mahlzeit körperliche Arbeit ausgeführt wird.

Eine Bestätigung dieser Beobachtung kann man in Versuchen von *Passmore* und *Ritchie* (1957) sehen. Sie fanden, daß die SDW allgemein höher war, wenn die Versuchspersonen einige Zeit vor den Versuchen schon eine sättigende Mahlzeit erhalten hatten. Das bedeutet, daß der Organismus in der Lage ist, auf Überernährung mit einer vermehrten Energieabgabe zu reagieren, vermutlich indem durch Thyroxin oder Fettsäuren eine Entkopplung von Atmung und Phosphorylierung eintritt.

J. Mayer (1965) wies darauf hin, daß genetische Faktoren bei der Fettsucht eine erhebliche Rolle spielen. Auch *Miller* (1979) betont, daß genetische Unterschiede dafür maßgebend sind, ob eine den Bedarf überschreitende Energieaufnahme zu erhöter Wärmebildung oder zur Vergrößerung der Fettdepots führt. Er erwähnt Beobachtungen von *Widdowson* (1962), wonach unter 20 Personen desselben Geschlechts, Alters und derselben Beschäftigung Unterschiede der Nahrungsaufnahme im Verhältnis 1:2 vorkamen. Dies wird von *Wirths* (1980) bestätigt. Bei einer ausgesprochen leichten Arbeit (Umsetzen kleiner Figuren im Stehen) hatte eine der 4 Versuchspersonen den doppelten Arbeitsumsatz als die Versuchsperson mit dem geringsten Arbeitsumsatz.

Es gibt noch eine andere Ursache dafür, daß manche Personen bei scheinbar überhöhten Energieaufnahmen mit der Nahrung keine Gewichtszunahme erfahren. Sie haben einen hohen Bewegungsdrang, der sich in unkontrollierten Nebenbewegungen schon bei relativ leichter Tätigkeit äußert.

Eine solche Erhöhung des Stoffwechsels durch unkoordinierte Bewegungen konnten wir selbst feststellen: Bei einem mit Büroarbeit beschäftigten jungen Mädchen überschritt trotz sorgfältiger Messung der gesamten Tagesarbeit der Energiegehalt der analysierten Nahrung die gemessene Energieabgabe um 400−600 kcal, ohne daß das Körpergewicht zunahm. Die unkoordinierten Bewegungen bei jeder Tätigkeit ohne den Anschluß an die Respirationsapparatur, standen in auffallendem Gegensatz zu dem erforderlichen ruhigen Verhalten während der Messungen mit der Respirationsgasuhr, bei denen unkoordinierte

Bewegungen willentlich unterlassen wurden. Auch bei der von *Wirths* (1980) beobachteten Versuchsperson mit dem hohen Arbeitsumsatz fielen starke unkontrollierte Nebenbewegungen auf.

Es sind also die Muskelkontraktionen, die bei diesen erregbaren Personen durch die Ausschüttung von Catecholaminen verursacht werden (*Grollman* et al., 1964). Adrenalin steigert den Sauerstoffverbrauch im Muskel- und Fettgewebe, Adrenalin und Noradrenalin erhöhen die Gluconeogenese und die Lipolyse. Die Stoffwechselerhöhung ist zwar besonders ausgeprägt, wenn es zu den erwähnten unkoordinierten Bewegungen kommt, sie kann aber schon eintreten, wenn Muskelkontraktionen ohne äußerlich sichtbare Bewegungen stattfinden.

2.8.2. Energieumsatz und Nahrungsaufnahme

Es ist eine Regel, daß in der höheren Tierwelt der tägliche Energieumsatz (über längere Zeiten beobachtet) ungefähr dem doppelten des GU entspricht (*Lehmann,* 1951). In einer Ernährung, die diese Energiemenge enthält, finden sich fast immer alle benötigten essentiellen Nährstoffe. Dies traf Jahrtausende lang auch auf den Menschen zu. Erst im Zeitalter der Mechanisierung wurde dem Menschen ein großer Teil seines Energieaufwands von der Maschine abgenommen. Obwohl dies mit einer großen Produktivitätssteigerung und einer erheblichen Erleichterung des Daseins verbunden war, entstand damit ein Ernährungsproblem, das bis dahin nur bei wenigen Menschen eine Rolle gespielt hatte. Je geringer der Arbeitsumsatz und damit der gesamte Energiebedarf ist, desto schwieriger wird es, mit dem Ausgleich der Energiebilanz zugleich eine ausreichende Versorgung mit denjenigen Nährstoffen zu erhalten, deren Bedarf nicht mit der Energiezufuhr parallel geht. Unser Körper empfindet zwar einen Mangel an Energiezufuhr, er verfügt aber nicht über differenzierte Empfindungen hinsichtlich der Versorgung mit essentiellen Nährstoffen. Vielleicht gibt es ein gewisses Gefühl für ungenügende Bedarfsdeckung an Proteinen. So berichteten in der ersten Nachkriegszeit viele Personen über einen Heißhunger nach Fleisch.

Bei einem Versuch, festzustellen, in welchem geringsten Volumen eine vollwertige Ernährung mit einem täglichen Angebot von 9.2 MJ (2200 kcal) über 2 Wochen gegeben werden könne, bekamen am 14. Tag der Versuchsperiode die Probanden (160 Personen) 3 Sonderrationen zur Wahl: Butter, Glucose, Magerquark (*Wirths,* 1967, 1969). Mehr als 90% wählten Magerquark und gaben als Begründung an, sie hätten ein starkes Bedürfnis danach. Die vorangehende Komprimatverpflegung enthielt nur die knapp ausreichende Proteinmenge von 50 g/d, während die Probanden vor Versuchsbeginn mindestens 90 g täglich aufgenommen hatten.

Völlig fehlt es an Empfindungen für den Bedarf an Vitaminen und an Mineralstoffen. Erst die Wissenschaft konnte hierfür gewisse Maßstäbe finden. Sie werden ausführlich im zweiten und dritten Band beschrieben.

Da der überwiegende Teil der Menschheit im Verlauf ihrer Geschichte ständig am Rande des Hungers gelebt hat, war eine Anpassung an ungenügende Nahrungszufuhr für das Überleben unentbehrlich. Bei ungenügender Ernährung sinkt das Körpergewicht, wobei GU und SDW mehr abnehmen, als es dem Gewichtsverlust entspricht. Außerdem ist zur Erhaltung eines geringen Bestandes an aktiver Körpermasse ein geringerer Betrag an Nährstoffen erforderlich. Wenn nach einer nicht zu drastischen Drosselung der Nahrungszufuhr die Aufnahme konstant bleibt, stabilisiert sich das Körpergewicht auf einem niedrigeren Niveau. Aber dieser Ausgleich, der zur Erhaltung des Lebens erforderlich ist, wird erkauft durch geringere Leistungsfähigkeit sowie durch geringere Krankheitsresistenz, wie sich insbesondere in der Kriegs- und Nachkriegszeit in Deutschland gezeigt hat (*Kraut,* 1946).

Für das Überleben der Menschheit war es ebenso wichtig, daß Nährstoffe, die nicht sofort zur Energiebedarfsdeckung Verwendung finden, im Körper gespeichert werden; Proteine allerdings nur in geringem Umfang. (Siehe 2.13.1. S. 93). Die eine Form der Speicherung ist die Bildung von Glycogen aus Glucose. Glycogen ist die unmittelbar zur Verfügung stehende Reserve zur Aufrechterhaltung des Blutzuckerspiegels. Im Körper eines gesunden Erwachsenen von 70 kg finden sich durchschnittlich etwa 250 g Glycogen, davon ungefähr die Hälfte in der Muskulatur, das übrige hauptsächlich in der Leber. Dies entspricht nicht einmal dem Energieäquivalent des täglichen GU. Auch können die Glycogenbestände niemals vollständig abgebaut werden.

Das bei weitem größere Reservoir an Energie bilden die Fettdepots (*Cahill* et al., 1968). Sie werden nicht nur aus resorbiertem Fett aufgebaut, sondern auch aus Glucose auf dem Weg über Brenztraubensäure und Acetyl-Coenzym A. Ferner werden die nicht zum Proteinaufbau benötigten Aminosäuren nach Desaminierung in den Citronensäurezyklus eingeschleust und durch Gluconeogenese in Glycogen umgewandelt oder über Acetyl-Coenzym A in die Fettbildung einbezogen. Bei körperlicher Arbeit werden die Fettdepots zur Energielieferung herangezogen. *Keul* et al. (1974) fanden, daß bei Arbeit auf dem Fahrradergometer die freien Fettsäuren im arteriellen Blut auf das 2 bis 3fache der Ruhewerte anstiegen. In ihren Versuchen wurden 30% des Sauerstoffverbrauchs zur Oxydation der Fettsäuren verwendet, wie aus dem RQ errechnet werden konnte.

Bei jeder Energiefreisetzung wird nur ein Teil für äußere Arbeit nutzbar gemacht, im günstigsten Fall 35%, bei üblicher industrieller Arbeit oft nur ungefähr 5%. Der ganze Rest wird als Wärme freigesetzt und dient den homöothermen Lebewesen zur Erhaltung der Körpertemperatur. Es muß darauf hingewiesen werden, daß bei diesen Zahlen die Berechnung des Wirkungsgrades aus dem gesamten Energieumsatz erfolgt. Läßt man bei der Berechnung des Wirkungsgrades der Arbeit den GU und die SDW unberücksichtigt, da ihre Energiemengen zur Erhaltung des Lebens auch ohne Arbeitsleistung aufgewendet werden müssen, so kommt man zu wesentlich höheren Wirkungsgraden für die Arbeit, im Bereich zwischen 50 und 70%. Hier ist der Mensch nicht mit einer Maschine zu vergleichen, die beim Stillstand keine Energie verbraucht. Lebenserhaltung und Arbeitsleistung sind notwendig miteinander verbunden.

Für die Bevölkerung der industrialisierten Länder bestehen heute die Probleme der Nahrungsversorgung vornehmlich in der Beschränkung der Energieaufnahme bei gleichzeitiger Deckung des Bedarfs an allen essentiellen Nährstoffen. Umgekehrt ist in vielen unterentwickelten Ländern die Energieaufnahme der begrenzende Faktor der Leistung des Einzelnen sowie der volkswirtschaftlichen Produktion. Damit ist die Ernährung zu einem Weltproblem ersten Ranges geworden.

2.8.3. Mahlzeitenfrequenz

Man empfiehlt heute, die Nahrungsaufnahme auf mehr als die 3 früher üblichen Mahlzeiten zu verteilen, nämlich auf 5 bis 6 Mahlzeiten, wobei allerdings darauf geachtet werden muß, daß die gesamte Nahrungsaufnahme dadurch nicht erhöht wird (*Wirths,* 1968; *Somogyi,* 1975).

Dies hat mehrere Gründe. Die gleichmäßige Verteilung der Nahrung über den Tag bewirkt, daß die Leistungsfähigkeit nicht einige Stunden nach der letzten Mahlzeit absinken kann. Außerdem besteht bei wenigen, entsprechend größeren Mahlzeiten die Gefahr, daß der Blutzucker erheblich ansteigt, was einen Anstieg der Insulinausschüttung zur Folge hat. Dadurch wird ein Teil des Zuckers in Fett verwandelt, anstatt direkt zur Deckung des Energiebedarfs zur Verfügung zu stehen. Beim Schwerarbeiter kommt hinzu, daß sein Verdauungsapparat durch wenige, damit aber sehr kalorienreiche und voluminöse Mahlzeiten überlastet würde. *Teperman* et al. (1943) fanden an Ratten, daß sie mehr Fett ansetzten, wenn sie gezwungen wurden, ihr tägliches Futter in einer Stunde zu verzehren, als wenn sie ihre gewohnte Art beibehielten, das Futter in kleinen Portionen während mehrerer Stunden aufzunehmen. *Cohn* (1961) stellte auch für Menschen eine Abhängigkeit des Fettansatzes von der Mahlzeitenfrequenz fest. Isokalorische und nährstoffgleiche Ernährung, in 3 Portionen verabreicht, führte gegenüber 6 Mahlzeiten zu vermehrter Fettablagerung und verminderter Proteinretention. Bei 6 täglichen Mahlzeiten sanken Serumlipide und Cholesterin ab, wobei der Umfang der Verminderung von der Art des Nahrungsfetts etwas abhängig war.

Gwinup et al. (1963) beobachteten an Menschen, deren Versuchsabschnitte mit isokalorischer Nahrung jeweils 14 Tage und mehr dauerten, daß bei Verteilung auf 5 Mahlzeiten Cholesterin, Phospholipide, veresterte Fettsäuren und Körpergewichte niedriger waren, als bei 3 täglichen Mahlzeiten, und daß beim Verzehr in einer einzigen Mahlzeit alle diese Werte erheblich anstiegen.

Hejda und *Fabry* (1964) bestätigten diesen Befund. Sie teilten 100 ungefähr gleichartige Personen (Lokomotivführer der tschechoslowakischen Staatsbahn) in 3 Gruppen, deren Ernährung in 3 Mahlzeiten (Gruppe I), in 4 Mahlzeiten (Gruppe II) und in 5 und mehr Mahlzeiten (Gruppe III) erfolgte. Obwohl Gruppe I im Durchschnitt eine etwas geringere Energieaufnahme hatte, zeigte sie das höchste Körpergewicht, die größte Hautfaltendicke und einen signifikant höheren Cholesterin- und Phospholipidspiegel im Blut. Auch bei Schülern von 10 bis 17 Jahren fanden *Fabry* et al. (1966), daß die Insassen eines Internats, in dem täglich 3 Mahlzeiten gegeben wurden, innerhalb eines Jahres eine größere Zunahme des Gewichts im Verhältnis zur Größe sowie der Hautfaltendicke hatten gegenüber den Schülern eines Internats mit 5 täglichen Mahlzeiten.

Teperman und *Teperman* (1965) stellten fest, daß die Einschränkung der Mahlzeitenfrequenz zu adaptiver Hyperlipogenese und Hyperinsulinaemie führt.

Auch bei Abmagerungskuren bewirkt Verteilung der Reduktionskost auf mehrere Mahlzeiten (bis zu 7 täglich) einen größeren Erfolg, als wenn nur 3 Mahlzeiten gegeben werden (*Debry* et al., 1968).

Hungertage und Ausfall einzelner Mahlzeiten sind danach zur Abmagerung nicht angebracht. *Fabry* und *Teperman* (1970) bezeichnen die Beschränkung auf wenige tägliche Mahlzeiten geradezu als eine Gefahr für die Bevölkerung von Wohlstandsländern. Dagegen treten Schäden selbst bei nur 2 täglichen Mahlzeiten nicht auf, wenn die Energiebilanz gerade ausgeglichen oder etwas negativ und zugleich die körperliche Betätigung hoch ist. In diesem Fall ist es eine biologische und ökonomische Notwendigkeit, vorübergehend durch wenige, dafür aber energetisch reichliche Mahlzeiten Fettreserven anzulegen.

Kapitel 2.9. Wärmeregulation

Da der Mensch ein homöothermes Lebewesen ist und eine konstante Innentemperatur des Körpers benötigt, muß eine Regulation zur Vermeidung von Unterkühlung und Überwärmung möglich sein.

Die im Stoffwechsel und besonders bei der Muskeltätigkeit zusätzlich entstehende Wärme muß vom Körper abgegeben werden, wofür verschiedene Systeme vorhanden sind. Die Entwärmung des Körpers erfolgt einmal durch Strahlung und Konvektion, wobei die Regelung durch die Einstellung der Wärmedurchgangszahl geschieht (*Schneider,* 1971). Die Wärmedurchgangszahl gibt an, wieviel Wärme vom Körperkern (Kopf und Rumpf) zur Körperschale (Haut und Extremitäten) bei einer Temperaturdifferenz von 1 °C fließt. Sie ist also um so größer, je größer die Temperaturdifferenz zwischen Körperkern und Körperschale ist. Genügt Erhöhung des Wärmedurchgangs nicht zur Abgabe der überschüssig gebildeten Wärme, so wird die Wärmeabgabe durch Schweißbildung erhöht, dadurch die Hauttemperatur gesenkt, und der Wärmedurchfluß vom Körperinneren zur Oberfläche begünstigt. Schon der Neugeborene ist dazu in der Lage. Durch Verdunstung können bei Arbeit je Liter Schweiß dem Körper etwa 2400 kJ (580 kcal) entzogen werden (*Lehmann,* 1962). Bei lang dauernder extremer körperlicher Anstrengung sind Abgaben bis maximal 12 l Schweiß je Tag beobachtet worden (*Wenzel,* 1961). Bei Hitzearbeiten adaptiert sich der Körper, so daß die Schweißproduktion bei gegebener Körpertemperaturerhöhung größer als bei nicht hitzegewohnten Menschen ist.

Die Abgabe von Feuchtigkeit durch den nicht schwitzenden Körper (perspiratio insensibilis) liegt je nach Luftfeuchtigkeit, Ventilationsgröße u. a. im Bereich von 30 bis 50 ml je Stunde, entsprechend einer Verdunstungswärme von ungefähr 75 bis 120 kJ (18 bis 30 kcal). Hiervon entfällt auf die Wärmeübergänge mit der Atmung nur ein kleiner Entwärmungsbetrag (*Wenzel,* 1970).

Für die Leistung gleicher Körperarbeit ist nach *Consolazio* et al. (1963) bei 39 °C eine größere Energiemenge aufzuwenden als bei 28 und bei 21 °C. Personen, die in verschiedenem Klima leben, richten sich jedoch in ihrer Arbeitsleistung gefühlsmäßig nach der Umgebungstemperatur, soweit das möglich ist. Man reduziert im allgemeinen seine Leistungen in der Wärme und ist in der Kälte bereit, mehr zu arbeiten, um sich aufzuwärmen.

Johnson und *Kark* (1947) ermittelten bei Soldaten, die vergleichbare Aufgaben durchzuführen hatten, die Nahrungsaufnahme in verschiedenem Klima von der Arktis bis zu den Tropen und fanden eine gradlinige Abnahme von 21000 bis 13000 kJ (5000 bis 3000 kcal) bei einem Unterschied der Außentemperatur von −30 bis +40 °C (siehe Abb. 2.4).

In den früheren Empfehlungen der FAO 1959 und des National Research Council der USA 1958 wurde erörtert, daß der Energiebedarf in heißem Klima etwa 5 % geringer sei als im gemäßigten Klima, wobei eine Differenz der mittleren Jahrestemperatur von 10 °C zugrunde gelegt wurde. In der letzten Ausgabe der Empfehlungen der FAO 1973 wird ausdrücklich auf eine Angabe über die Abhängigkeit des Energiebedarfs vom Klima verzichtet, jedoch darauf aufmerksam gemacht, daß das Klima auf die durchschnittliche Arbeitsleistung von Einfluß ist.

Meyer-Delius wies bei einer Diskussion im Max-Planck-Institut für Arbeitsphysiologie darauf hin, daß Soldaten in tropischem Klima die Marschleistungen von Soldaten in gemäßigtem Klima nicht erreichen können, weil die dafür notwendige Entwärmung bei der hohen Umgebungstemperatur nicht möglich ist.

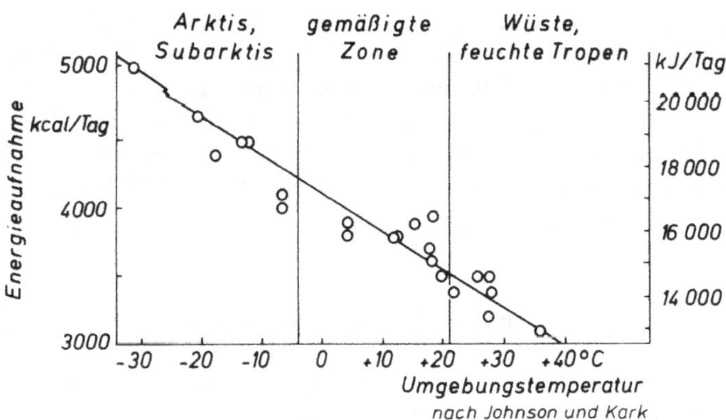

Abb. 2.4: Energieaufnahme bei verschiedener Umgebungstemperatur

Quelle: *Wenzel, H. G.:* Einfluß von Klimagrößen auf den arbeitenden Menschen, Zs.Arb.-Med., Sozialmed., Arb.-Hyg. **38,** 139 (1970).

Der Bereich der Umgebungstemperatur, die für den Menschen subjektiv behaglich ist, hat eine beträchtliche Breite und hängt außer von weiteren Klimafaktoren (Feuchtigkeit, Luftbewegung, Wärmestrahlung) von der körperlichen Tätigkeit und der Bekleidung ab. Die Kombinationen dieser Größen, die als behaglich empfunden werden, wurden im einzelnen von *Fanger* (1973) unter Berücksichtigung auch der interindividuellen Unterschiede ermittelt.

Schon bei mittleren Temperaturen ist die bei dem Energieumsatz als Nebenprodukt entstehende Wärme zur Aufrechterhaltung der Körpertemperatur mehr als ausreichend. Die Regulierung erfolgt daher durch Steuerung der Entwärmung. Wird aber die Indifferenztemperatur unterschritten, (was man durch entsprechende Bekleidung möglichst verhindert), so wird dem Körper durch Konvektion, Strahlung und perspiratio insensibilis Wärme entzogen. Die Regulierung besteht dann zuerst in einer Abnahme der Wärmedurchgangszahl und damit in geringerer Entwärmung. In einem tieferen Temperaturbereich muß erhöhte Wärmebildung eintreten. Diese erfolgt hauptsächlich durch Erregung der Muskulatur, zunächst ohne eine sichtbare Bewegung. Erst im Grenzbereich kommt es schließlich zum Muskelzittern. Wahrscheinlich sind auch andere Organe, vor allem die Leber, an der Stoffwechselsteigerung beteiligt. Diese kann langfristig das 4 bis 5fache des GU betragen (*Webster,* 1953). *Nadel* et al. (1974) verglichen den Energieumsatz beim Schwimmen in Wasser von 18, 26 und 33 °C. Der Umsatz war am höchsten bei 18 °C und auch bei 26 °C noch etwas größer als bei 33 °C. Bei 18 °C entfiel ein Teil des Energieaufwands auf Muskelzittern.

Bei großer Kälte spielt auch die Erwärmung der kalten Einatmungsluft und die erhöhte Wasserabgabe durch ihre Befeuchtung eine Rolle. *Webster* (1953) gibt Gleichungen für die Berechnung der erforderlichen Wärme an. Bei −29 °C entfallen von 4000 kcal (16,7 MJ) Tagesverbrauch allein 25 % auf Erwärmung und Befeuchtung der Atemluft.

Nach *Brobeck* (1957) sind die Reflexantworten auf Kälte im hinteren Teil des Hypothalamus lokalisiert. Sie verursachen Adrenalinausschüttung und damit vermehrte Wärmeproduktion. Schließlich tritt Kältezittern ein, das schwerer Muskelarbeit entspricht. Reizung des vorderen Teils des Hypothalamus bewirkt dagegen Vasodilatation und Schweißbildung (*Ganong/Auerswald,* 1971). Die Annahme, daß Adipöse durch Drosselung der Raumheizung eine wesentliche

2.10.

Erhöhung ihres Energieumsatzes erreichen können – *Liebermeister* (1976) spricht von mehreren 100 Kalorien – ist nicht zutreffend. Das FAO-Committee on Calorie Requirement (1950) schätzte den Mehrverbrauch bei einer Herabsetzung der Umgebungstemperatur um 10 °C auf 5% des Energiebedarfs, das FAO Second Committee on Calorie Requirement 1957 sogar nur auf 3%. Das sind bei einem Tagesbedarf von 2500 kcal für 10 ° Differenz nur 45 bis 125 kcal.

Kapitel 2.10. Arbeitsumsatz

2.10.1. Leistungsfähigkeit und Leistungsbereitschaft

Lehmann (1962a) definierte die Leistungsfähigkeit nach ihrem Wortsinn als das Maximum an Leistung, das ein Mensch herzugeben in der Lage ist. Dies ist aber mit experimentellen Methoden nicht zu messen, denn im täglichen Leben muß immer eine gewisse Leistungsreserve übrigbleiben. Eine sich wiederholende völlige Ausschöpfung der Leistungsfähigkeit würde die völlige Wiederherstellung des Ausgangszustands in der Ruhezeit in Frage stellen. Eine weitgehende Ausschöpfung kommt daher nur in Notfallsituationen und im Hochleistungssport vor. Das berühmteste Beispiel einer völligen Ausschöpfung der Leistungsfähigkeit ist der legendäre Läufer von Marathon, der tot zusammenbricht, als er seinen Auftrag erfüllt hat.

Für die zu erzielende Leistung eines Menschen ist nicht nur seine von der körperlichen Verfassung bedingte Leistungsfähigkeit maßgebend, sondern auch seine Bereitschaft, die betreffende Leistung zu vollbringen, das ist die Leistungsbereitschaft. Ein Schema dieser Zusammenhänge gibt *Lehmann,* (Abb. 2.5). Die Leistungsbereitschaft teilt *Lehmann* in die Faktoren Leistungsdisposition und Leistungswille auf. Dabei ist unter Leistungsdisposition der vegetativ gesteuerte Momentanzustand des Organismus zu verstehen, während der Leistungswille besagt, wieviel von seiner Leistungsfähigkeit der Mensch einzusetzen bereit ist.

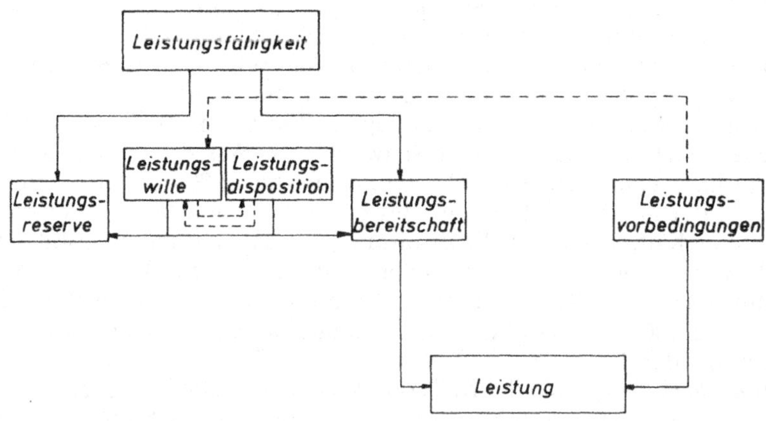

Abb. 2.5: Beziehungen zwischen Leistungsfähigkeit und Leistung (Schema)

Quelle: *Lehmann, G.:* Praktische Arbeitsphysiologie, 2. Aufl. S. 82, G. Thieme Verlag, Stuttgart 1962.

Zur Messung der Leistungsfähigkeit verwendete *Lundgreen* (1947) mit Erfolg den Anstieg der Pulsfrequenz mit zunehmendem Sauerstoffverbrauch. Je höher die Pulsfrequenz im Verhältnis zum Sauerstoffverbrauch ist, desto geringer ist die Leistungsfähigkeit. Die Messung des Sauerstoffverbrauchs bei einer ansteigenden definierten Leistung ist jedoch für praktische Zwecke der Leistungsfähigkeitsmessung zu kompliziert. *Müller* (1950) versuchte das Verfahren zu vereinfachen. Er fand eine hohe Korrelation zwischen Leistung und Sauerstoffverbrauch (r = 0.99) und schloß daraus, daß man anstelle der Messung des Sauerstoffverbrauchs eine genau dosierte ansteigende Leistung unter Messung der Pulsfrequenz verwenden könne. Der von ihm entwickelte Leistungspulsindex (LPI) wird gemessen, indem die Versuchsperson am Fahrradergometer mit 45 Pedalumdrehungen je Min. und einer je Min. um 1 mkg/sec ansteigenden Belastung fährt, bis die Belastung 10 mkg/sec beträgt. Während dieser 10 Minuten wird der Pulsanstieg registriert. Voraus gehen einige Minuten Radfahren ohne Belastung.

Der LPI wird berechnet als Regression aus dem Pulsanstieg in den letzten 5 Minuten des Versuchs. Er ist um so geringer, je größer die Leistungsfähigkeit der Versuchsperson ist. Zweckmäßig verwendet man das von *Müller* (1941) konstruierte Fahrradergometer, bei dem eine magnetische Bremse des Hinterrads automatisch die Belastung je Minute um 1 mkg/sec steigert, sowie die von *Müller* und *Reeh* (1950) entwickelte fortlaufende Registrierung der Pulsfrequenz am Ohrläppchen.

In Messungen an über 2000 Personen lagen 80% der LPI-Werte bei Männern zwischen 2.0 und 3.5, bei Frauen zwischen 4.5 und 6.0 (*Müller,* 1961). Abbildung 2.6 zeigt die Häufigkeitsverteilung des LPI bei 1170 Männern und 90 Frauen.

Wie zu erwarten, korreliert der LPI mit der Muskelkraft. Jedoch beträgt die Korrelation nur r = −61 ± 13 (*Müller,* 1950).

Es muß unterschieden werden zwischen körperlicher Beanspruchung durch Muskelarbeit und geistiger Beanspruchung durch Aufmerksamkeit und Denkprozesse, wobei nur erstere den Energieumsatz wesentlich beeinflußt. Seelisch-nervöse Belastungen, die mit dem Arbeitsvorgang verbunden sind, können Leistungsbereitschaft und Leistungsfähigkeit begrenzen. Direkten Einfluß auf den

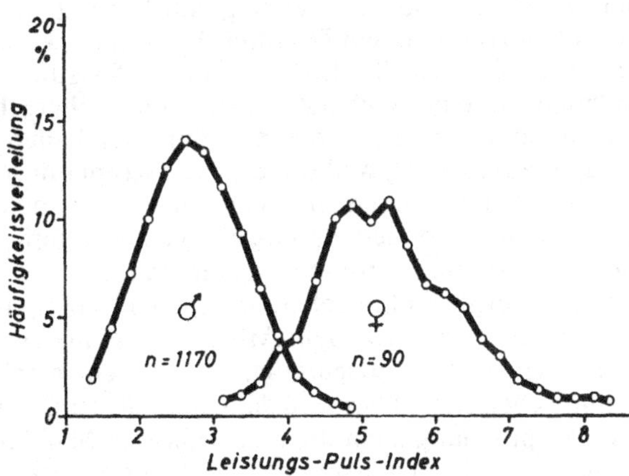

Abb. 2.6: Häufigkeitsverteilung des Leistungs-Puls-Index bei Männern und Frauen.

Quelle: *Müller, E. A.* in Hdb. der ges. Arbeitsmedizin, Bd. I. Arbeitsphysiologie, Verlag Urban und Schwarzenberg, Berlin–München–Wien 1961. S. 436.

2.10.

Energieumsatz können nervöse Belastungen ausüben, wenn sie zu unkoordinierten Muskelanspannungen oder sogar zu Muskelzittern führen.

Um die Quantifizierbarkeit der den Arbeitsprozeß beeinflussenden Faktoren beurteilen zu können, halten *Laurig* und *Rohmert* (1974) folgende Definition für erforderlich: „Belastung stellt die Summe aller auf den Menschen einwirkenden Faktoren der Arbeit dar. Als Beanspruchung bezeichnet man die Summe aller durch unterschiedliche individuelle Eigenschaften und Fähigkeiten bedingten unterschiedlichen Auswirkungen von Belastungen im Menschen. Die Beanspruchung hängt damit sowohl von der Belastung als auch von der Ausprägung individueller Eigenschaften (z. B. Leistungsfähigkeit, Übungsgrad) ab."

Wenn die Autoren bei diesen beiden Definitionen den Ausdruck „Summe" verwenden, bedeutet das nicht, daß dieser Terminus im Sinne einer algebraischen Summe zu verstehen ist. Belastung unterteilen sie in Belastungsgröße und Belastungsfaktoren. Unter Belastungsgrößen verstehen sie die quantifizierbaren belastungswirksamen Einflüsse, während die Belastungsfaktoren als Einflüsse psychologischer oder soziologischer Natur sich der Messung mit naturwissenschaftlichen Methoden entziehen. Auf den Energieumsatz bei Arbeit sind aber auch diese nicht quantifizierbaren Komponenten von Einfluß.

Über ein Beispiel für einen psychischen Einfluß auf die hormonale Steuerung des Energiewechsels berichten *Mason* et al. (1973). Sie beobachteten, daß der Anstieg von Thyroxin im Plasma, wie er bei schwerer körperlicher Arbeit erfolgt, schon eintrat, wenn ihren Versuchspersonen angekündigt wurde, daß sie eine erschöpfende Arbeit am Fahrradergometer zu leisten hätten (70% des maximalen Sauerstoffverbrauchs). Der Anstieg bleibt aus, wenn ihnen nur eine leichtere Arbeit angekündigt wurde (40% des maximalen Sauerstoffverbrauchs).

2.10.2. Ermüdung

In dieser Abhandlung ist das Auftreten von Ermüdung nur insoweit zu behandeln, als es auf den Energiebedarf von Einfluß ist. Hierbei stößt man auf die Schwierigkeit der Definition und der Messung von Ermüdung. *Durig* (1927a) weist darauf hin, daß es zwischen den Begriffen Ermüdung, Übermüdung und Erschöpfung keine klare Grenze gibt. Ebensowenig ist festzulegen, wo übliche Ermüdung allmählich in eine schädliche Ermüdung übergeht. Mit jeder Anstrengung ist Ermüdung verbunden, die in den meisten Fällen als vorteilhaft für den Organismus anzusehen ist, weil ohne sie der Körper degeneriert. *Durig* führt dazu aus: „Es handelt sich jedenfalls zu einem wesentlichen Teil gar nicht darum, ob Ermüdung eintritt, sondern darum, ob in einer zu fordernden Spanne Zeit eine vollkommene Erholung zustande gekommen ist."

„Quantitativ ist nur dann die größte Lebensarbeitsmenge bei gegebener Qualität zu erreichen, wenn die Arbeit von dem Arbeitskapital nie mehr verbraucht, als der rein physiologischen, dem fortschreitenden Alter entsprechenden unvermeidlichen Abnahme entspricht. Dies wird dann der Fall sein, wenn die Abnutzung durch Überbeanspruchung nicht über das zulässige Maß hinausgeht, und nach jeder Arbeitsperiode wieder vollkommene Restitution eintritt. Andernfalls wird durch schädliche Ermüdung ein Raubbau getrieben, der Arbeiter steuert einem frühzeitigen Minderwertigwerden zu."

Nach der Definition von *Lehmann* (1962b) ist Ermüdung „die als Folge von Tätigkeit auftretende reversible Herabsetzung der Funktionsfähigkeit eines Organs oder eines Organismus". Diese kann bei nachlassender Leistung mit einer Herabsetzung des Energieverbrauchs verbunden sein. Es kann aber auch eine Erhöhung des Energieverbrauchs eintreten, wenn bei erhöhter Willensanpassung der Körper doch zu derselben Leistung gezwungen wird, wobei oft eine weniger koordinierte Form der Arbeit entsteht. Der Energieverbrauch kann auch dadurch steigen, daß durch die Ermüdung eine größere Gruppe von Muskeln zur Bewältigung der Arbeit herangezogen wird. Hierfür fehlt es an brauchbaren Maßstäben.

Erschöpfung kann den ganzen Körper betreffen; sie kann am anderen Tag völlig überwunden sein, in anderen Fällen kann Erschöpfung sofort zum Tode führen.

Bezieht sich Erschöpfung auf die Arbeit kleiner Muskelgruppen, z. B. auf Kontraktionen eines Fingers zum Heben eines Gewichts, so ist, auch wenn der Finger durch Erschöpfung nicht mehr in der Lage ist, sich zu kontrahieren, von Ermüdung des Körpers nichts zu merken; nach wenigen Minuten ist der Finger wieder voll leistungsfähig.

Jede Muskelarbeit beginnt mit einer anaeroben Phase der Bildung von Milchsäure, deren vollständige Beseitigung erst nach Beendigung der Arbeit durch oxydativen Endabbau erfolgt. Der Körper geht also eine Sauerstoffschuld (oxygen debt) ein. Hauptsächlich aber handelt es sich bei der Muskelarbeit um den Verbrauch von ATP, mit dem eine Abnahme des Vorrats an Kreatinphosphorsäure verbunden ist. Ungenügende Nachlieferung von energieliefernden Substanzen kann die Ursache von Erschöpfung sein: Aufbrauch an Glucose oder Glycogen (der allerdings niemals vollständig ist), abnehmende Freisetzung von Fettsäuren und Acetessigsäure aus den Fettdepots.

Auch wenn das Defizit an ATP und Kreatinphosphorsäure völlig ausgeglichen ist, kann sich Überanstrengung noch längere Zeit bemerkbar machen. Als Muskelkater bezeichnet man nach Überanstrengung (Ermüdung oder ungenügendem Training) 24 Std. später auftretende Muskelschmerzen, die möglicherweise Folge von Muskelzerrungen sind. *Rompe* und *Rieder* (1976) nehmen an, daß es durch Anhäufung von Histaminsubstanzen zum Verschluß kleiner Arteriolen und zu vermehrter Füllung von Kapillaren kommt. Dies ist unwahrscheinlich, da Histamin eine Gefäßerweiterung bewirkt. Fördert man durch dosierte Anstrengung die Durchblutung des Muskels, so klingen die Beschwerden spätestens in drei Tagen ab.

Bei Arbeitsformen mit hohem Energieumsatz ist der Sauerstofftransport zu den arbeitenden Organen der begrenzende Faktor der Arbeitsleistung und damit eine der Ursachen der Ermüdung oder Erschöpfung. Man hat früher die Anhäufung von Milchsäure durch den Sauerstoffmangel als die direkte Ursache der Ermüdung betrachtet. Dies trifft höchstens in statisch stark beanspruchten Muskeln zu, wo sich die Anhäufung von Milchsäure durch Quellung und Verkürzung der beteiligten Muskeln bemerkbar macht (*Grandjean*, 1961). Statische Haltearbeit, bei der die Muskeldurchblutung durch die Kontraktion gedrosselt ist, ermüdet viel rascher als dynamische Arbeit, bei der der Wechsel von Anspannung und Entspannung die Durchblutung vermehrt und damit die Sauerstoffversorgung und den Herantransport energieliefernder Substanzen verbessert (*Müller*, 1961). Nach *Grandjean* ist zwischen Muskelarbeit und zentraler bzw. nervöser Ermüdung zu unterscheiden. Nervöse Ermüdung wird als allgemeines Ermüdungsgefühl empfunden. Sie kann neben der muskulären Ermüdung einhergehen. *Grandjean* führt aus, daß die nervöse Ermüdung durch eine Dämpfung der kortikalen Funktionen verursacht wird. Sie manifestiert sich unter anderem in:

2.10.

Verlangsamung der Reizübermittlungen,
Herabsetzung der Aufmerksamkeit,
Behinderung des Denkens,
Abnahme der Sinneswahrnehmungen,
Leistungseinbuße psychomotorischer Funktionen.

Bei der nervösen Ermüdung wirken verschiedene Arten der Beanspruchung zusammen. *Grandjean* gibt hierfür eine anschauliche Darstellung, die in Abbildung 2.7 wiedergegeben wird.

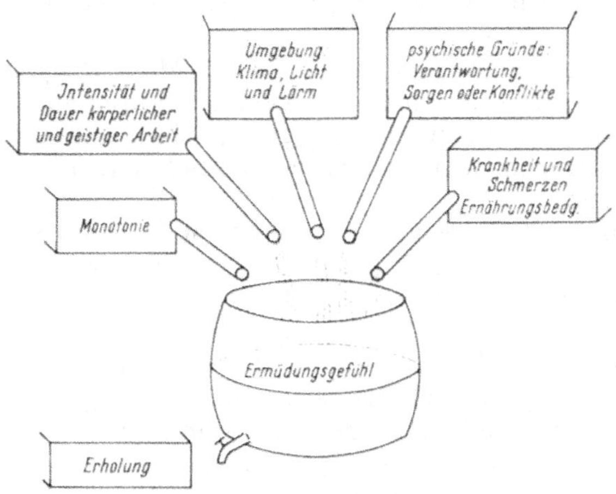

Abb. 2.7: Schematische Darstellung der nervösen Ermüdung.

Die Höhe des Flüssigkeitsspiegels im Faß entspricht der Intensität des Ermüdungsgefühls, das letzten Endes das Resultat einer Summation der Wirkungen der verschiedensten Beanspruchungen ist.

Quelle: *Grandjean, E.:* Hdb. d. ges. Arbeitsmed., Bd. I, Arbeitsphysiol. S. 454, Verlag Urban u. Schwarzenberg, Berlin-München-Wien 1961.

Es wird angenommen, daß sich im Gehirn Ermüdungszentren befinden, von denen die Dämpfung der Funktionen ausgeht. Hierin kann man eine Schutzfunktion vor zu weitgehender Erschöpfung durch Herabsetzung des Energieverbrauchs sehen. Neben den Ermüdungszentren gibt es auch Weckzentren, die es erlauben, das Ermüdungsgefühl aufzuheben. Das Ermüdungsgefühl ist also nicht ausschließlich von der Aktivität der Ermüdungszentren abhängig, sondern das Resultat der Tätigkeit zweier antagonistisch wirksamer Systeme.

Da eine nervöse Komponente bei der Ermüdung mitwirkt, wird das Ermüdungsgefühl von Mensch zu Mensch bei denselben Belastungen in verschiedener Intensität empfunden. Oft kann allein die Umstimmung durch Nahrungsaufnahme zu einer Beseitigung des Ermüdungsgefühls führen. Die Deckung des Energiebedarfs muß sich dabei nach der muskulären Belastung richten. Zu hohe Nahrungsaufnahme ruft allerdings durch Blutverlagerung in den Intestinalbereich Ermüdungsgefühl hervor.

Eine vom Sport her bekannte Erscheinung ist, daß nach Beginn einer körperlichen Anstrengung rasch Ermüdung eintritt, die nach fortgesetzter Anstrengung in eine Phase voller Leistungsfähigkeit übergeht, wobei das Ermüdungsgefühl verschwindet. Man nennt diese Phase „second wind". Sportler machen davon Gebrauch, indem sie vor Beginn eines Wettkampfs kurze Zeit anstrengende Bewegungen ausführen. Der volle Energieumsatz ist dann schon bei Beginn des Wettkampfs gesichert. Vielleicht ist das bei der ersten Muskelanstrengung auftretende und bis zum Ende der Arbeit fortbestehende Sauerstoffdefizit der Anreiz zur Mobilisierung energieliefernder Substanzen.

2.10.3. Maximale Arbeit

Die größten Energiemengen, die ein gut trainierter Mensch in 24 Stunden ausgeben kann, lassen sich bei Sportlern, z. B. Bergsteigern im Hochgebirge oder Langstreckenläufern und -schwimmern bestimmen. Sie liegen nach *Lehmann* (1962c) bei 10000 bis höchstens 12000 kcal (42 bis 50 MJ) an einzelnen Hochleistungstagen. Bei schwerer körperlicher Berufsarbeit entfällt von einem Gesamtumsatz von 5000 kcal/tgl. (21 MJ), etwas mehr als die Hälfte auf den Umsatz an Arbeitsenergie. Der Rest betrifft den GU, die SDW und die Energieverluste in den Ausscheidungen.

Bei höchster körperlicher Belastung begrenzt das Atem- und Kreislaufsystem die Leistung. Die höchsten bei Arbeit gemessenen Atemvolumina liegen bei 60 l/min. (*Otis*, 1954). *Nielsen* (1936) ermittelte bei einer Versuchsperson durch Extrapolation, daß ihr maximales Atemvolumen 116 l/min. betrug. Bei schwerer Muskelarbeit erreichen die Atemvolumina meist nur 30 bis 60 l/min. Maximale Pulsschläge wurden bei Sportstudenten zu durchschnittlich 200 für Männer und 195 für Frauen gefunden. Die höchsten von ihm beobachteten Werte lagen bei 218 (*Åstrand*, 1960).

Als maximale Dauerleistung definiert man diejenige Leistung, bei der eben noch ein steady state der Pulsfrequenz und mithin der gesamten Kreislaufbelastung erreicht wird. Bei langen maximalen Dauerleistungen von mehr als einer Stunde ist mit maximalen steady state Pulsfrequenzen von weniger als 160 Pulsen/min. zu rechnen. Die zulässige Pulsfrequenz für einen Arbeitstag von 8 Stunden liegt nach *Müller* und *Karrasch* (1953) bei 100–120 Pulsen/min.

Wie zu erwarten, zeigt die Dauerleistungsgrenze große individuelle Schwankungen. Sie liegt im Durchschnitt um etwa 30 Schläge/min. über der Ruhefrequenz in der Arbeitsstellung, entsprechend einem LPI des normalen Mannes von ungefähr 3.0 (*Müller*, 1961).

Natürlich hängen die Leistungsmaxima davon ab, wie lange eine hohe Arbeitsbelastung durchgehalten werden muß. Berufsarbeit kann sich allerdings niemals nach der Dauerleistungsgrenze orientieren. Eine Aufteilung nach dem maximalen Arbeitsenergieumsatz in der Zeiteinheit wurde von *Lehmann* vorgenommen (siehe Tab. 2.4). Wenn 25 Arbeitskalorien (105 kJ) im Zeitraum von einer Minute ausgegeben werden, ist die Dauerleistungsgrenze von Männern erreicht. Im Lauf des Lebens nimmt die maximale Arbeitsleistung ab, so sank bei Frauen zwischen 25 und 55 Jahren das maximale Atemvolumen in den Beobachtungen von *Åstrand* (1960) um 17 %, bei Männern um 26 %, der maximale Puls von ungefähr 200 auf 180.

Je Arbeitstag eines Schwerstarbeiters hält *Lehmann* (1961) 3500 Arbeitskalorien (14.6 MJ) entsprechend etwa 5300 kcal (22.2 MJ) Gesamtumsatz noch für vertretbar. Bei Saisonarbeitern sind freilich höhere Tagesumsätze bis über 7000 kcal (30 MJ) gemessen worden (siehe 2.11., S. 88). Die Jahresleistung eines Schwerstarbeiters beträgt etwa 750000 Arbeitskalorien (3140 MJ).

2.10.

Tab. 2.4 *Leistungsmaxima/Arbeitskalorien*

	Jahr	Monat	Woche	Tag	Std.	10 Min.	1 Min.
normal	750000	62500	15000	2500	313	52	5,2
maximal	–	70000	18000	3500	600	150	25,0

nach *Lehmann, G.:* Energetik des arbeitenden Menschen, Hdb. d. Ges. Arb. Med. Bd. I
Arbeitsphysiologie, S. 115, Verlag Urban und Schwarzenberg, Berlin, München,
Wien, 1968.

Bei der Jahresleistung handelt es sich um den Energieumsatz, der über lange
Zeit täglich wiederholt werden kann. Bei einer 5-Tage-Woche und 8-stündiger
Arbeitszeit ergeben sich knapp 2000 Arbeitsstunden je Jahr. Das entspricht einem
durchschnittlichen Energieumsatz des Schwerstarbeiters von etwas mehr
als 25 kJ (6 kcal) je Arbeitsminute.

Erholungszuschläge sind dabei berücksichtigt. Vorausgesetzt ist, daß die betreffenden
Personen für die zu leistende Arbeit ausreichend trainiert sind.
Außerdem ist darauf hinzuweisen, daß es große Unterschiede der individuellen
Leistungsfähigkeit gibt. Nicht jeder eignet sich zum Schwerstarbeiter.

Die Angaben der Tabelle 2.4 gelten für Männer. Durchschnittlich kann man
nach *Lehmann* (1962 d) damit rechnen, daß die Leistungsfähigkeit der Frau ⅘ derjenigen
des Mannes beträgt. Als obere Grenze der Schwerarbeit der Frau betrachtet
Lehmann 1600 Arbeitskalorien (6.7 MJ) je Tag, entsprechend 3000 bis
3200 kcal (12.5 bis 13.4 MJ) Gesamttagesumsatz. Frauen sind nicht in die Gruppe
der Schwerstarbeiter einzugliedern.

Tab. 2.5 *Energiebedarf bei Grundtätigkeiten (kcal/min)* (ohne Grundumsatz)

	Männer	Frauen
Schlafen	–	–
Ruhen im Liegen	0,05	0,04
Ruhen im Sitzen	0,10	0,08
Sitzen	0,30	0,25
Stehen	0,60	0,50
Gebückt stehen	0,78	0,65
Gehen	1,5–3,8	1,2–3,5
Steigen ohne Last	0,6/m Steighöhe	0,5/m Steighöhe
Laufen (10 km/h)	9,4	8,0
Knien	0,45	0,38
Hocken	0,42	0,34
Schaufeln	2,9–7,6	2,4–6,9
Graben	3,8–6,4	3,2–5,5
Kurbel drehen, stehend mit 1 Hand	2,8–6,7	2,4–5,5
stehend mit 2 Händen	4,1–7,8	3,5–6,5
Sitzend Ergometer, Beinarbeit	1,9–4,6	1,5–3,8
Einhandarbeit, sitzend	0,3–0,6	0,25–0,50
Zweihandarbeit, sitzend	0,4–1,2	0,3–1,0
Einarmarbeit, stehend	0,75–2,0	0,65–1,6
Zweiarmarbeit, stehend	1,6–3,8	1,3–3,1

Quelle: *Wirths, W.:* Aktuelle Ernährungsmedizin, **2**, 46 (1977).

Die Tabelle 2.5 gibt den Arbeitsumsatz bei verschiedenen Grundtätigkeiten wieder. Die Werte gelten für Männer von 25 Jahren mit 172 cm Körperlänge und 70 kg Körpergewicht und für Frauen von 25 Jahren mit 165 cm Körperlänge und 60 kg Körpergewicht.

2.10.4. Begrenzende Faktoren der maximalen Arbeit

Der begrenzende Faktor der maximalen Arbeit ist in den meisten Fällen die Nachlieferung von ATP. Die Begrenzung kann auf 2 Ursachen beruhen:

1. auf der Erschöpfung der Reserven an Glycogen und Fett. Hierbei steht die Erschöpfung der Glycogenvorräte im Vordergrund, da sie rascher umgesetzt werden. Sie sind wesentlich geringer als die Fettvorräte in den Depots. Nach *Saltin* (1964) bleibt bei schwerer Arbeit, die 75% der maximalen Sauerstoffaufnahme erfordert, die Kohlenhydratverbrennung konstant, bis die Vorräte an Muskelglycogen nahezu verbraucht sind. Damit ist die Leistungsfähigkeit erschöpft.

   Christensen und *Hansen* (1939) fanden, daß ihre Versuchspersonen schwerste körperliche Arbeit bei kohlenhydratreicher Ernährung dreimal so lang durchhalten konnten wie bei fettreicher Ernährung. Auch *Haggard* und *Greenberg* (1939) stellten eine Erhöhung der Leistungsfähigkeit bei sehr kohlenhydratreicher Ernährung fest. Bei leichter Arbeit zeigte sich in den Versuchen von *Marsh* und *Murlin* (1928) dagegen kein Unterschied zwischen durchschnittlich zusammengesetzter und fettreicher Ernährung in bezug auf den Wirkungsgrad. *Mayer* und *Bullen* (1963/64) empfehlen Hochleistungssportlern die Erhöhung der Glycogenvorräte in der Leber vor der geforderten Hochleistung. Ihre letzte Mahlzeit vor dem Wettkampf soll sehr kohlenhydratreich sein. 48 Stunden zuvor sollen sie ihre Leistung verringern und 24 Stunden zuvor ganz einstellen.

2. Die Energieübertragung von Glycogen auf ATP ist anaerob nur kurzzeitig, die von Fett anaerob überhaupt nicht möglich. Bei höchster Anstrengung ist daher der Sauerstofftransport durch das Blut der begrenzende Faktor. Er hängt seinerseits von 2 Faktoren ab, von der Umlaufgeschwindigkeit des Blutes, also der Herzarbeit, und vom Atemvolumen. 250 Pulsschläge je Minute dürften die oberste Grenze für kurzfristige Höchstleistung sein. Sie wurden bei den Teilnehmern an Bootsrennen gemessen (*Durig*, 1927b). Der Dauerleistungspuls, auf den es bei langdauernder hoher Anstrengung ankommt, liegt dagegen bei etwa 130 Pulsschlägen/min. Die Blutversorgung des arbeitenden Muskels kann durch Training sehr erhöht werden. In der Ruhe beträgt die Atemfrequenz ungefähr 12 Atemzüge je Minute; bei leichter Arbeit ungefähr 16. Bei Schwerstarbeit erfolgen 25 und mehr Atemzüge je Minute.

   Das Atemvolumen beträgt in der Ruhe 0.4 bis 0.6 l je Atemzug, bei leichter Arbeit bis 1.6 l, bei schwerer Arbeit bis zu 3 l.

Eine weitere Form der Leistungsbegrenzung ist die Entwärmung des Körpers, insbesondere bei Hitzearbeit. Steigerungen der Körpertemperatur während der Arbeit auf 40 °C führen eine Neigung zum Hitzekollaps herbei (*Hensel*, 1955). Eine Gegenregulation besteht bekanntlich in der Schweißbildung. Aber diese verursacht eine Verminderung und damit auch eine Konzentrierung der umlaufenden Blutmenge, wodurch die Pulsfrequenz erhöht wird (*Adolph*, 1947; *Ladell*,

1955). Nach *Hensel* (1955) liegt die kritische Grenze des Wasserverlustes bei 12% der Körperflüssigkeit, andere Autoren geben höhere kritische Grenzen an.

Da auch eine Verdünnung des Blutes durch zu reichliche Flüssigkeitsaufnahme den Kreislauf belastet und dadurch die Leistungsfähigkeit beeinträchtigt, trinken trainierte Hitzearbeiter nur so viel Flüssigkeit in kleinen Schlucken, wie zur Konstanterhaltung der umlaufenden Blutmenge erforderlich ist (*Lehmann*, 1950). Der Flüssigkeitsverlust des Gewebes, der bis zu $^2/_3$ des Gesamtverlustes an Flüssigkeit betragen kann, muß bis zur nächsten Schicht ersetzt werden.

2.10.5. Energieumsatz bei körperlicher Berufsarbeit und bei Sport

Die wichtigste Voraussetzung für die Bewältigung von Arbeit ist ein der geforderten Leistung entsprechender Ernährungszustand. Unterernährung mindert die körperliche und geistige Leistungsfähigkeit. Überernährung und dadurch veranlaßtes Übergewicht erfordert einen höheren Energieumsatz für die Mitbewegung des eigenen Körpers (*Wirths, 1975*).

Jedoch ist der Ernährungszustand nur eine von mehreren Voraussetzungen für gute Arbeitsleistung. *Consolazio* (1972) zählt eine Reihe von Bedingungen hierfür auf: "A good physical performance is dependent on many factors, including physical condition, technical skill, coordination, muscular strength to overcome a given load, motivation to perform to the best of one's ability, limitation of all the inhibiting psychological factors and optimal nutrition".

Während bis vor wenigen Jahrzehnten die körperliche Betätigung hauptsächlich unter dem Gesichtspunkt hohen Energieaufwands untersucht wurde, und das Interesse sich daher im wesentlichen auf mittelschwere bis schwerste Berufsarbeit konzentrierte, hat die im 19. Jahrhundert einsetzende Mechanisierung in den letzten Jahrzehnten dem Menschen einen großen Teil seiner körperlichen

Tab. 2.6   *Energiebedarf von Berufsschweregruppen/d*

	Männer		Frauen	
	kcal	MJ	kcal	MJ
Leichtarbeiter				
25 Jahre	2600	10,9	2200	9,2
45 Jahre	2400	10,0	2000	8,4
65 Jahre	2200	9,2	1800	7,5
Mittelschwerarbeiter				
25 Jahre	3200	13,4	2800	11,7
45 Jahre	3000	12,6	2600	10,9
65 Jahre	2800	11,7	2400	10,0
Schwerarbeiter				
25 Jahre	3800	15,9	3400	14,2
45 Jahre	3600	15,1	3200	13,4
65 Jahre	3400	14,2	3000	12,6
Schwerstarbeiter				
25 Jahre	4200	17,6		
45 Jahre	4000	16,7		

Quelle: *Wirths, W.:* Ernährungs-Umschau, **22**, 263 (1975).

Tab. 2.7 *Empfehlungen zur Deckung des Energiebedarfs (kcal)*

Alter	Australien[a]		Kanada[a]		Kolumbien[b]		Finnland[a]	
	m	w	m	w	m	w	m	w
0–1/6			360–770		900			
1/6–1/2			360–770		900			
1/2– 1	110–100/kg		900		900			
1– 2	1300		1100		1300		1300	
2– 3	1300		1400		1300		1300	
3– 4	1700		1400		1300		1300	
4– 5	1700		1700		1600		1700	
5– 6	1700		1700		1600		1700	
6– 7	1700		1700		1600		1700	
7– 8	2200	2100	2100		2100		2100	
8– 9	2200	2100	2100		2100		2100	
9–10	2200	2100	2100		2100		2100	
10–11	2200	2100	2500		2400	2300	2400	2300
11–12	2900	2500	2500		2400	2300	2400	2300
12–13	2900	2500	2500		2400	2300	2400	2300
13–14	2900	2500	3100	2600	3100	2700	3100	2600
14–15	2900	2500	3100	2600	3100	2700	3100	2600
15–16	3000	2200	3100	2600	3100	2700	3100	2600
16–17	3000	2200	3700	2400	3300	2400	3600	2400
17–18	3000	2200	3700	2400	3300	2400	3600	2400
18–19	2800	2000	3800	2450	3300	2400	3600	2400
19–20	2800	2000	3800	2450	3300	2400	3600	2400
20–25	2800	2000	Erw. 116 KG kg 0,75		2850	1900	20–44 J	
25–30	2800	2000			2850	1900	2400	2000
30–35	2800	2000			2800	1800		
35–40	35–55 J				2800	1800	45–64 J	
40–50	2500	1800			2600	1750	2200	1800
50–60					2500	1650		
60–70	55–75 J				2250	1500	65 + J	
70–75	2100	1500					1900	1600
75 +								
Schwangere								
2. Trimester	2150 (1950)[c]							
3. Trimester	2150 (1950)[c]		+ 500					
1. Hälfte								
2. Hälfte					+ 200		+ 500	
Stillende	2600 (2400)[c]		+ 500–1000		+ 800		+ 1000	

Anmerkungen am Schluß der Tabelle S. 81!

Arbeit abgenommen. In den Vordergrund rückt damit die geistige und nervöse Beanspruchung durch Aufmerksamkeitsbelastung und angespannte Reaktionsbereitschaft auf Störungen oder Änderungen des Arbeitsrhythmus.

Bei einer derartigen Form der Arbeit, wozu auch geistige Arbeit gehört, besteht das Ernährungsproblem darin, bei einem relativ geringen Energieumsatz den Bedarf aller nicht mit der Energie parallel gehenden essentiellen Nährstoffe zu decken. Freilich gibt es immer noch Berufe mit großer körperlicher Anstrengung, so im Bergbau, in der Eisen- und Stahlindustrie, bei der Waldarbeit, im Steinbruch, im Transportgewerbe. In Deutschland wurde das in Tabelle

2.10.

Fortsetzung Tabelle 2.7

Alter	DDR[a]		INCAP[b]		Indien[a]		Indonesien	
	m	w	m	w	m	w	m	w
0–⅙	120–100				120			
⅙–½	120–100				120			
½– 1	90–80		1000		100		900	
1– 2	1200		1100		1200		1200	
2– 3	1200		1250		1200		1200	
3– 4	1600		1450		1200		1200	
4– 5	1600		1600		1500		1600	
5– 6	1600		1600		1500		1600	
6– 7	2100		1600		1500		1600	
7– 8	2100		2000		1800		1900	
8– 9	2100		2000		1800		1900	
9–10	2500	2300	2000		1800		1900	
10–11	2500	2300	2400	2200	2100		2300	
11–12	2500	2300	2400	2200	2100		2300	
12–13	3000	2600	2400	2200	2100		2300	
13–14	3000	2600	3000	2500	2500	2200	2900	2400
14–15	3000	2600	3000	2500	2500	2200	2900	2400
15–16	3200	2500	3000	2500	2500	2200	2900	2400
16–17	3200	2500	3200	2200	3000	2200	3000	2100
17–18	3200	2500	3200	2200	3000	2200	3000	2100
18–19	2700	2400	3200	2200	3000	2200	3000	2100
19–20	2700	2400	3200	2200	Erwachsene		3000	2100
20–25	2700	2400	Erwachsene		2400	1900	2600	2000
25–30	2700	2400	2800	2000			2600	2000
30–53	2700	2400					2600	2000
35–40	35–55 J		zunehmendem				2600	2000
40–50	2400	2200	Alter angepaßt				2400	1900
50–60							2400	1900
60–70	55 + J						2000	1600
70–75	2200	2000					2000	1600
75 +							2000	1600
Schwangere			2200					
2. Trimester	+ 200						+ 300	
3. Trimester							+ 300	
1. Hälfte								
2. Hälfte						+ 300		
Stillende	+ 1000		3000		+ 700		+ 800	

2.6 wiedergegebene Einteilungssystem für die berufliche Arbeit entwickelt, das auch die Unterschiede der Geschlechter und des Lebensalters berücksichtigt.

Hierbei handelt es sich um die Mittelwerte des Energiebedarfs der Berufsschweregruppen. Der Bereich geht jeweils von Mitte zu Mitte der Gruppen. Vergleichbare Einteilungen sind in anderen Ländern üblich. In der Tat kommt es weniger darauf an, welche Abstufungen man wählt, als daß man die Berufe in die richtigen Berufsschweregruppen einordnet. Nicht der Schwerarbeiter braucht 3600 kcal, sondern wer 3600 kcal umsetzt, wird in die Gruppe der Schwerarbeiter eingeordnet.

Fortsetzung Tabelle 2.7

Alter	Japan[a] m	w	Malaysia m	w	Niederlande[a] m	w	Philippinen m	w
0–⅙	120		110					
⅙–½	110		110					
½– 1	100		110		100		950	
1– 2	950		1180		1200		1300	
2– 3	1200	1150	1180		1200		1300	
3– 4	1350	1300	1180		1200		1300	
4– 5	1500	1400	1550		1600		1600	
5– 6	1600	1450	1550		1600		1600	
6– 7	1700	1550	1550		1600		1600	
7– 8	1800	1650	1910		2200	2000	1900	
8– 9	1900	1750	1910		2200	2000	1900	
9–10	2000	1900	1910		2200	2000	1900	
10–11	2100	2050	2280		2200	2400	2300	
11–12	2250	2200	2280		2600	2400	2300	
12–13	2400	2350	2280		2600	2400	2300	
13–14	2600	2450	2820	2370	3000	2300	2800	2300
14–15	2700	2450	2820	2370	3000	2300	2800	2300
15–16	2800	2400	2820	2370	3000	2300	2800	2300
16–17	2800	2300	3280	2180	3200	2300	2800	2100
17–18	2800	2250	3280	2180	3200	2300	2800	2100
18–19	2700	2200	2500	1700	3200	2300	2800	2100
19–20	2650	2150	2500	1700	3200	2300	2800	2100
20–25	2500	2000	2500	1700	2600	2000	25 J	
25–30								
25–30	2500	2000	2500	1700	2600	2000	2500	1900
30–35	2400	2000	2500	1700	2600	2000	2400	1800
35–40	2400	2000	36–55 J		35–55 J		2400	1800
40–50	2300	1900	2300	1600	2400	1900	2400	1800
50–60	2200	1800					2200	1600
60–70	2000	1700	56 + J		55–75 J		2200	1600
70–75	1800	1550	1900	1300	2200	1850	1950	1450
75 +	1800	1550			2000	1700	1950	1450
Schwangere							2300	
2. Trimester					+ 100–300			
3. Trimester					+ 100–300			
1. Hälfte	2100							
2. Hälfte	2000		2000					
Stillende	2700		2700		+ 600		2900	

Eine vergleichende Übersicht über die von verschiedenen Ländern und internationalen Organisationen erarbeiteten Tabellen über den Energiebedarf gibt Tabelle 2.7 wieder.

Mit der Änderung des Energiebedarfs durch die fortschreitende Mechanisierung ändert sich die Zuweisung der Berufe und sogar diejenige verschiedener Tätigkeiten innerhalb der Berufe zu der einen oder anderen Berufsschweregruppe. In den letzten 100 Jahren hat in Deutschland der Anteil der Schwer- und Schwerstarbeiter an der Zahl der Erwerbstätigen von 40 auf 9% abgenommen (*Wirths*, 1976).

Fortsetzung Tabelle 2.7

Alter	Thailand		Türkei		GB[a]		USA	
	m	w	m	w	m	w	m	w
0–⅙	110		110		550– 760		120	
⅙–½	110		110		550– 760		110	
½– 1	110		110		910–1000		100	
1– 2	1200		1300		1200		1100	
2– 3	1200		1300		1400		1250	
3– 4	1200		1600		1600		1400	
4– 5	1550		1600		1600		1600	
5– 6	1550		1600		1800		1600	
6– 7	1550		2000		1800		2000	
7– 8	1900		2000		2100		2000	
8– 9	1900		2000		2100		2200	
9–10	1900		2400	2300	2500	2300	2200	
10–11	2300		2400	2300	2500	2300	2500	2250
11–12	2300		2400	2300	2500	2300	2500	2250
12–13	2300		2800	2500	2800	2300	2700	2300
13–14	2800	2355	2800	2500	2800	2300	2700	2300
14–15	2800	2355	2800	2500	2800	2300	3000	2400
15–16	2800	2355	3100	2400	3000	2300	3000	2400
16–17	3300	2200	3100	2400	3000	2300	3000	2300
17–18	3300	2200	3100	2400	3000	2300	3000	2300
18–19	3300	2200	3100	2400	18–35 J		2800	2000
19–20	3300	2200	3000	2300	2700		2800	2000
20–25	2550	1800	3000	2300	18–55 J		2800	2000
25–30	2550	1800	3000	2300		2200	2800	2000
30–35	2450	1700	2600	2000	35–55 J		2800	2000
35–40	2450	1700	2600	2000	55–75 J		35–55 J	
40–50	2350	1650	2600	2000		2050	2600	1850
50–60	2200	1550	2400	1800	65–75 J			
60–70	2000	1450	2400	1800	2350		55 + J	
70–75	1750	1250	2100	1700	2100	1900	2400	1700
75 +			2100	1700				
Schwangere	+ 200		+ 150		+ 200		+ 200	
2. Trimester								
3. Trimester								
1. Hälfte								
2. Hälfte								
Stillende	+ 1000		+ 800		+ 500		+ 1000	

Häufig wird bei der Einteilung der Berufe nur der Energieaufwand je Arbeitsminute angegeben. Dieses Prinzip wird z. B. in der von *Davidson* et al. (1973) aufgestellten Einteilung verwendet (Tab. 2.8). Da es an einer Zusammenfassung der weitverstreuten Angaben über den Energiebedarf bei Berufsarbeit fehlt, werden in Tabelle 2.9 Messungen des täglichen Energieumsatzes bei verschiedenen beruflichen Tätigkeiten wiedergegeben. Die Tabelle kann keinen Anspruch auf Vollständigkeit erheben. Auch die Untersuchungen bei den verschiedenen sportlichen Disziplinen geben noch keinen vollständigen Überblick über die Höhe des Energieumsatzes. Tabelle 2.10 bringt eine Anzahl von Beispielen.

Fortsetzung Tabelle 2.7

Alter	WHO West-Pazif. Reg.[a]		WHO[a]		CSSR		BRD	
	m	w	m	w	m	w	m	w
0–1/6	110		120		100–120		120–110	
1/6–1/2	110		120–115		100–120		120–110	
1/2– 1	110		110–105		100–120		110–100	
1– 2	1100		1360		1300		1200	
2– 3	1100		1360		1700		1200	
3– 4	1100		1360		1700		1600	
4– 5	1500		1830		1700		1600	
5– 6	1500		1830		1700		1600	
6– 7	1500		1830		2200		2000	
7– 8	1800		2190		2200		2000	
8– 9	1800		2190		2200		2000	
9–10	1800		2190		2200			
10–11	2100		2600	2350	3000	2600		
11–12	2100		2600	2350	3000	2600	2400	2100
12–13	2100		2600	2350	3000	2600		
13–14	2600		2900	2490	3000	2600	2700	2400
14–15	2600		2900	2490	3400	2400		
15–16	2600		2900	2490	3400	2400	3100	2500
16–17	Erwachsene		3070	2310	3400	2400	3100	2500
17–18	2900	2050	3070	2310	3400	2400	3100	2500
18–19			3070	2310			3100	2500
19–20			3070	2310				
20–25			Erwachsene		Erwachsene			
25–30			3000	2200	2900	2500		
30–35					(mittelm. aktiv)			
35–40			zunehmendem					
40–50			Alter angepaßt					
50–60								
60–70					2300	2000		
70–75					2300	2000		
75 +					2300	2000		
Schwangere			1. Trimester + 150		2800			
2. Trimester			+ 350		2800			
3. Trimester	2250		+ 350		2800		2600	
1. Hälfte								
2. Hälfte								
Stillende	2250		+ 550		3000		2800	

a) bezogen teils auf Bewegung teils auf Körpergewicht oder auf beides
b) für mittlere Jahrestemperatur von 20° C
c) in Klammern Empfehlung für Frauen über 35 Jahre
d) für Referenzpersonen (m u. w) im Alter von 25 Jahren

Quellen: Nutrition Abstracts and Reviews, **45**, 89–111 (1975).
Review of Czeslovak Medicine 18: 101–104 (1972).
National Academy of Sciences, Food and Nutrition Board, National Research Council, Recommended Dietary Allowances, eighth revised edition, Washington 1974.
Deutsche Gesellschaft für Ernährung, Empfehlungen f. d. Nährstoffzufuhr Umschau-Verlag, Frankfurt 1975;
WHO, Techn. Rep. Ser., No. 522, Genf 1973.

2.10.

Tab. 2.8 *Examples of the energy expenditure of physical activities*

Light work at 10–20 kJ/min		Moderate work at 20–30 kJ/min
Assembly work	Building industry	General labouring
Light industry	Bricklaying	(pick and shovel)
Electrical industry	Plastering	Agricultural work
Carpentry	Painting	(non-mechanised)
Military drill	Agricultural work	Route march with
Most domestic work	(mechanised)	rifle and pack
with modern	Driving a truck	Ballroom dancing
appliances	Golf	Gardening
Gymnastic	Bowling	Tennis
exercises		Cycling (up to 10 m.p.h.)

Heavy work at 30–40 kJ/min	Very heavy work at over 40 kJ/min	
Coal mining	Lumber work	
(hewing and loading)	Furnace men (steel	
Football	industry)	
Country dancing	Swimming (crawl)	
	Cross country running	
	Hill climbing	

Quelle: *Davidson, St., Passmore, R.* and *Brock, J. F.:* Human Nutrition and Dietetics 5th Ed. Churchill Livingstone, Edinburgh and London, 1973, S. 16.

Tab. 2.9 *Energieumsatz bei verschiedenen Tätigkeiten*
(ohne Grundumsatz, soweit nicht anders vermerkt)

Tätigkeit	kcal/min.	kJ/min.	Literatur
Sitzen	1,21	5,1	1
Sitzen (einschl. Einnahme der Mahlzeiten)	1,60	6,7	2
Sitzen	1,0–1,8	4,2–7,5	3
Essen im Sitzen	1,60*	6,7*	5
Stehen	1,28	5,4	1
Stehen (einschl. warten)	2,90	8,0	2
Stehen	1,2–2,0	4,2–7,5	3
Essen im Stehen	1,50	6,3	5
Ankleiden (einschl. waschen und rasieren)	3,60	15,1	2
An- und Auskleiden, waschen	1,90	8,0	4
An- und Auskleiden, waschen	2,30	9,6	5
Sitzende Bürotätigkeit	1,73	7,2	1
Bürotätigkeit	1,1–1,9	4,6–8,0	3
Zeichner m	1,90	8,0	7
Uhrmacher m	1,60	6,7	7
Laborarbeit	2,0–7,5	8,4–31,4	3
Tapezieren	3,10	13,0	7
Innenanstrich	2,20	9,2	7
Gehen	2,0–7,5	8,4–31,4	3
Gehen ohne Last	2,80	11,7	4

Fortsetzung Tabelle 2.9

Tätigkeit	kcal/min.	kJ/min.	Literatur
Gehen mit 5 kg Last	3,00	12,6	4
Gehen mit 10 kg Last	3,50	14,7	4
Bergauf gehen	7,30	30,6	7
Bergab gehen	4,00	16,8	7
Radfahren	7,00	29,3	2
Athletische Spiele und Tanzen	5,00	20,9	2
Hausarbeiten (w 55 kg)			
Stricken			
Nähen			
Bügeln	1,0–1,4	4,2–5,9	7
Gemüse putzen			
Schuhe putzen			
Teppiche heben			
Kochen			
Abwaschen	2,0–2,9	8,4–12,1	7
Raum putzen			
Fensterputzen			
Nähen und Flicken im Sitzen	1,50*	6,3*	4
Hausarbeit, leichte Haushalt- und mechanische Reparaturen	3,50	14,7	2
Betten machen	4,10	17,2	5
Wäsche einsprengen	2,20	9,2	5
Waschmaschine drehen	6,10	25,5	5
Wäsche mangeln	4,90	20,5	5
Einkaufen	1,40	5,9	5
Betten machen	4,50	18,8	4
Staub wischen	3,40	14,2	4
Fenster putzen	3,90	16,3	4
Staubsaugen	3,20	13,4	4
Traktor fahren	2,59	10,8	1
Schubkarre fahren	5,60	23,4	1
Hacken und schaufeln	5,0–7,4	20,9–31,0	6
Hack- und Schaufelarbeit	8,60	36,0	7
Sand schaufeln	5,60	23,4	1
Mähen mit der Sense	6,33	26,5	1
Vieh füttern mit der Hand	4,47	18,7	1
Melken	3,44	14,4	1
Gartenarbeit	5,00	20,9	2
Holzschneiden mit Handsäge	5,60	23,4	1

* einschl. mittlerem Grundumsatz

Quellen:

1. *Viteri, F. E., D. Se. Benjamin Torun, J. Cesar Galiaa, Edgar Herrera:* Determining energy costs of agricultural activities by respirometer and energy balance techniques. The Am. J. of. Clin. Nutr. **24**, 1418–1430 (1971).

2. *Bransby, E. R.:* The nutrition of male industrial workes with particular reference of intake and expenditure of calories. The British J. of Nutr., **8**, 100–111 (1954).

3. *McNaughton, J. W. and A. J. Cahn:* A study of the energy expenditure and food intake of five boys and four girls. Br. J. Nutr. **24**, 345 (1970).

4. *Kraut, H., Schneiderhöhn, R.* und *L. Wildemann:* Die Arbeitsbelastung der Hausfrau. Intern. Z. Physiol. einschl. Arbeitsphysiol., Bd. **16**, 275–302 (1956).

5. *Droese, W., Kofrányi, E., Kraut, H.* und *L. Wildemann:* Energetische Untersuchungen der Hausfrauenarbeit. Arbeitsphysiologie, **14**, 63–81 (1949).

6. *Albanese, A. A.* (ed.): Newer methods of Nutritional Biochemistry, Vol. II, (*Passmore, R.* and *M. H. Draper,* S. 68/70) (1965).

7. *Durnin, J.V.G.A.* and *R. Passmore:* Energy, work and leisure. Heinemann, Educational Books Ltd. (London, 1967).

Tab. 2.10 *Energieumsatz bei sportlichen Disziplinen*

Tätigkeit	kcal/min	kJ/min
Laufen, ebene Strecke		
a) 9 km/h (1)	10,0	41,8
b) 12 km/h (2)	11,4	47,7
c) 15 km/h	13,1	54,8
Hochsprung (3)	5,3±1,2	22,2
Weitsprung	19,2±3,7	80,3
Kugelstoßen	4,9±1,2	20,5
Speerwurf	12,8±5,7	53,6
Gymnastik	3,7±7,7	15,5
Geräteturnen (Frauen) (3)		
Schwebebalken	6,9±1,6	28,9
Barren	8,6±2,9	36,0
Pferd	9,2±2,5	38,5
Eiskunstlauf (3) Durchschnitt in 45 min		
Männer	13,2±3,3	55,2
Frauen	9,2±1,5	38,5
Boxen (3)		
Sparringskampf	14,8±2,7	61,9
Trainingsarbeit an Birne	20,7±3,9	86,6
Tischtennis (3)	5,3±0,9	22,2
Mannschaftskämpfe (3)		
Volleyball	7,3±1,9	30,5
Korbball, Durchschnitt		
Männer	16,2±2,8	67,8
Junioren	11,6⊥2,2	48,5
Fußball, Durchschnitt	13,1±1,8	54,8
Eishockey, Durchschnitt	22,4±5,9	93,7
Schlittschuhlaufen (2)		
12,0 km/h	4,7	19,7
15,0 km/h	6,2	25,9
18,0 km/h	8,1	33,8
21,0 km/h	10,4	43,5
Ski-Laufen (2, 4, 5)		
Ebene, lockerer Schnee		
4,0 km/h	8,3	34,7
8,0 km/h	13,3	55,6
12,0 km/h	18,2	76,1
Ebene, guter Schnee		
7,2 km/h	7,8	32,6
9,0 km/h	9,3	38,9
12,0 km/h	18,0	75,3
5% Steigung 2,8 km/h	8,0	33,4
15% Steigung 2,4 km/h	9,8	41,0

Fortsetzung Tabelle 2.10

Tätigkeit			kcal/min	kJ/min
Schwimmen (2, 4, 7)				
Brust	20	m/min	4,5	18,8
	50	m/min	11,3	47,2
Rücken	23	m/min	5,0	20,9
	37	m/min	11,0	46,0
Seite	37	m/min	11,0	46,0
Crawl	41	m/min	11,5	48,1
	50	m/min	14,0	58,5
Delphin	27,4	m/min	6,3	26,3
	64	m/min	23,0	96,2
	82,3	m/min	51,0	213,3
	100,6	m/min	114,0	476,9
Rudern (2, 8)				
schweres Boot	50 m/min		3,1	13,0
	90 m/min		10,4	43,5
leichtes Dollenboot	50 m/min		2,0	8,4
leichtes Boot	100 m/min		7,4	31,0
Kanufahren (2)	125 m/min		8,3	34,7
Paddeln (2)	73 m/min		2,3	9,6
	126 m/min		6,8	28,5
Tanzen (9)				
Foxtrott			5,2	21,8
Wiener Walzer			5,7	23,8
Rumba			7,0	29,2
Tennis				
Einzel (10)			10,4	43,5
Einzel (11)			10,9	45,6
Einzel (12)			8,5	35,6
Doppel (13)			7,5	31,4

Literatur:

1. *Liljestrand* und Mitarbeiter: Gaswechseluntersuchungen beim Gehen. Skand. Arch. f. Phys., Bd. 39, 1920.
2. *Thörner, W.:* Biologie der Leibeserziehung. Ferd. Dümmlers Verlag, Bonn, 1951.
3. *Seliger, V.* Energetický Metabolismus U Vybraných Telesných Cviceni. Katedra Fysiologie – Fakulta Telesne' Vyćhovy A Sportu, Universita Karlova, Prag, 1967.
4. *Christensen, E. H.* und *P. Högberg:* Physiology of skiing. Arb. phys., **14**, S. 292 (1950).
5. *Ishiko, T.:* Studies on the Energy Metabolism of Skiing. Jap. Science Rev. – Literature, Philosophy and History, Vol. 9, S. 124 (1958).
6. *Liljestrand, G.* und *N. Stenström:* Studien über die Physiologie des Schwimmens. Skan. Arch., **39**, S. 1 (1920).
7. *Klissouras, V.:* Energy metabolism in swimming the dolphin stroke. Int. Z. angew. Physiol. einschl. Arbeitsphysiol., **25**, S. 142 (1968).
8. *Liljestrand. G.* und *J. Lindhard:* Zur Physiologie des Ruderns. Skan. Arch., **39**, S. 215 (1920).
9. *Passmore, R., J. C. Thomson* und *G. M. Warnock:* Balance sheet of the estimation of energy intake and energy expenditure as measured by indirect calorimetry. Brit. J. Nutrition, **6**, S. 253 (1952).
10. *Seliger, V., Ejem, M., Pauer, M.* and *V. Safarik:* Energy Metabolism in Tennis, Int. Z. angw. Physiol., **31**, 333–340 (1973).
11. *Yamaoka, S.:* Studies on energy metabolism in athletic sports, Res. J. Phys. Educ. 9: 28–40 (1965).
12. *Edholm, D. G.:* The energy expenditure and food intake of individual men, Brit. J. Nutr. 9: 286–300 (1955).
13. *Asano, T.:* On energy metabolism of tennis playing, Race hygiene 22: 170–173 (1956).

2.10.

2.10.6. Energieumsatz bei geistiger Arbeit

Geistige Arbeit ist sicher mit einer Erhöhung des Energieumsatzes im Gehirn verbunden. Jedoch ist diese nicht exakt erfaßbar, da es sich erstens um kleine Beträge handelt, und zweitens die begleitenden Emotionen zu Muskelspannungen oder sogar zu Muskelbewegungen führen können, die ein Mehrfaches der Steigerung des Energieumsatzes durch die Denkarbeit betragen. Nach *Lehmann* (1961) ist anzunehmen, „daß an den eigentlich arbeitenden Partien, insbesondere der Großhirnrinde und den Stammganglien lokale Steigerungen des Stoffwechsels auf ein Mehrfaches des Ruhewertes vorkommen. Wahrscheinlich aber sind diese Stellen sehr eng begrenzt." In einer Studie von *Knipping* (1922) führte während der Messung des GU das Lösen von einfachen mathematischen Aufgaben oder das Anhören der Vorlesung wissenschaftlicher Abhandlungen, wobei nachher darüber referiert werden mußte, zu einer Steigerung von 6 bis 8% und je einmal von 11 und 16% des Grundumsatzes. In einem Versuch, bei dem 20 Minuten lang jede halbe Minute eine Multiplikationsaufgabe gelöst werden mußte, betrug die Steigerung sogar 23% des GU. Andere Resultate erhielten *Benedict* und *Benedict* (1930), die ebenfalls unter GU-Bedingungen Rechenaufgaben als geistige Anstrengung verwendeten. Ihre 6 Versuchspersonen hatten 15 Minuten lang Multiplikationen von 2 zweistelligen Zahlen auszuführen, wobei aber die nächste Aufgabe erst nach Lösung der vorhergehenden den Versuchspersonen zugerufen wurde. Dabei zeigte sich zwar eine Erhöhung des Ruhepulses um 4 bis 12 Schläge je Minute, aber eine Steigerung des Umsatzes um höchstens 4%. Man darf also annehmen, daß nur intensive geistige Anstrengung den Energieumsatz merklich erhöht.

Richter (1952) weist darauf hin, daß das Gehirn unter Grundumsatzbedingungen viele Funktionen zu erfüllen hat, die auch während der Denkarbeit ablaufen. Der hohe Energieumsatz des Gehirns von 14 bis 20% des Grundumsatzes (*Kety* and *Schmidt,* 1948) bei einem Gewichtsanteil des Gehirns am Körper von nur 2% bezieht sich hauptsächlich auf den Teil des Gehirnstoffwechsels, der nicht mit der Denkarbeit zusammenhängt. Die Erhöhung der Stoffwechselrate bei der Denkarbeit liegt infolgedessen häufig innerhalb der Fehlerbreite der Messung des gesamten Umsatzes.

2.10.7. Energieumsatz während der Wachstumsperiode

Während der Kindheit bestehen im Energieumsatz der einzelnen Altersgruppen wesentliche Unterschiede sowohl in bezug auf den täglichen Gesamt-Energieumsatz als auch den Energieumsatz pro Kilo Körpergewicht. Die Unterschiede im Energieumsatz pro Kilo Körpergewicht beruhen darauf, daß sich vom Säuglingsalter bis zum Jugendlichenalter nicht nur der Bedarf für den Grundumsatz, sondern auch der Bedarf für Wachstum und Bewegung ändert. Eine Berechnung des Energiebedarfs pro Einheit der Körperfläche ergibt dagegen in allen Altersstufen bis zum Ende des Jugendlichenalters annähernd dieselben Werte. Aus praktischen Gründen ist es zweckmäßig, die Angaben für den Energieumsatz in der Säuglingszeit und im Kindesalter auf den tatsächlichen Umsatz oder auf das Kilo Körpergewicht zu beziehen.

Der Grundumsatz, der bei Säuglingen bei 230−250 kJ (55−60 kcal) je kg Körpergewicht und Tag liegt, sinkt bis zum Jugendlichenalter auf die Hälfte ab. Während in den ersten Lebensmonaten von einem Gesamt-Energiebedarf von 460 kJ

(110 kcal) je kg Körpergewicht und Tag noch 85 bis 170 kJ (20−40 kcal) je kg auf das Wachstum fallen, sinkt dieser Anteil bis zum Ende des Wachstums auf Null ab. Der Anteil des Energieumsatzes für den Anwuchs beträgt im Säuglingsalter 25%. Er sinkt bis auf 10% im Jugendlichenalter ab.

In der Kindheit und Jugend sind Energieumsatz und Bewegungsdrang weitgehend korreliert. Bei Mangelernährung wird der Bewegungsdrang eingeschränkt. In Entwicklungsländern kann man das Bestehen von Unterernährung geradezu am Bewegungsdrang der Kinder ablesen. Sitzen sie ruhig herum, so kann man mit Sicherheit auf Nahrungsmangel schließen. Machen sie Spiele, die mit lebhafter Bewegung verbunden sind, so dürfte die Ernährungslage nicht besonders schlecht sein. Für diesen Zusammenhang sprechen Beobachtungen, bei denen die Mangelernährung und ihre Überwindung durch anthropometrische und klinische Untersuchungen festgestellt wurden (*Kraut* und *Cremer*, 1969; *Kraut* et al., 1978).

Die in Tabelle 2.11 wiedergegebenen Daten für den Energieumsatz von Kindern und Jugendlichen können nicht als Bedarfszahlen angesehen werden, sondern entsprechen der Erfahrung über den Energieumsatz in industrialisierten Ländern. Hervorzuheben ist, daß körperliche Betätigung neben ausreichender Ernährung für die Ausbildung der Organe, insbesondere der Muskulatur und der Kreislauforgane unentbehrlich ist.

Tab. 2.11 *Energieumsatz von Kindern und Jugendlichen*

		Energie kcal/kg Körpergewicht/Tag		Energie kJ/kg Körpergewicht/Tag	
		m	w	m	w
Säuglinge	0– 6 Monate	120–110		500–460	
	7–12 Monate	110–100		460–420	
Kinder	1– 3 Jahre	90– 80		380–330	
	4– 6 Jahre	80		330	
	7– 9 Jahre	70		290	
	10–12 Jahre	60	50	250	210
	13–14 Jahre	50	45	210	190
Jugendliche	15–18 Jahre	50	45	210	190

Quelle: Deutsche Gesellschaft für Ernährung, Empfehlungen für die Nährstoffzufuhr, Umschau Verlag, Frankfurt/Main, (1975).

2.10.8. Energiebedarf bei Schwangerschaft und Lactation

Während der Schwangerschaft werden nach den Untersuchungen von *Thomson* und *Hytten* (1964) insgesamt ungefähr 340000 kJ (80000 kcal) zusätzlich aufgenommen, wobei die Mütter im Durchschnitt 12,5 kg zunehmen. Von diesen entfallen etwa 5 kg auf den mütterlichen Körper. Während *Thomson* und *Hytten* annehmen, daß es sich dabei um einen Zuwachs von durchschnittlich zusammengesetztem Gewebe handelt, wird im FAO Report von 1973 die Zunahme hauptsächlich dem Fettgewebe zugeschrieben. Im letzten Trimester der Schwangerschaft steigt der GU um 20%. FAO empfiehlt eine Mehraufnahme an Energie von 560 kJ (135 kcal) täglich während des ersten Trimesters der Schwangerschaft und von 1460 kJ (350 kcal) im 2. und 3. Trimester. Die Empfehlungen der Deutschen Gesellschaft für Ernährung sehen nur eine Mehraufnahme von

2.11.

1700 kJ (400 kcal) täglich vom Beginn des 6. Monats an vor (DGE 1975). Überernährung während der Schwangerschaft kann nach *Thomson* und *Hytten* zu Präeclampsie führen.

Bei den Empfehlungen wird eine gleichbleibende körperliche Aktivität der Schwangeren und normales Wohlbefinden vorausgesetzt. Geringere Aktivität kann den Energiebedarf entsprechend herabsetzen.

Für die Lactation rechnet man nach *Thomson* und *Hytten* mit einer Energieausbeute der Brustmilch von 80%. Diese Zahl wurde auch von der FAO 1973 übernommen. Der Mehrbedarf richtet sich nach der Still-Leistung. Beim Durchschnitt von 850 ml Brustmilch, die einem Energiewert von 2500 kJ (600 kcal) entsprechen, ist der Mehrbedarf täglich 3100 kJ (750 kcal). Häufig wird ein Teil des Mehrbedarfs durch Einschmelzen von Körperfett gedeckt, das während der Schwangerschaft angesetzt wurde. Die Energiebilanz kann dadurch vorübergehend negativ werden.

2.10.9. Energiebedarf im Alter

Im Alter geht der GU und in der Regel auch die körperliche Aktivität zurück. Der Rückgang des GU ist davon abhängig, wieweit noch körperliche Arbeit geleistet wird. *Gsell* (1960) und *Wirths* (1963, 1974) fanden, daß der GU von in der Landwirtschaft tätigen Personen bis ins 9. Lebensjahrzehnt höher war als der von körperlich untätigen 60-jährigen. Allerdings ist der Arbeitsrhythmus von alten Leuten verlangsamt und damit der Energieaufwand je Zeiteinheit erniedrigt. Die Qualität der Arbeit pflegt darunter nicht zu leiden; sie ist sogar oft besser als die von jüngeren.

Die durchschnittliche Abnahme des Energieumsatzes mit zunehmendem Lebensalter ist in Tabelle 2.6 dargestellt.

Kapitel 2.11. Berechnung des Energiebedarfs

Der Energiebedarf für den Lebensprozeß einschließlich der muskulären Leistung muß unter allen Umständen aus der Nahrung oder den Energiereserven des Körpers gedeckt werden. Es ist darauf hinzuweisen, daß es sich also beim Energiebedarf um tatsächlich experimentell feststellbare Bedarfszahlen handelt, wobei Abweichungen der Zufuhr nach oben und unten für den Körper zu ungünstigen Folgen von Über- bzw. Unterernährung führen. Im Gegensatz dazu lassen sich bei den Nährstoffen nur Empfehlungen geben, da sich der Körper weitgehend an die Zufuhr anpassen kann.

Der Energiebedarf setzt sich zusammen aus dem Grundumsatz, der spezifisch-dynamischen Wirkung, der unvollständigen Resorption und dem Arbeitsumsatz.

Während für den GU Berechnungen mit hinreichender Genauigkeit aus den Körpermassen erfolgen können, sind die beiden anderen Komponenten je nach Ernährungsweise und körperlicher Betätigung individuell sehr verschieden. Die Unterschiede sind so groß, daß Voraussagen über den gesamten Energiebedarf mit einer großen Unsicherheit behaftet sind.

Die SDW hängt von der Zusammensetzung der Nahrung, insbesondere vom Proteingehalt ab und kann zwischen 5 und 8% der gesamten Energieaufnahme ausmachen.

Wesentlich größer sind die Unterschiede des Energiebedarfs für die Betätigung. Sie hängt ab von der Art der Betätigung, ihrer Ausführungsform, von dem mitbewegten Körpergewicht und der für die Ausführung benötigten Muskelmasse. Tabelle 2.6 gibt eine Übersicht über die Berufsschweregruppen, Tabelle 2.12 über den Einfluß des Körpergewichts auf den Energieumsatz. Beispiele für die Berechnung des Energiebedarfs entnehmen wir den Erläuterungen von *Wirths* (1975) zu den Empfehlungen der Deutschen Gesellschaft für Ernährung für den Energiebedarf (1975). Darin sind alle wesentlichen Komponenten für den Energiebedarf berücksichtigt.

Tab. 2.12 *Einfluß des Körpergewichts auf den Energieumsatz*

| männliche Personen | Körpergewicht (kg) | | | | | |
	50	60	70	80	90	100
Leichtarbeiter						
kcal	2200	2400	2600	2800	3000	3200
MJ	9,2	10,0	10,8	11,7	12,5	13,4
Mittelschwerarbeiter						
kcal	2700	2950	3200	3450	3700	3950
MJ	11,3	12,3	13,4	14,4	15,4	16,5
Schwerarbeiter						
kcal	3200	3500	3800	4100	4400	4700
MJ	13,4	14,6	15,8	17,1	18,4	19,6
Schwerstarbeiter						
kcal	3600	3950	4200	4550	4900	5250
MJ	15,0	16,5	17,5	19,0	20,4	21,9

| weibliche Personen | Körpergewicht (kg) | | | | | |
	40	50	60	70	80	90
Leichtarbeiter						
kcal	1900	2050	2200	2350	2500	2650
MJ	7,9	8,5	9,2	9,8	10,4	11,0
Mittelschwerarbeiter						
kcal	2400	2600	2800	3000	3200	3400
MJ	10,0	10,8	11,7	12,5	13,4	14,2
Schwerarbeiter						
kcal	2900	3150	3400	3650	3900	4150
MJ	12,1	13,1	14,2	15,2	16,3	17,3

Quelle: *Wirths, W.:* Ernährungs-Umschau, **22**, 263 (1975).

Eine exakte Berechnung des Energiebedarfs für Betätigung ist nur möglich unter Verwendung von individuellen Meßwerten durch den Respirationsversuch. Durchschnittswerte für verschiedene Berufe und Sportarten sind im Abschnitt 2.10.5., S.76ff. gegeben. Der Hinweis muß aber wiederholt werden, daß die Unterschiede des Bedarfs von Mensch zu Mensch sehr groß sind. Geschicklichkeit, Trainingszustand, Bewegungsdrang, Kondition lassen sich nicht ohne Messung erfassen.

2.11.

Beispiele für die Berechnung des Energiebedarfs (in gerundeten Zahlen)

1. Mittelschwer arbeitender Mann,
z. B. Werkzeugmacher

	kcal	kJ
Alter 56 Jahre		
Körpergewicht 77,2 kg		
Körperlänge 172 cm		
Grundumsatz	1610	6740
Berufsarbeitsumsatz	900	3760
Zuschläge für		
a) Bewegungen in der Freizeit	400	1670
b) unvollständige Resorption und spezifisch-dynamische Wirkung (je 6% des gesamten Energieumsatzes)	390	1630
Insgesamt	3300	13800

2. Vorwiegend sitzend tätige Frau,
z. B. Buchhalterin

	kcal	kJ
Alter 37 Jahre		
Körpergewicht 62,4 kg		
Körperlänge 163 cm		
Grundumsatz	1380	5770
Berufsarbeitsumsatz	480	2010
Zuschläge für		
a) Bewegungen in der Freizeit	400	1670
b) unvollständige Resorption und spezifisch-dynamische Wirkung (je 6% des gesamten Energieumsatzes)	300	1260
Insgesamt	2560	10710

3. Schüler

	kcal	kJ
Alter 12 Jahre		
Körpergewicht 38,4 kg		
Körperlänge 150 cm		
Grundumsatz	1500	6280
Zuschläge für		
a) Bewegungen in Schule und Freizeit (Leistungssportler mit täglichem Training)	900	3760
b) unvollständige Resorption und spezifisch-dynamische Wirkung (je 6% des gesamten Energieumsatzes)	320	1340
Insgesamt	2720	11380

4. Schülerin

	kcal	kJ
Alter 14 Jahre		
Körpergewicht 49,5 kg		
Körperlänge 161 cm		
Grundumsatz	1390	5820
Zuschläge für		
a) Bewegungen in Schule und Freizeit (Beispiel für geringen Bewegungsumsatz)	400	1670
b) unvollständige Resorption und spezifisch-dynamische Wirkung (je 6% des gesamten Energieumsatzes)	240	1000
Insgesamt	2030	8490

Für die Berechnung des GU benötigt man Körpergewicht und Körperlänge sowie Geschlecht und Lebensalter. Aber es ist nicht sinnvoll, für Übergewichtige oder Untergewichtige diese Daten in die Berechnung für den GU einzusetzen. Man müßte sich vielmehr auf Normalgewichte beziehen. Aber auch das „Normalgewicht" ist keine feste Größe. Ein muskulöser Schwerarbeiter oder Schwergewichtssportler kann bei demselben Gewicht normalgewichtig sein, bei dem ein fetter, muskelarmer Mensch weit übergewichtig ist. Allein anthropometrische Messungen können also entscheiden, ob die Energiezufuhr eines Menschen langfristig richtig, ungenügend oder überreichlich ist. Hat man dies einmal festgestellt, so ist die regelmäßige Feststellung des Körpergewichts das beste Mittel, die Richtigkeit der Energiezufuhr zu kontrollieren. Trotzdem kann man Anhaltspunkte für Normalgewichte nicht entbehren.

Kapitel 2.12. Methoden und Formeln
für die Bestimmung des Normalgewichts

Ein Normalmaß für das der Körperlänge, dem Konstitutionstypus und dem Alter entsprechende Gewicht existiert nicht. Man spricht von „Durchschnittsgewicht", „Normalgewicht", „Standardgewicht", „Referenzgewicht", „Sollgewicht", „Optimalgewicht", „Idealgewicht", ohne diese Bezeichnungen genau definieren zu können.

Für das Wachstumsalter (bis 18 Jahre) publizierte *Heimendinger* (1958) anthropometrische Messungen an 5000 Basler Kindern. In einer Tabelle sind die Durchschnittsgewichte und -längen, getrennt für Knaben und Mädchen wiedergegeben, und zwar geordnet nach Perzentilen (10, 25, 50, 75, 90). Das große Material erlaubt eine derartige Unterteilung. Die Tabelle hat den Nachteil, daß alle Messungen in einem begrenzten geographischen Gebiet vorgenommen wurden, weshalb *Heimendinger* einen Vergleich mit anderen, wenn auch weniger umfangreichen Erhebungen durchführt. Außerdem ist zu berücksichtigen, daß inzwischen die Acceleration noch etwas weiter fortgeschritten ist.

Der Ausschuß für Nahrungsbedarf der Deutschen Gesellschaft für Ernährung (DGE 1975) hat sich begnügt, Referenzmaße der Größen und Gewichte für den Durchschnitt der verschiedenen Lebensalter aufzustellen, die in Tabelle 2.13 wiedergegeben sind. Zahlreiche Erhebungen während der letzten Jahre in der Bundesrepublik Deutschland zeigen, daß diese erheblich überschritten werden. Die Tabelle 2.6 enthält die für die entsprechenden Lebensalter beider Geschlechter empfohlene Energiezufuhr. Abweichungen für verschiedene Körpermaße müssen berücksichtigt werden.

Für Erwachsene gibt es eine Reihe von Methoden und Formeln, um das erstrebenswerte Körpergewicht zu errechnen. Schon ihre große Zahl zeigt, daß keine von ihnen voll befriedigend ist. Im folgenden sind einige Beispiele angeführt, nach denen öfter gearbeitet wird. Der Broca-Index ist der älteste und immer noch viel gebrauchte wegen seiner Einfachheit. Er nimmt für Männer an, daß das Normalgewicht in kg der Länge in cm über 100 cm entsprechen soll. Das trifft im Durchschnitt nur für Männer von etwa 170 cm Länge und 70 kg Gewicht zu. Klei-

Tab. 2.13   *Referenzmaße für Kinder und Jugendliche**)

		cm		kg	
		m	w	m	w
Säuglinge	0– 6 Monate	59	58	5,3	5,2
	7–12 Monate	72	70	9,2	8,4
Kinder	1– 3 Jahre	94	92	14,0	13,5
	4– 6 Jahre	115	115	20,2	20,0
	7– 9 Jahre	134	133	28,9	28,6
	10–12 Jahre	149	151	39,2	42,1
	13–14 Jahre	165	162	52,7	53,5
Jugendliche	15–18 Jahre	175	164	63,9	56,6

*) Mittelwerte aus zahlreichen Erhebungen in der Bundesrepublik Deutschland.

Quelle: Deutsche Gesellschaft für Ernährung: Empfehlungen für die Nährstoffzufuhr, Umschau Verlag, Frankfurt/Main, (1975).

2.12.

nere Männer müssen mit abnehmender Länge mehr, größere mit zunehmender Länge weniger wiegen.

Der Rohrer-Index verwendet folgende Formel:

$$\frac{\text{Körpergewicht in g} \times 100}{(\text{Körperlänge in cm})^3} = X.$$

Normale Verhältnisse sollen für Männer bei X = 1.4, für Frauen bei X = 1.3 vorliegen.

Das sogenannte Optimalgewicht nach *Ott* arbeitet mit folgender Formel für Gewicht (G) in kg:

für Männer G = A − ⅕ (A − 52), wobei A die Länge über 100 cm bedeutet,
für Frauen G = A − ⅖ (A − 52).

Diese Formel hat sich im allgemeinen bewährt, wenn auch die Optimalgewichte für Männer relativ niedrig liegen. Eine einfache Faustregel (*Wirths*, 1974) ließ sich innerhalb ± 10% aus Messungen von mehr als 20000 Personen ableiten. Das Gewicht (G) in Gramm soll liegen:

Für Männer G = Körperlänge in cm × 400 ± 10%
Für Frauen G = Körperlänge in cm × 350 ± 10%.

Innerhalb dieser Gewichtsbereiche liegen die Normalwerte.

In den Wissenschaftlichen Tabellen, Documenta Geigy (1975), sind auf S. 701 Tabellen für Durchschnitts- und Idealgewichte Erwachsener abgedruckt. Sie berücksichtigen das Lebensalter bis 19 in 2-Jahresmitteln, bis 29 in 5-Jahresmitteln, von da bis 69 in 10-Jahresmitteln, und die Körperlänge. Die Durchschnittsgewichte stammen aus Erhebungen der Society of Actuaries der USA (1959); die Idealgewichte sind von der Metropolitan Life Insurance (1959) aufgestellt worden. Beide Erhebungen haben den Nachteil, daß die Wägungen in „Hauskleidung" vorgenommen und die Längen mit Schuhen gemessen wurden, was erhebliche Ungenauigkeiten mit sich bringt. Für das „Idealgewicht" hat die Metropolitan Life Insurance die Lebenserwartung als Maßstab verwendet. Sie unterscheidet dabei leichten, mittelschweren und schweren Körperbau, was für viele Menschen nicht einwandfrei zu erkennen ist. Die angegebenen Schwankungsbreiten sind erheblich. Es muß jedoch die Frage aufgeworfen werden, ob die erstaunlich niederen Idealgewichte, die sich allein von der Lebensdauer herleiten, auch für eine volle Erfüllung menschlichen Daseins ausreichen. Tatsächlich sind viele Menschen im Bereich des „Idealgewichts" weniger leistungsfähig als bei einem um 5−15% höheren Gewicht. Wenn eine Neigung zu Fettansatz besteht, darf das Idealgewicht nicht durch Abbau von Muskelmasse und mit Abnahme der Leistungsfähigkeit erreicht werden. Dies konnte experimentell bestätigt werden. Bei männlichen Versuchspersonen im Alter von 23−26 Jahren, die sich ungefähr im gleichen Trainingszustand befanden, wurde in Belastungsversuchen am Fahrradergometer die Pulsfrequenz gemessen. Es zeigte sich, daß diejenigen Versuchspersonen, deren Körpergewicht in engem Bereich um das Idealgewicht lag, einen wesentlich rascheren Anstieg der Pulsfrequenz hatten als solche, deren Gewicht bis zu 15% darüber lag. Auch die Ausdauer der leichteren Personen war wesentlich geringer (*Wirths*, 1977).

Kapitel 2.13. Energiereserven

2.13.1. Zusammensetzung und Menge der Energiereserven

Nur bei ganz gleichmäßiger Betätigung und ihr vollkommen entsprechender Ernährung wäre mit einem täglichen Ausgleich der Energiebilanz zu rechnen. Da dies fast nie zutrifft, benötigt der Körper Energiereserven, um Bedarfsschwankungen auszugleichen. Wie Tabelle 2.14 zeigt, belaufen sich die Reserven eines 65 kg schweren, gut ernährten Mannes auf etwa 290 MJ (70000 kcal). Er könnte damit einen täglichen Energiebedarf von 12 MJ (2700 kcal) 25 Tage lang decken. Allerdings sind die Kohlenhydratvorräte gering. Die verfügbare Kohlenhydratreserve würde nicht einmal für die Deckung des GU eines Tages reichen. Tatsächlich werden auch ohne Nahrungsaufnahme stets Kohlenhydrat, Fett und Protein nebeneinander umgesetzt, um die benötigte Menge an ATP zu bilden. Nur für die kurze anaerobe Phase bei Beginn einer Muskeltätigkeit sind Kohlenhydrate allein verwendbar. Überschüssige Kohlenhydrate werden in Fett umgewandelt und dieses deponiert.

Von der Nahrungsaufnahme, deren Zusammensetzung meist nicht derjenigen des Umsatzes entspricht, wird ein Teil zur momentanen Deckung des Energiebedarfs verwendet, das übrige zur Auffüllung der Depots. Bei einer durchschnittlichen Tagesration von 10 MJ (2400 kcal) stammen ungefähr 4.2 MJ (1000 kcal) nach derzeitigen Verzehrsgewohnheiten aus Kohlenhydraten. Da Kohlenhydrate nach Spaltung in Monosaccharide rascher resorbiert werden als Fette und Proteine, ist dies zweckmäßig. Der rasche Umsatz trifft in erster Linie auf Glucose zu; Fructose wird etwas langsamer resorbiert, wenn auch rascher als Fett und Proteine.

Tab. 2.14 *Wahrscheinliche Energiereserven eines gut ernährten Mannes (65 kg)*

	Körper- gehalt kg	Reservebestand		Aus- nutzung*) g/Tag	Zeit der Erschöpfung Tage
		kg	kcal		
Kohlenhydrate	0,5	0,15	600	–	< 1
Protein	11,0	2,4	9 600	60	~40
Fett	9,0	6,5	58 500	150	~40

*) Abbau unter der Voraussetzung einer Energieausgabe von 1600 kcal/Tag.

Quelle: *Durnin, J. V. G. A.* and *Passmore, R.:* Energy, work and leisure. Heinemann Educational Books Ltd., London, S. 130, 1967.

2.13.2. Folgen der Unterernährung

Lassen sich in Zeiten der Unterernährung die verbrauchten Energiereserven des Körpers nicht mehr vollständig ersetzen, so sinkt die Leistungsfähigkeit und auch die Leistungsbereitschaft als Regulator für die Erhaltung der noch verbliebenen Leistungsfähigkeit. Beispiele dafür lassen sich erhalten, wenn einerseits eine genaue Kontrolle der Nahrungsaufnahme möglich ist, und andererseits die vollbrachten Leistungen nach Art und Umfang exakt zu bestimmen sind. Darüber hinaus ist Erhaltung oder Abnahme des Körpergewichts ein Anzeichen für Ausgleich oder Mißverhältnis zwischen Energieaufnahme und -ausgabe.

Bei Unterernährung werden stets alle drei Gruppen von Energieträgern: Kohlenhydrate, Fette und Proteine nebeneinander abgebaut, wenn auch anfangs bevorzugt Kohlenhydrate und Fette. *Rubner* machte 1917 darauf aufmerksam, daß der Energieverbrauch allen anderen Anforderungen an den Nahrungsbedarf übergeordnet ist: „Die erste wichtige Maßregel in Notzuständen ist vom ernährungsphysiologischen Standpunkt die Deckung der Energiebedürfnisse. Erst in zweiter Linie steht die Befriedigung des Eiweißbedürfnisses. Ich habe auf diese Notgesetze in diesen Kriegszeiten [Erster Weltkrieg] oft hingewiesen, ohne richtig verstanden worden zu sein. Sie als allgemeine Grundsätze der Volksernährung hinzustellen, wäre aber ein großer Irrtum; was vorübergehend zu billigen ist, kann recht wohl auf die Dauer unerlaubt sein."

Die Situation Deutschlands im Ersten Weltkrieg trifft heute auf viele Entwicklungsländer zu. Die Deckung des Energiebedarfs hat Vorrang, aber damit ist die Deckung des Proteinbedarfs noch keineswegs gewährleistet.

Während des Zweiten Weltkriegs und in der ersten Folgezeit war die Möglichkeit zu Studien über die Folgen von Unterernährung in Deutschland gegeben. Die Lebensmittelrationierung wurde streng durchgeführt. Die Kriegssituation verlangte vollen Arbeitseinsatz. Wo die technischen Voraussetzungen sich nicht veränderten, entsprach die Produktion der von der Energieaufnahme begrenzten Leistungsfähigkeit.

Ein charakteristisches Beispiel war das Absinken der durchschnittlichen Förderleistung des Ruhrkohlenbergbaus während der Kriegs- und Nachkriegszeit (siehe Abb. 2.8). Die Produktion sank von Kriegsbeginn bis zum Tiefpunkt der Nahrungsversorgung im Jahr 1946 von 2 t je Mann und Schicht auf 0.9 t, wobei je geförderte Tonne Kohle knapp 1200 Arbeitskalorien erforderlich waren. Eine Ausnahme bildete die Zeit der ersten einschneidenden Rationskürzung im April 1942. Hier folgte der Abfall der Produktion erst im Abstand von etwa einem halben Jahr dem Rückgang der verfügbaren Arbeitskalorien. Während der Kriegs- und Nachkriegszeit verloren die Bergleute durchschnittlich ungefähr 5 kg an Gewicht. Ein erheblicher Teil dieses Gewichtsverlustes dürfte im Sommer 1942 eingetreten sein (*Kraut* und *Bramsel*, 1951).

Ein anderes Beispiel ist die Produktion in einem Stahlwerk, in dem während der ganzen Beobachtungszeit (bis Mitte 1943) das Produktionsprogramm nicht

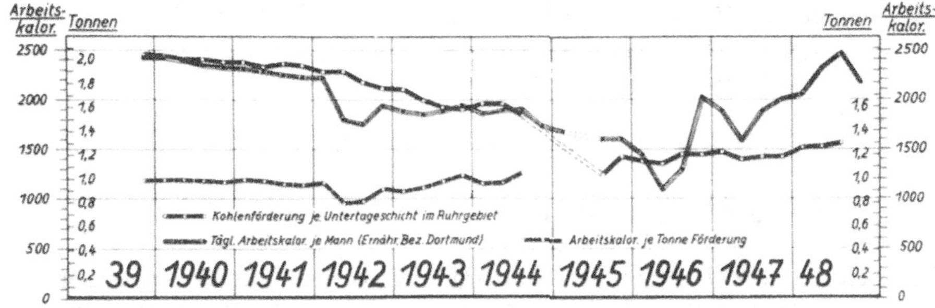

Abb. 2.8: Ernährung und Leistung im Bergbau während des 2. Weltkriegs.

Quelle: *Kraut, H.:* Ernährung und Leistungsfähigkeit, Arbeitsgem. f. Forschung des Landes Nordrhein-Westfalen, Heft 3, S. 11 (1951).

geändert worden war (siehe Abb. 2.9). Wiederum ist die Parallelität zwischen Ernährung und Erzeugung deutlich zu erkennen, ebenso die Ausnahme im Sommer 1942.

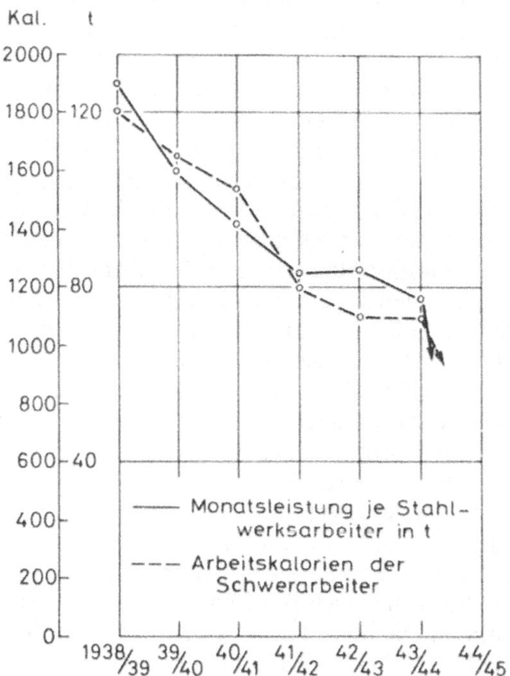

Abb. 2.9: Ernährung und Leistung in einem Stahlwerk während des 2. Weltkriegs.

Quelle: *Kraut, H.:* Ernährung und Leistungsfähigkeit, Arbeitsgem. f. Forschung des Landes Nordrhein-Westfalen, Heft 3, S. 12 (1951).

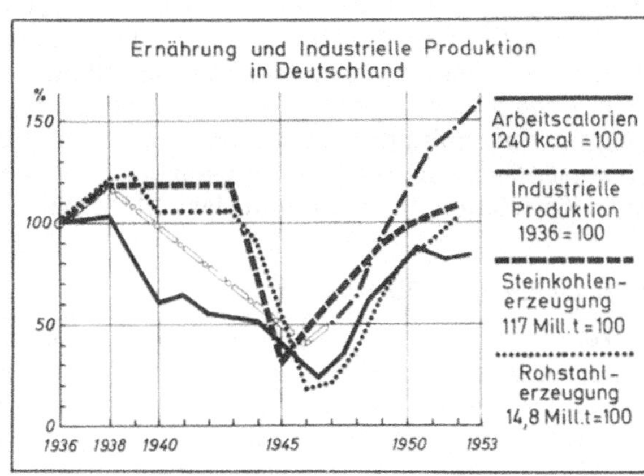

Abb. 2.10: Ernährung und industrielle Produktion in Deutschland. 1936 bis 1953

Quelle: *Kraut, H.:* Die ernährungsphysiologischen Voraussetzungen hoher Leistungsfähigkeit, Internat. Z. f. Vitaminforschung **32,** 305 (1962).

2.13.

Derselbe Zusammenhang wird belegt durch den Vergleich der verfügbaren Arbeitskalorien mit der gesamten industriellen Produktion, mit der Kohleförderung und mit der Rohstahlerzeugung in Deutschland zwischen 1936 und 1953, wie in Abbildung 2.10 dargestellt. Hierbei ist die Produktion des Jahres 1936 jeweils zu 100% gesetzt. Die Abbildung zeigt einige interessante Details. Von 1936 bis 1938 stieg der durchschnittliche Nahrungsverbrauch der deutschen Arbeiter etwas an, wesentlich mehr die industrielle Produktion. Dies ist in erster Linie auf Rationalisierungsmaßnahmen zurückzuführen, wie sie nach dem Abklingen der Wirtschaftskrise der 30er Jahre erfolgten. Nach dem Krieg stieg die Kohleförderung sehr bald wieder an, während die übrige industrielle Produktion noch mindestens ein Jahr lang absank. Dies ist erklärlich, denn die Bergleute erhielten zur Ankurbelung der europäischen Wirtschaft schon in der zweiten Hälfte des Jahres 1945 Zulagen von Nahrungsmitteln, während der Tiefpunkt der allgemeinen Nahrungsversorgung erst in den Jahren 1946 und 1947 eintrat. Die Nahrungsversorgung erreichte auch zu Anfang der 50er Jahre noch nicht die Vorkriegshöhe. Daß trotzdem die Produktion über das Vorkriegsniveau anstieg, war wiederum der nun sehr stark einsetzenden Rationalisierung zuzuschreiben.

Auch unter normalen Verhältnissen kommt es vor, daß der Energiebedarf über einige Wochen nicht vollständig gedeckt wird, insbesondere, wenn saisonale Arbeitsspitzen mit Zeiten geringerer Arbeitsbelastung abwechseln. Ein hoher Energieumsatz trifft z. B. bei der Landarbeit für die Erntezeit zu (*Wirths* und *Nakamura*, 1970). Eine spezielle Untersuchung über die Belastung von 120 Waldarbeitern (*Wirths*, 1971) ergab, daß in Zeiten des Holzeinschlags in den Wintermonaten über einen Zeitraum von etwa 6 Wochen Energieausgaben bis zu 29 MJ = 7000 kcal je Tag vorkamen. Die höchste Energiezufuhr in der Beobachtungszeit lag aber noch unter 21 MJ = 5000 kcal. Es ist bemerkenswert, daß selbst bei höherem Nahrungsangebot nach einem abwechslungsreichen Kostplan die Versuchspersonen nicht bereit waren, mehr Nahrung zu sich zu nehmen, auch wenn diese in häufigeren kleinen Mahlzeiten angeboten wurde. In der Zeit der hohen Arbeitsbelastung verloren die Waldarbeiter erheblich an Gewicht. Der Verlust lag zwischen 3,5 und 12 kg, durchschnittlich bei 6,3 kg. Nach einem halben Jahr war fast in allen Fällen das ursprüngliche Gewicht wieder erreicht. Über ähnliche Feststellungen berichtet *Fox* (1953) während der Erntearbeiten von afrikanischen ländlichen Familien. Der Gewichtsverlust wurde erst im Verlauf von Monaten ausgeglichen. *Edholm* et al. (1955) untersuchten bei 12 Rekruten über 12 Tage den Energieumsatz bei militärischen Übungen und Sportarten. Sie fanden keine Korrelation zwischen Energieausgabe und -aufnahme der einzelnen Tage, wohl aber eine hohe Korrelation für die Summe der 12 Tage. Mehrfach sahen sie

Tab. 2.15   *Nahrungsverbrauch von 6-Tage-Rennfahrern*

Name	Kalorien	Fett		Kohlenhydrate		Eiweiß		Arbeiskalorien
		g	%Cal	g	%Cal	g	%Cal	
K. B.	5819	166	26,7	780	55,3	254	18,0	4665
H. W.	6124	200	30,7	790	53,4	235	15,9	4855
H. S.	7733	222	27,1	1052	57,2	302	16,3	6286
E. R.	7450	240	30,2	938	52,0	323	17,9	5960
W. L.	7173	232	30,3	900	51,8	310	17,9	5738
H. B.	6681	200	28,1	884	54,7	277	17,2	5345
Mittelwert	6830	210	28,9	891	54,1	284	17,2	5475

Quelle: *Keller, W.:* Ernährungs-Umschau, **5**, 57 (1958).

an Tagen mit besonders hohem Energieumsatz eine geringere Nahrungsaufnahme.

Offensichtlich liegt bei etwa 25 MJ (6000 kcal) die Grenze dessen, was während schwerster körperlicher Belastung täglich aufgenommen und resorbiert werden kann.

Beobachtungen an Sechstage-Rennfahrern (*Keller*, 1958), deren Leistungen im Lauf der 6 Tage oft bis an die äußerste Grenze des Möglichen gehen, ergaben einen Energiegehalt der verbrauchten Nahrung von 28 MJ (6800 kcal). Die Tabelle 2.15 zeigt den Energie- und Proteingehalt der von den einzelnen Rennfahrern verbrauchten Speisen 4 der 6 Rennfahrer verloren während der 6 Tage zwischen 1 und 2,5 kg, die bis zum nächsten Rennen, das meist nach einer Woche begann, wieder aufgeholt werden mußten. *Keller* erörtert, daß es sich hierbei wahrscheinlich nicht um Wasserverlust, sondern um Abbau von Energiereserven handele.

Während in den beiden erwähnten Beispielen die Unfähigkeit, mehr Energieträger bei höchster Leistung aufzunehmen, zu der Abnahme von Energiereserven geführt hatte, können die Regelmechanismen, die zur Anpassung der Leistung an die Energieaufnahme führen, sogar bei beschränktem Nahrungsangebot willentlich außer Funktion gesetzt werden. Hierfür wurde während des Zweiten Weltkriegs ein charakteristisches Beispiel beobachtet (*Kraut*, 1953):

Eine Gruppe von 30 Arbeitern, die mit der Errichtung eines Bahndamms beschäftigt waren, erhielt nach einiger Zeit eine tägliche Nahrungszulage von ungefähr 600 kcal, die allerdings nicht ganz regelmäßig ausgegeben werden konnten. (Siehe Abb. 2.11). Ihre Leistung, die im Abladen von Schutt bestand, folgte während 52 Wochen den zur Verfügung stehenden Arbeitskalorien. Im Durchschnitt stieg die Leistung von 1,4 t je Mann und Stunde durch die Zulage auf 2,2 t. Die

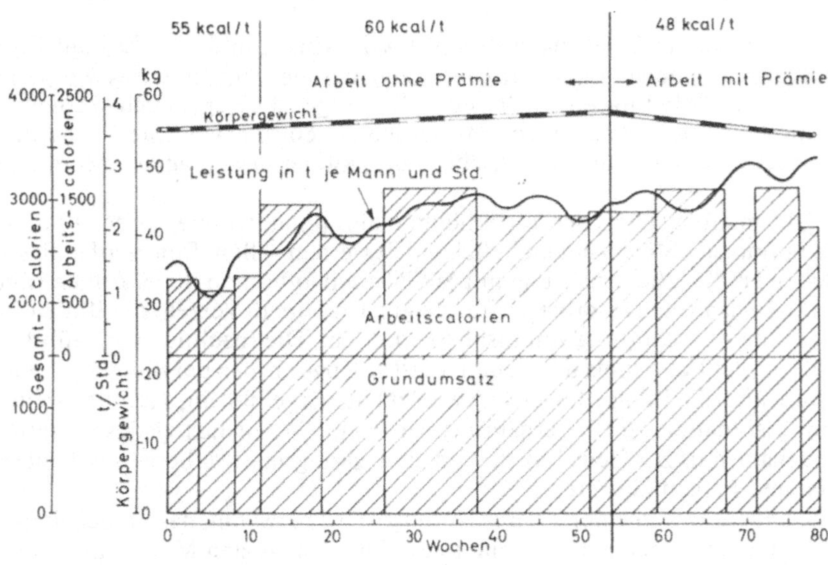

Abb. 2.11: Energiebedarf beim Abladen von Schutt zum Bau eines Bahndamms mit und ohne Prämie.

Quelle: *Kraut, H.:* Leistungsfähigkeit und Ernährung, Experientia-Suppl. I, 58 (1953).

Arbeiter erhöhten dabei im Lauf dieser Zeit ihr Körpergewicht um durchschnittlich 4 kg. Die Gewichtszunahme zeigt, daß für eine Mehrleistung von 0,8 t je Mann und Stunde 600 kcal je Tag reichlich waren. Zur raschen Beendigung des Dammbaus wurde ihnen eine damals sehr begehrte Zigarettenprämie geboten. Sie leisteten nun 3,0 t je Arbeitsstunde, verloren aber in einem halben Jahr durchschnittlich 3,5 kg an Körpergewicht. Eine Berechnung der Arbeitskalorien je Stunde ergibt, daß vor der Zulage 55 Arbeitskalorien je Tonne Leistung zur Verfügung standen, nach der Zulage waren es 60 kcal, nach der Prämie nur noch 48 kcal. Die Gewichtsveränderungen zeigen, daß 60 kcal zu reichlich, 48 kcal dagegen zu wenig waren. Offenbar entsprachen 55 kcal je Tonne dem Bedarf.

Abgesehen von solchen Beispielen einer willentlichen Mehrleistung sorgen die Regelmechanismen für eine Anpassung der Leistung an unzureichende Nahrungszufuhr. Es ist einleuchtend, daß dies zum Überleben der Menschheit notwendig ist, da sich große Teile meist „am Rande des Hungers" befanden un befinden.

2.13.3. Folgen der Überernährung

Zum Überleben der Menschheit gehört auch die Möglichkeit des Anlegens von Energiereserven in Zeiten einer reichlichen Nahrungszufuhr. Jede den Energiebedarf überschreitende Nahrungsaufnahme führt notwendig zur Speicherung von Fett, in geringem Umfang auch von Glycogen. Solange diese Reserven in Mangelzeiten wieder abgebaut werden, ist ihre Anlage unbedenklich, ja sogar notwendig. Bleiben die Reserven in einem Umfang, der auf lange Sicht zum Ausgleich der Energiebilanz durch Mangel führt, gefährden sie nicht die Gesundheit.

Folgt aber auf die Anlagen der Reserven kein Abbau, und wird die hohe Energieaufnahme beibehalten, so tritt eine andauernde Zunahme des Körpergewichts bis zur Verfettung ein. In diesem Fall versagen die Regelmechanismen der Nahrungsaufnahme. Zwar warnt das Sättigungszentrum vor einem Übermaß, aber dieser Reiz ist bei vielen Menschen nur schwach ausgeprägt oder wird sogar unterdrückt.

Es gibt mehrere Ursachen für erhöhte Nahrungsaufnahme, wobei an dieser Stelle hormonale Störungen nicht behandelt werden sollen. Eine der häufigsten Ursachen ist die Überernährung mit Süßigkeiten, oft schon in der frühen Kindheit. Da Zucker rasch resorbiert wird, steigt nach seinem Verzehr der Blutzucker an, was eine Ausschüttung von Insulin verursacht. Die Insulinwirkung führt zur Auffüllung der Fettdepots und dauert meist so lange an, daß der Blutzucker unter die Norm absinkt. Infolgedessen tritt wieder Hungergefühl ein, das durch weitere Nahrungsaufnahme zu Überernährung Anlaß gibt. Wenn die Ingangsetzung dieses Mechanismus zur Gewohnheit wird, muß zwangsläufig Übergewicht mit seinen fatalen Folgen eintreten.

Eine andere Ursache der Überernährung ist, wie erwähnt, das Beibehalten einer Füllung des Magens bis zu einer gewohnheitsmäßigen Menge, auch wenn dieses Quantum nicht mehr notwendig ist, sei es durch Erhöhung des Energiegehalts der aufgenommenen Nahrung oder durch Verminderung des Energiebedarfs. Ersteres konnte in den Jahren nach dem 2. Weltkrieg oft beobachtet werden. Nachdem infolge steigenden Wohlstands die Nahrung konzentrierter, insbesondere fettreicher geworden war, aßen viele Menschen noch dieselben Quantitäten, wobei ihr Körpergewicht erheblich über den vorher eingetretenen

Gewichtsverlust hinaus anstieg. Da die Magenfüllung auch zu den Regelmechanismen des Nahrungsverbrauchs gehört, müßte dieser Teil des Regelsystems willentlich ausgeschaltet werden, wenn Übergewicht vermieden werden soll.

Oft paßt sich der Organismus auch nicht einer Verminderung des Energiebedarfs beim Wechsel der Arbeitsformen an. Dies trat insbesondere bei der Rationalisierung und Automatisierung der Berufsarbeit in den letzten Jahrzehnten ein, wohl einer der wichtigsten Gründe für das weit verbreitete Übergewicht in den industrialisierten Ländern (*Wirths,* 1968).

Beträchtliche Zunahme des Körpergewichts konnte bei manchen Soldaten festgestellt werden, wenn die anstrengende Zeit der Grundausbildung vorüber war, die Nahrungsaufnahme aber konstant blieb (*Wirths,* 1958a, b). Ähnliche Entgleisungen treten oft beim Übergang in den Ruhestand ein, wenn gewohnheitsmäßig die bisherige Ernährung beibehalten wird. In der Gegenwart ist Vermeidung von Übergewicht in den industrialisierten Ländern das verbreitetste und wichtigste Ernährungsproblem. Die Ursachen des Übergewichts sind meist zu hoher Konsum von Fett und Zucker, oft auch hoher Alkoholkonsum. „Eine gewichtige Person" zu sein, ist auch heute noch zuweilen ein Statussymbol, zu dem auch „gutes", nämlich zu fettes und zu süßes Essen gehört.

Bei körperlicher Tätigkeit bewirkt Übergewicht notwendig eine Erhöhung des Energiebedarfs, da bei fast allen Formen körperlicher Arbeit der eigene Körper mitbewegt werden muß. Dickere Menschen bewegen sich allerdings meist langsamer als magere, womit sie ihren Energieverbrauch einschränken (*Jankowski,* 1970). Dies verstärkt noch die Gefahr des Fettansatzes beim Übergang zu geringerer körperlicher Betätigung. Bewußte körperliche Betätigung außerhalb der Berufsarbeit ist daher eines der wichtigsten Mittel, um solche Störungen der Energiebilanz zu vermindern oder zu beseitigen.

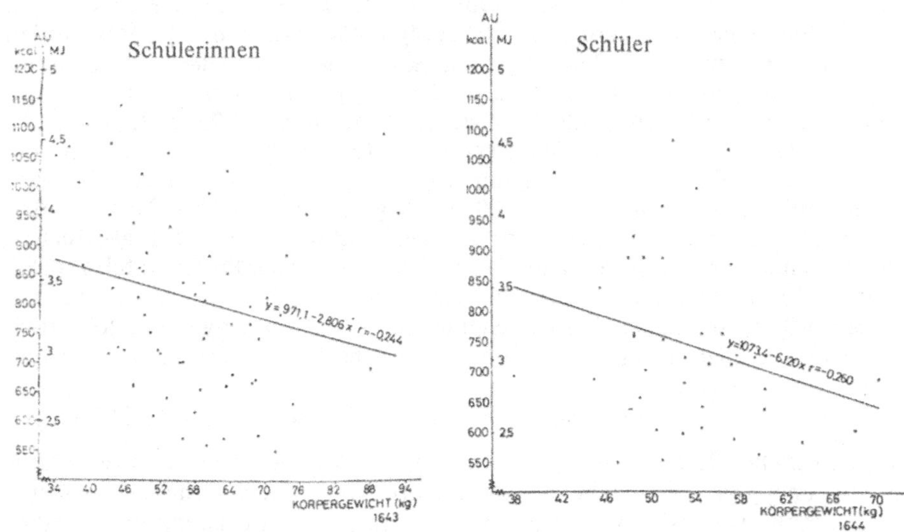

Abb. 2.12: Körpergewicht und Arbeitsumsatz von Schülern und Schülerinnen.

Quelle: *Wirths, W.:* Ernährungswissenschaftliche Grundlagen zur Nährstoffversorgung von Schülern und Studierenden, 3. wiss.-techn. Ernährungsforum Herborn 1976, S. 8.

2.14.

Abbildung 2.12 zeigt bei Schülern und Schülerinnen das Absinken des Arbeitsumsatzes mit steigendem Körpergewicht, wobei der GU unter Einbeziehung des Körperfetts berechnet und vom Gesamtumsatz abgezogen wurde.

Eine Berechnung des Energieaufwands beim Gehen und Laufen in Abhängigkeit von Körpergewicht und Geschwindigkeit geben *van der Walt* und *Wyndham* (1973) an.

Kapitel 2.14. Spezieller Bedarf an Kohlenhydrat und Fett

In bezug auf die Energielieferung können sich Kohlenhydrate und Fette gegenseitig vertreten. Trotzdem gibt es einen speziellen Bedarf an beiden Nährstoffgruppen, denn die Vertretbarkeit geht nicht so weit, daß eine der beiden Gruppen vollständig fehlen könnte. Einige Organe, nämlich Nieren und Erythrocyten und besonders das Gehirn decken ihren relativ hohen Energiebedarf hauptsächlich durch Kohlenhydrate. Das Gehirn allein verbraucht täglich 110–130 g Glucose. Normalerweise stammt diese Glucose aus der Nahrung. Jedoch bildet der Körper auch Glucose aus Aminosäuren (Gluconeogenese). Dies ist allerdings energetisch unökonomisch, da die Überführung der Aminosäuren in Glucose ein endergonischer Prozeß ist, bei dem etwa $\frac{1}{5}$ der Energie verlorengeht. 100 g Protein liefern nur 57 g Glucose (*Bässler,* 1972). Wenn im Hunger, z. B. bei längerem Fasten, der Körper an Glucose und Glycogen verarmt, deckt das Gehirn seinen Energiebedarf hauptsächlich durch Acetessigsäure und α-Hydroxybuttersäure (*Owen* et al., 1967). Diese werden von der Leber aus Fettsäuren gebildet (*Dietze* et al., 1978). Nach einer Zeit der Angewöhnung kann aus Fett auch Glucose gebildet werden. Nach Lipolyse des Fetts in den Depots werden die Fettsäuren zu Acetyl-Co-A abgebaut. Soweit sie nicht in der Leber zu Acetessigsäure aufgebaut werden, folgen sie dem Citronensäurezyklus bis zur Oxalessigsäure, die zu Glucose aufgebaut werden kann (siehe 2.1.2.6. S. 32, Abb. 2.1).
Mc Cellan und *Du Bois* (1930) untersuchten den Stoffwechsel von 2 Personen, die sich in der Arktis ein Jahr lang nur von Fleisch ernährten. Ihre tägliche Nahrung enthielt 100 bis 140 g Protein, 200 bis 300 g Fett und nur 7 bis 12 g Kohlenhydrate in Form von Glycogen; der Energiegehalt betrug 13 MJ (3100 kcal). Bei beiden Personen traten erst Verdauungsstörungen auf, als der Proteinanteil verdoppelt wurde. Sieht man von den vereinzelten Beobachtungen über solche extreme Ernährungsbedingungen ab, so erscheinen 50–60 g Kohlenhydrate erforderlich zur Aufrechterhaltung eines normalen Stoffwechsels, insbesondere zur Vermeidung von Ketonurie.
Eine fettfreie Ernährung wäre energetisch möglich, hätte aber 3 Mängel:

1. Fettlösliche Vitamine werden in Abwesenheit von Fett schlechter resorbiert.
2. Eine energetisch ausreichende fettfreie Ernährung hat ein erheblich größeres Volumen, was insbesondere bei hoher körperlicher Belastung nicht praktikabel wäre. Auch aus geschmacklichen Gründen wird eine sehr fettarme Ernährung abgelehnt.
3. Der Körper bedarf der Zufuhr von essentiellen Fettsäuren, Linolsäure und Arachidonsäure, deren Mangel sich bei Tieren durch Wachstumsstörungen bemerkbar macht. Die essentiellen Fettsäuren sind am Stoffwechsel der Mitochondrien beteiligt.

Eine Ernährung, die zu einem hohen Gehalt an gesättigten Triglyceriden und an Cholesterin im Blut führt, wird für die Entstehung von Arteriosklerose verantwortlich gemacht (*Lang*, 1979). Erhöhung der essentiellen Fettsäuren, insbesondere der Linolsäure, in der Nahrung führt zu einer Senkung des Spiegels der gesättigten Triglyceride und des Cholesterins im Blut. Man empfiehlt daher, daß ein erheblicher Teil des Nahrungsfetts essentielle Fettsäuren enthalten soll. Die Recommended Dietary Allowances (1974) halten eine Zufuhr von 1 bis 2 Prozent der Gesamtkalorien in der menschlichen Ernährung für ausreichend, um Mangelerscheinungen zu verhindern. Bei einer täglichen Energiezufuhr von 2000 bis 3000 kcal entspricht dies ungefähr 4 bis 7 g Linolsäure. Die Deutsche Gesellschaft für Ernährung (1975) empfiehlt je Tag 7−10 g essentielle Fettsäuren.

Kapitel 2.15. Anwendung auf die Ernährung von Sportlern

Eine erhebliche Rolle spielt die Versorgung mit Kohlenhydraten bei langdauernder körperlicher Anstrengung, z. B. bei Langstreckenläufern. *Consolazio* und *Johnson* (1972) empfehlen mindestens 100 g Kohlenhydrate täglich für die Aufrechterhaltung der essentiellen Funktionen des Nervensystems und der anderen Gewebe. Bei Leistungen, die eine Stunde und länger dauern, sinkt der Glycogengehalt der Muskulatur auf niedere Werte ab (*Saltin* and *Hermansen*, 1967). Es kommt bei modernen Marathonläufern vor, daß sie kurz vor dem Ziel zusammenbrechen oder die Orientierung verlieren. *Nöcker* (1974) sieht im Glycogenabfall die Ursache des körperlichen Versagens und empfiehlt bei körperlichen Hochleistungen, die eine halbe bis eine Stunde dauern, die Zufuhr von leicht verdaulichen Kohlenhydraten, am besten von Monosacchariden, z. B. vor der Belastung 1 g Glucose je kg Körpergewicht, sodann eine Stunde nach Beginn der Hochleistung und weiter jede halbe Stunde eine Gabe von 0.25 g Glucose je kg Körpergewicht, zweckmäßig in 5%iger Lösung in Wasser oder Obstsäften.

Zwar decken trainierte Sportleute bei mittlerer Intensität ihren Energiebedarf mehr als nicht trainierte durch Lipide, aber bei höchster Anstrengung ist der Anteil der freien Fettsäuren an der Energielieferung geringer. In der Zeit vor dem Wettkampf im Hochleistungssport ist daher eine die Dauerleistungsfähigkeit erhöhende Ernährung zweckmäßig. Sie soll eine möglichst hohe Reserve an Glycogen im Körper aufbauen. *Bergström* und *Hultmann* (1972) empfehlen dazu, die Muskeln an 2 oder 3 Tagen durch Übung bei kohlenhydratarmer Kost an Glycogen zu verarmen und dann eine kohlenhydratreiche Kost zu geben. Es gibt keine Anzeichen dafür, daß excessive Proteinzufuhr vorteilhaft ist (*Bergström* und *Hultmann*, 1972).

Während des Hochleistungstrainings für die Olympiade in München untersuchte *Wirths* (1972) die Nahrungsaufnahme von Ruderern. Die Aufnahme von Protein stieg im Verlauf des Trainings auf 2.3 g je kg Körpergewicht täglich, davon 84% tierischer Herkunft, die Energieaufnahme von rund 18 auf 20.7 MJ (von 4300 auf 4950 kcal). Mit dieser Ernährung wurde ein Muskelansatz von 1.5 bis 2 kg erreicht. Der Proteinanteil an der Energieaufnahme betrug auch hier rund 12%, der an Lipiden und an Kohlenhydraten je ungefähr 42%. Der Rest entstammte in diesem Fall alkoholischen Getränken. Es ist bemerkenswert, daß die Anteile der Nährstoffe an der Energielieferung sich nicht wesentlich von dem durchschnittlichen Verhältnis unterschieden, das sich für die gesamte Bevölkerung errechnet.

Sportler achten fast immer darauf, daß ihre Körperzusammensetzung den spezifischen Anforderungen ihrer Sportart entspricht. Auch wenn bei Schwerathleten (Gewichthebern, höheren Gewichtsklassen von Boxern und Ringern) ein höheres Körpergewicht erforderlich ist, pflegt der Fettanteil des Körpers relativ gering zu sein. Übergewicht ist in diesem Falle nicht gleich Überernährung. Überernährung ist stets die Folge einer gestörten Energiebilanz.

Kapitel 2.16. Berechnung von Energiebedarf und Energieverbrauch von Bevölkerungen

Für Gesundheitsvorsorge und weitere ernährungsmedizinische Belange, aber auch für volkswirtschaftliche Planungen und vergleichende Betrachtungen benötigt man Berechnungen des nationalen Energiebedarfs und seiner Deckung. Hierfür sind zunächst Bestimmungen des Energieumsatzes bei den einzelnen Arbeiten, sodann umfangreiche Erhebungen und Berechnungen über den Bedarf der verschiedenen Bevölkerungsgruppen und über die durch Produktion und Einfuhr verfügbaren Nahrungsmittel erforderlich.

Eine solche Berechnung wird am Beispiel der Bundesrepublik Deutschland dargestellt.

Tabelle 2.16 zeigt die Aufteilung der 61.4 Millionen umfassenden Bevölkerung der Bundesrepublik nach Geschlecht und Altersgruppen. Grundlagen dafür sind Daten des Statistischen Jahrbuchs 1978. Für die Altersgruppen von 15 bis 65 Jahren muß die Berufsschwere berücksichtigt werden. Dies geschieht, indem sie in die Gruppen der Leicht- und Mittelschwer-, Schwer- und Schwerstarbeiter unterteilt werden. Hierfür mußten die 142 Berufe der amtlichen Berufsstatistik den 4 Berufsschweregruppen zugeteilt werden.

Soll die Berufsschwere mit genügender Genauigkeit erfaßt werden, sind umfangreiche Respirationsversuche während Berufsarbeitszeit und Freizeit unerläßlich.

Zahlreiche Beispiele sind in den Tabellen 2.9 und 2.10 enthalten. Die Einordnung in die Gruppen erfolgt nach dem von der Deutschen Gesellschaft für Ernährung (1975) publizierten Schema.

Selbstverständlich ist der Energieumsatz in der Freizeit von Mensch zu Mensch und von Tag zu Tag großen Schwankungen unterworfen. Bei der Angabe eines durchschnittlichen Energiebedarfs für die Freizeit kann es sich daher nur um eine Schätzung handeln.

Hausfrauen gehören je nach der Anzahl der zu versorgenden Personen zu den Gruppen der leicht und mittelschwer arbeitenden. Hausfrauen, die bis zu 2 Personen zu versorgen haben, werden als Leichtarbeiter, bei mehr Personen als Mittelschwerarbeiter eingestuft.

Außerdem sind die beiden Sondergruppen der Schwangeren und der Stillenden wegen ihres höheren Energiebedarfs zu berücksichtigen.

Eine historische Betrachtung, (siehe Tab. 2.17) zeigt die enormen Veränderungen der Berufsschwere in den letzten 100 Jahren. Eindrucksvoll ist der hohe Zuwachs an Leichtarbeitern und ein entsprechender Rückgang an körperlicher Schwer- und Schwerstarbeit.

Anzumerken ist, daß für die Jahre 1950 und 1978 die Hausfrauen in die Berufsschweregruppierung einbezogen sind. Für die Jahre 1882 und 1925 sind entspre-

Tab. 2.16 *Energiebedarf der Bevölkerung der Bundesrepublik Deutschland in Kilojoule (Kilokalorien)*

Alters- und Berufsschwere Gruppen	Bevölkerung in 1000		Energiebedarf je Person und Tag		Energiebedarf insgesamt je Tag in Millionen	
	m	w	m	w	m	w
Säuglinge unter 1 Jahr	303	288	3140 (750)		950 (227)	904 (216)
Kinder 1 bis 3 Jahre	614	588	5020 (1810)		3084 (740)	2952 (706)
Kinder 4 bis 6 Jahre	1109	1057	6700 (1600)		7422 (1774)	7075 (1691)
Kinder 7 bis 9 Jahre	1410	1343	8370 (2000)		11800 (2820)	11238 (2686)
Kinder 10 bis 12 Jahre	1582	1506	10040 (2400)	8790 (2100)	15890 (3800)	13232 (3163)
Kinder 13 bis 14 Jahre	1060	1010	11290 (2700)	10040 (2400)	11975 (2862)	10142 (2424)
Jugendl. 15 bis 18 Jahre	1982	1884	12970 (3100)	10460 (2500)	25710 (6144)	19706 (4710)
Leichtarbeiter	9716	16114	10040 (2400)	8370 (2000)	97565 (23320)	134842 (32228)
Mittelschwerarbeiter	4478	3034	12550 (3000)	10880 (2600)	56210 (13434)	33005 (7888)
Schwerarbeiter	2003	279	15060 (3600)	13390 (3200)	30170 (7211)	3735 (893)
Schwerstarbeiter	211	–	16740 (4000)	– –	3531 (844)	– –
Schwangere	–	580	– –	10880 (2600)	– –	6310 (1508)
Stillende	–	151	– –	11720 (2800)	– –	1770 (423)
Erwachsene über 65 Jahre	3369	5698	9200 (2200)	7530 (1800)	31011 (7412)	42913 (10256)
Summe	61369					
Summe je Tag					583133 (139372)	
Durchschnitt je Tag			10630 (2540)	8577 (2050)		
			9500 (2270)			
Jahresbedarf in kJ in kcal					213×10^{12} $50{,}8 \times 10^{12}$	

2.16.

Tab. 2.17. *Berufsschwere der Erwerbstätigen in Millionen Personen in Prozent*

	1882	1925	1950	1978
Leichtarbeiter	3,550 21%	7,680 24%	18,680 58%	27,860 72%
Mittelschwerarbeiter	6,590 39%	12,480 39%	6,760 21%	8,130 21%
Schwerarbeiter	4,390 26%	8,000 25%	5,150 16%	2,480 6,4%
Schwerstarbeiter	2,370 14%	3,840 12%	1,610 5%	0,230 0,6%
Erwerbstätige (Mill.)	16,9	32,0	32,2	38,7
Gesamtbevölkerung (Mill.)	45,7	63,2	50,0	61,4

1882 und 1925 Deutsches Reich
1950 und 1978 Bundesrepublik
1950 und 1978 einschließlich Hausfrauen
nach Berechnungen von *W. Wirths*

chende Unterlagen nicht vorhanden. Die Anteile der Leicht- und Mittelschwerarbeiter an der Bevölkerung erscheinen daher im Vergleich zu 1950 und 1978 etwas zu niedrig. Allerdings muß man berücksichtigen, daß damals die Hausfrauenarbeit wesentlich schwerer, vor allem zeitlich länger war als heute, zum Teil sogar zur Schwerarbeit gerechnet werden muß, weil die Zahl der zu versorgenden Personen oft bedeutend größer und die Technisierung noch kaum in den Haushalt vorgedrungen war. Auch der bilanzmäßige Vergleich vom Energiebedarf und Energieverbrauch fußt auf Schätzungen.

Der Energieverbrauch, wie er in den Statistischen Berichten über Ernährung, Landwirtschaft und Forsten regelmäßig jährlich veröffentlicht wird, bezieht sich auf sämtliche üblichen Lebensmittel ohne alkoholhaltige Getränke. Für das Jahr 1977/78 lautet er je Person 2970 kcal/d. Er entstammt der indirekten Ermittlung des Nahrungsverbrauchs, gilt für das Wirtschaftsjahr vom 1. 7. bis 30. 6., und basiert auf den inländischen geschätzten Ernteergebnissen, abzüglich der für Tierfütterung, Saatgut, Pflanzgut verwendeten sowie der durch Schwund und Verderb verloren gehenden Mengen an Lebensmitteln. Zu den verbleibenden Mengen wird der Saldo aus Import und Export sowie der Vorratssaldo addiert. Beim Vorratssaldo handelt es sich um den Endbestand des vorhergehenden gegenüber dem Anfangsbestand des folgenden Wirtschaftsjahres. Dividiert man die für die gesamte Bevölkerung verfügbare Menge durch die Bevölkerungszahl, erhält man die sog. Verbrauchsmenge je Person. Zu dem vorgegebenen Wert des Statistischen Jahrbuchs über Ernährung, Landwirtschaft und Forsten sind die Energiemengen aus alkoholhaltigen Getränken zu addieren. Diese betragen für das Jahr 1977/78 weitere 300 kcal/d. Man erhält dann 3270 kcal/d.

Für Schwund und Verderb dürften von der insgesamt verfügbaren Menge an Nahrungsenergie rund 10% abzuziehen sein, bevor sie zum Verbrauch im Haushalt gelangt.

Folglich bleiben noch 2940 kcal/d. Von der Menge, die in den Verbrauch genommen wird, wird ebenfalls nicht alles verzehrt. Die Verluste, die sich im Haushalt an verzehrbarer Substanz ergeben, sind von Haushalt zu Haushalt, von Großküche zu Großküche sehr unterschiedlich. Sie steigen z. B. mit dem Grad der Wohlhabenheit der betreffenden Haushalte. Nach vorsichtigen Kalkulationen, die auf experimentellen Befunden beruhen, kann man davon ausgehen, daß zur Zeit im Durchschnitt eine Verlustmenge (wastage) von 15% entsteht. Demnach verbleiben von den im Verbrauch befindlichen Energiemengen noch rund 2500 kcal/d für den Verzehr (food as actually eaten). Bei einem Vergleich von Energiebedarf und Energieverbrauch auf dieser Basis errechnet sich in der Bundesrepublik Deutschland je Person und Tag eine Soll-Ist-Relation an Nahrungsenergie von 9500 kJ : 10500 kJ (2270 kcal : 2500 kcal) also von 100 : 110.

Sowohl bei der Verwendung von Angaben über die Bedarfsdeckung in einem einzelnen Land, als auch bei internationalen Vergleichen ist zu bedenken, daß es sich stets um Durchschnittswerte handelt. Auch in einem Land mit überschießender Bedarfsdeckung gibt es Unterversorgte und in Ländern mit ungenügender Bedarfsdeckung ausreichend ernährte und sogar überernährte Personen.

Immerhin führt ein internationaler Vergleich von Energiebedarf und Energieverbrauch zu dem Ergebnis, daß unter den Ernährungsproblemen die Schließung der Energielücke in der Welt an erster Stelle steht.

Literaturverzeichnis zu Teil 2

Literatur zu Kapitel 2.1.

Atwater, W. O. and *Benedict, F. G.:* Metabolism of matter and energy in the human body, US. Dept. of Agric. Exp. Stat. Bull., 44, 63, 69, 109, 136 (1898–1903).
Barnes, E. W., Cooke, N. J., King, A. J. and *Passmore, R.:* Observations on the metabolism of alcohol in man, Brit. J. Nutr., **19**, 485 (1965).
Basu, K. P. and *Basak, M. N.:* Studies in human metabolism, Protein metabolism in Indians, Indian J. Med. Res., **27**, 115 (1939).
Cuthbertson, D. P., Megirr, J. L. and *Munro, H. N.:* A study of the effect of overfeeding on the protein metabolism of man IV The effect of muscular work at different levels of energy Intake, with particular reference to the timing of the work in relation to the intake of food, Biochem. XXXI, 145 (1937).
Karger, W.: Einführung in die Thermodynamik irreversibler Prozesse, in: Bader, H., Heldt, H. W., Karger, W., Lübbers, D. W. Bioenergetik, Urban und Schwarzenberg, München, Berlin, Wien, 1972, S. 113.
Karlson, P.: Kurzes Lehrbuch der Biochemie, 9. Aufl. S. 91, Georg Thieme Verlag, 1974.
Koblet, H.: Physikalische Begriffe in der klinischen Biochemie, G. Thieme Verlag, Stuttgart, 2. Aufl, (1971) S. 107 ff.
Kraut, H. und *Jekat, F.:* Die Abhängigkeit der Stickstoffbilanz von der Energiebilanz, Zs. Ernährungswissenschaft, Suppl., **3**, 84 (1963).
Krebs, H. A.: Gluconeogenesis, Proc. Roy. Soc. B., **159**, 545 (1964).
Krebs, H. A. and *Johnson, W. A.:* The role of citric acid in intermediate metabolism in animal tissues, Enzymologia, 4, 148 (1937).
Lundsgaard, E.: Report to the Expert Committee on alcohol, Geneva, 1953, World Health Organization.
Lusk, G.: Über den Einfluß der Kohlenhydrate auf den Eiweißzerfall, Zs. Biol., **27**, 459 (1890).
Markley, K. S.: Fatty acids, Interscience, Publ. Inc. New York, 1947.
Munro, H. N.: Carbohydrate and fat as factors in protein utilization and metabolism, Physiol. Rev., **31**, 449 (1951).

Lit. zu Teil 2

Netter, H.: Theoretische Biochemie, S. 411, Springer Verlag, Berlin, Göttingen, Heidelberg, 1959.

Orgler, A.: Über Harnausscheidung im Säuglingsalter, Jahrbuch Kinderheilkd., **17**, 383 (1908).

Rosemann, R.: Der Einfluß des Alkohols auf den Eiweißstoffwechsel, Pflüg. Arch., **86**, 307 (1901).

Rubner, M.: Die Vertretungswerte der hauptsächlichsten organischen Nahrungsstoffe im Tierkörper, Z. Biol. XIX, 313 (1883).

Rubner, M.: Die Gesetze des Energieverbrauchs, Verlag Deuticke, Leipzig und Wien, 1902.

Souci, S. W., Fachmann, W. und *Kraut, H.:* Die Zusammensetzung der Lebensmittel, Wissenschaftl. Verlagsgesellschaft Stuttgart, 1962, 1964, 1973.

Literatur zu Kapitel 2.2.

Bässler, K. H., Fekl, W. und *Lang, K.:* Grundbegriffe der Ernährungslehre, Springer Verlag, Berlin, Heidelberg, New York, 1973a, S. 5f.

Bässler, K. H., Fekl, W. und *Lang, K.:* Grundbegriffe der Ernährungslehre, Springer Verlag, Berlin, Heidelberg, New York, 1973b, S. 19f.

Fromm, D.: Insulin and intestinal sugar absorption, Am. J. Clin. Nutr., **22**, 311 (1969).

Gelb, A. M. and *Gerson, C. D.:* Influence of the endocrine glands on small intestine absorption, Am. J. Clin. Nutr., **22**, 305 (1969).

Heinz, E.: Aktiver Transport von Aminosäuren, in Biochem. des aktiven Transports, Springer Verlag, Berlin, Göttingen, Heidelberg, 1961, S. 167–188.

Heinz, E. und *Patlak, C. S.:* Energy expenditure by active transport mechanism, Biochim. Biophys. Acta, **44**, 324 (1960).

Kraut, H. und *Zimmermann, H.:* Gesamtstoffwechsel und Ernährung, in B. Flaschenträger und E. Lehnartz, Physiologische Chemie, II/2c, Springer Verlag, Berlin, Göttingen, Heidelberg, 1959, S. 506–579.

Lehmann, G., Müller, E. A. und *Spitzer, H.:* Der Calorienbedarf bei gewerblicher Arbeit, Arbeitsphysiologie, **14**, 166 (1949/1952).

Prothro, J., Mackeller, J., Reyes, N., Linz, M. and *Chuan, Ch.:* Utilization of nitrogen, energy and sulfur by adoleszent boys fed three levels of protein, J. Nutr., **103**, 786 (1973).

Quastel, J. H.: Absorption by the intestine of substances of small molecular weight; Proc. 6th Intern. Congr. Nutr., Livingstone E. und S., Edinburgh and London (1964), p. 342.

Ricklis, E., Haber, B. and *Quastel, J. H.:* Absorption of mixtures of sugars by isolated surviving guinea pig intestine, Can. J. Biochem. Physiol., **36**, 373 (1958).

Senior, J. R. and *Isselbacher, K. J.:* Direct esterification of monoglycerides with palmityl coenzyme A by intestinal epithelial subcellular fractions, J. Biol. Chem., **239**, 1454 to 1459 (1962).

Souci, S. W., Fachmann, W. und *Kraut, H.:* Die Zusammensetzung der Lebensmittel, Wissenschaftliche Verlagsgesellschaft, Stuttgart, 1962, 1964, 1973.

Wilbrandt, W.: Zuckertransporte, in Biochemie des aktiven Transports, Springer Verlag, Berlin, Göttingen, Heidelberg, 1961, S. 113–144.

Literatur zu Kapitel 2.3.

Benzinger, Th. and *Kitzinger, C.:* Direct calorimetry by means of gradient principle, Rev. Sci. Instr., **20**, 849 (1949).

Kofrányi, E. and *Michaelis, H. F.:* Ein tragbarer Apparat zur Bestimmung des Gasstoffwechsels, Arbeitsphysiol., **11**, 148 (1949).

Kraut, H., Schneiderhöhn, R. und *Wildemann, L.:* Die Arbeitsbelastung der Hausfrau, Intern. Zs. Physiol., einschl. Arbeitsphysiol., **16**, 275 (1956).

Müller, E. A. und *Franz, H.:* Energieverbrauchsmessungen bei beruflicher Arbeit mit einem verbesserten Respirations-Gaszähler, Arbeitsphysiol., **14**, 499 (1952).

Wolff, H. S.: The integrating motor pneumotachograph, a new instrument for the measurement of energy expenditure by indirect calorimetry, Quart. Journ. exp. Physiol., **43**, 270 (1958).

Literatur zu Kapitel 2.4.

Kraut, H., Zimmermann, H., Böhm, M. und *Keller, W.:* Untersuchungen über den Kohlenhydrat- und Fettstoffwechsel bei körperlicher Arbeit
    I. Das Verhalten des respiratorischen Quotienten bei Arbeit ohne vorhergehende Nahrungsaufnahme,
Internat. Zs. Physiol. einschl. Arbeitsphysiol., **16**, 409 (1957a).
Kraut, H., Zimmermann, H., Böhm, M. und *Keller, W.:* Untersuchungen über den Kohlenhydrat- und Fettstoffwechsel bei körperlicher Arbeit
    II. Chemische Veränderungen im Blut bei Arbeit ohne vorhergehende Nahrungsaufnahme,
Internat. Zs. Physiol. einschl. Arbeitsphysiol., **16**, 421 (1957b).
Swift, R. W. and *Fisher, K. H.:* Energy metabolism, in Beaton and Mc Henry: Nutrition Vol. I p. 181, Acad. Press, New York and London (1964).

Literatur zu Kapitel 2.5.

Adams, T. and *Covino, B. G.:* Racial variations to a standardized cold stress, J. Appl. Physiol., **12**, 9 (1958).
Anderson, E. C. and *Langham, W. H.:* Estimation of total body fat from potassium-40 content, Science **133**, 1917, (1961).
Bahner, F.: Fettsucht und Magersucht, Hdb. der Inn. Med., Bd. VII, 4. Aufl., Springer Verlag, 1955, S. 978 ff.
Banerjee, S. and *Bhattarcharjee, R. C.:* Interrelations of the basal metabolic rate and the body composition in adult male and female medical students, Ind. J. Med. Res., **55**, 451 (1967).
Behnke, A. R., Feen, B. G. and *Welham, W. C.:* Specific gravity of healthy men, body weight ./. volume as index of obesity, J. Am. Med. Ass., **118**, 495 (1942).
Benedict, F. G., Miles, W. R., Roth, P. and *Smith, H. M.:* Human vitality and efficiency under prolonged restricted diet, Carnegie Inst. Washgt., Publ., **28**, 701 (1919).
Bergmann, C.: Wärmeökonomie der Tiere, Göttingen, 1848, zitiert nach M. Rubner, Z. Biol., **19**, 535 (1883).
Berkson, J. and *Boothby, W. M.:* Studies of the energy of metabolism of normal individuals, Am. J. Physiol., **121**, 669 (1938).
Berkson, J. and *Boothby, W. M.:* Studies of the energy of metabolism of normal individuals. A comparison of the estimation of basal metabolism from (1) a linear formula and (2) "surface area", Am. J. Physiol., **116**, 485 (1936).
Blunt, K. and *Dye, M.:* Basal metabolism of normal women, J. Biol. Chem., **47**, 69 (1921).
Brody, G. and *Elting, D. C.:* Missouri Agr. Exp. Sta. Res. Bull., **89**, 18 (1926).
Brown, G. M., Bird, G. S., Boag, L. M., Delahayse, D. J., Green, J. E., Hatcher, J. D. and *Page, J.:* Blood volume and basal metabolic rate of eskimos, Metabolism, **3**, 247 (1954).
Brožek, J. and *Grande, F.:* Body composition and basal metabolism in Man: Correlation analysis versus physiological approach, Human Biology, **27**, 22 (1955).
Chiodi, H.: Respiratory adaptations to chronic high altitude hypoxia, J. appl. Physiol., **10**, 81 (1957).
Du Bois, D. and *Du Bois, E. F.:* The measurement of the surface area of man, Arch. Intern. Med., **15**, 868 (1915).
Du Bois, D. and *Du Bois, E. F.:* Clinical calorimetry X. A formula to estimate the approximate surface area of height and weight be known, Arch. Intern. Med., **17**, 863 (1916).
Edelman, J. S. and *Moore, F. D.:* Body Water, Water distribution and water kinetics as revealed by the use of deuterium oxide, J. Clin. Invest., **30**, I, 637 (1951).

Lit. zu Teil 2

Forbech, V. and *Leegaard, F.:* Zur Kenntnis des Ruhestoffwechsels Fettsüchtiger bei diätetischer Entfettung (Unterernährung), Acta Med. Scand., **81**, 351 (1934).

Forbes, G.: Methods for determining composition of the human body, Pediat., **29**, 477 (1962).

Galvão, P. E.: Human heat production in relation to body weight and body surface. III. Inapplicability of surface law on fat men of the tropical zone. IV. General interpretation of climatic influence on metabolism, J. appl. Physiol., **3**, 21 (1950).

Galvão, P. E.: Human heat production in relation to body weight and body surface. I. Inapplicability of the surface law on lean man of the tropical zone, J. appl. Physiol., **1**, 385 (1948).

Ganong, W. F., übersetzt, bearbeitet und ergänzt von *W. Auerswald,* Medizinische Physiologie, Springer Verlag, Berlin, Heidelberg, New York, 1971, S. 258.

Garn, S. M., Clark, L. C. and *Portray, R.:* Relationship between body composition and basal metabolic rate in children, J. appl. Physiol., **6**, 163 (1954).

Gill, M. B. and *Pugh, L. G. C. E.:* Basal metabolism and respiration in men living at 5.800 m (19.000 ft), J. appl. Physiol., **19**, 949 (1964).

Grover, R. F.: Basal oxygen uptake of man at high altitude, J. appl. Physiol., **18**, 909 (1963).

Hannon, J. P. and *Sudman, D. M.:* Basal metabolic and cardiovascular function of women during altitude acclimatization, J. appl. Physiol., **34**, 471 (1973).

Harris, J. A. and *Benedict, F. G.:* A biometric study of basal metabolism in man, Carnegie Inst. Washgt. Publ. Vol., **279**, 266 (1919).

v. Hevesy, G. und *Hofer, E.:* Die Verweilzeit des Wassers im menschlichen Körper, Klin. Ws., **13**, 1524 (1934).

v. Hösslin, H.: Über die Ursache der scheinbaren Abhängigkeit des Umsatzes von der Größe der Körperoberfläche, Arch. Physiol., Physiol. Abt., **1888**, S. 323.

Huston, M. J. and *Martin, A. W.:* Rate of respiration of tissues in contact with oxygen, Proc. Soc. exp. Biol. Med., **86**, 103 (1954).

Jelliffe, D. B.: The assessment of the nutritional status of the community, World Health Organization, Geneva, 1966, S. 72 ff.

Katona, K.: Genauere Grundumsatzbestimmung mit Hilfe des korrigierten Sollwertes, Vitamine und Hormone, **8**, 566 (1962).

Keller, W.: Unveröffentl. Versuche im Max-Planck-Institut für Ernährungsphysiologie in Dortmund.

Keys, A.: The calorie requirement of adult man, Nutr. Abs. Rev., **19**, 1 (1949).

Keys, A. J., Brožek, J., Hentschel, A., Mickelson, O. and *Taylor, H. L.:* The biology of human starvation. Univ. of Minnesota Press (1950).

Keys, A. and *Brožek, J.:* Body fat in adult man, Physiol. Rev., **33**, 245 (1953).

Kleiber, M.: Body size and metabolism of liver slices in vitro, Proc. Soc. exp. Biol. Med., **48**, 419 (1947).

Knipping, H. W.: Respiratorischer Gaswechsel, Blutreaktion und Blutphosphorsäurespiegel bei geistiger Arbeit, Z. Biol., **77**, 165 (1922).

Krebs, H. A.: Body size and tissue respiration, Biochim. Biophys. Acta **4**, 249 (1950).

Krzywicki, H. J. and *Chinn, K. S. K.:* Human body density and fat of an adult male population as measured by water displacement, Am. J. Clin. Nutr., **20**, 305 (1967).

Krzywicki, H. J., Ward, G. M., Rahman, D. P., Nelson, R. A. and *Consolazio, C. F.:* A comparison of methods for estimating human body composition, Am. J. Clin. Nutr., **27**, 1380 (1974).

Lehmann, G.: Das Gesetz der Stoffwechselreduktion in der höheren Tierwelt, Z. f. Naturforschung, **6b**, 216 (1951).

Levine, V. E.: The Basal metabolism of the eskimo, J. Biol. Chem., **128** Proc. LIX (1939).

Loewy, A.: Physiol. des Höhenklimas, Springer Verlag, Berlin (1932), S. 201.

Magnus-Levy, A.: Über die Größe des respiratorischen Gaswechsels unter dem Einfluß der Nahrungsaufnahme, Arch. ges. Physiol., **55**, 1 (1894).

Marmet, J. und *Grandjean, E.:* Untersuchungen über das Verhalten des Ruhestoffwechsels während langdauernder Kälteexposition in der Arktis, Helv. Physiol. et Pharm. Acta, **13**, 173 (1955).

Mason, E. D., Jacob, M. and *Mundkur, V.:* Age differences in the basal metabolism and body composition of Indian women in Bombay with prediction standards for the B.M.R., Ind. Journ. Med. Res. **53**, 309, (1965).

Mc Cance, R. A., Neil El, H., Din El, N., Widdowson, E. M., Southgate, D. A. T., Passmore, R., Shirling, D. and *Wilkinson, R. T.:* The response of normal men and women to changes in their environmental temperatures and ways of life, Phil. Trans. R. Soc., **259 B**, 533 (1971).

Mc Millan, M. G., Reid, C. M., Shirling, D. and *Passmore, R.:* Body composition, resting oxygen consumption, and urinary creatine in Edinburgh students, Lancet 1965, Vol. 1, 728.

Meeh, K.: Oberflächenmessungen des menschlichen Körpers, Z. Biol., **15**, 425 (1879).

Miller, A. and *Blyth, C. S.:* Lean body mass as a metabolic reference standard, J. appl. Physiol., **5**, 311 (1953).

Mitchell, H. H.: Comparative Nutrition, Vol. I, p. 29, Acad. Press, New York and London (1962).

Mitchell, H. H.: Comparative Nutrition, Vol. I, p.42, Acad. Press, New York and London (1962).

Nomura, H.: Basal metabolic rate in relation to occupation J. Sci. Labor, **48**, 353 (1973) zitiert nach NAR, **43**, 367, Nr. 3009 (1973).

Passmore, R. and *Draper, M. H.:* Energy metabolism in: A. A. Albanese, Newer Methods of Nutritional Biochemistry Vol. II, p. 41, Acad. Press, New York and London (1965).

Picón-Reátegúi, E.: Basal metabolic rate and body composition at high altitudes, J. appl. Physiol., **16**, 431 (1961).

Politzer, W. M. and *Anderson, I.:* Normal basal metabolic rate, Protein-bound jodine and total cholesterol values in the Shangaan, S. Afr. J. Med. Sci., **22**, 23 (1957).

Robertson, J. D. and *Reid, D. D.:* Standards for basal metabolism of normal people in Britain, Lancet, **262**, 940 (1952).

Robiquet, P. J. et *Thillaye:* Bull. Acad. Roy. de Med. **111**, 1094 (1839), zitiert nach M. Rubner, Z. Biol., **19**, 535 (1883).

Rubner, M.: Die Vertretungswerte der hauptsächlichen organischen Nahrungsstoffe im Tierkörper, Z. Biol., **19**, 535 (1883).

Salter, W. T.: Chemistry and physiology of the thyroid hormone in: The Hormones Vol. II Ed. G. Pincus and K. V. Thimann Acad. Press, New York, 1950, S. 182 ff.

Sasaki, T.: Relation of basal metabolism to changes in food composition and body composition, Fed. Proc., **25**, 1165 (1966).

Sen, R. N. and *Banerjee, S.:* Determination of basal metabolic rate and blood concentrations of protein-bound-jodine, cholesterol and glucose in Indians, Ind. Journ. Med. Res., **46**, 759 (1959).

Steinhaus, A. H.: Studies in the physiology of Exercise, I. Exercise and basal metabolism in dogs, Amer. J. Physiol., **83**, 658 (1928).

Talaat, M., Habib, Y. A. and *El-Khanagry, H.:* Studies on the basal metabolic rate of normal Egyptians, Acta med. Scand., **147**, 221 (1953).

Terzioglu, M. and *Aykut, R.:* Variation in basal metabolic rate at 1.850 km altitude, J. appl. Physiol., **7**, 329 (1954).

Voit, E.: Über die Größe des Energiebedarfs der Tiere im Hungerzustand, Z. Biol., **41**, 113 (1901).

Wakeham, G.: Basal metabolism and the menstrual cycle, J. Biol. Chem., **56**, 555 (1923).

Ward, G. M., Krzywicki, H. J., Rahman, D. P., Quaas, R. L., Nelson, R. A. and *Consolazio, C. F.:* Relationship of anthropometric measurements to body fat as determined by densitometry, potassium-40 and body water, Am. J. Clin. Nutr. **28**, 162 (1975).

Watrous, J. and *Blakely, S. B.:* Usefulness of the basal metabolic rate in pregnancy, Am. J. Obst. Gynecol., **64**, 1310 (1953).

Wilson, E. A.: Basal metabolism from the standpoint of racial anthropology, Am. J. Physiol. Anthrop., **3**, 1 (1945).

Wilson, O.: Basal metabolic rate in the antarctic, Metabolism, **5**, 543 (1956).

Wirths, W.: Ermittlung des Ernährungszustandes, in: Ernährungslehre und Diätetik, Band III, S. 50−89, G. Thieme Verlag, Stuttgart (1974).

Lit. zu Teil 2

Woodword, K. T., Trujillo, T. T., Schuch, R. L. and *Anderson, E. C.:* Correlation of total body potassium with body water, Nature, **178**, 97 (1956).

Yoshimura, M. and *Horvath, S. M.:* Change of basal metabolism in Japanese at USA. Seminar of Fundamental Problems of the Biological Rhythm of the Human Ecosystem p. 49 (1967).

Yoshimura, M., Hori S. and *Yoshimura, H.:* Effect of high-fat diet on thermal acclimation with special reference of thyroid activity, Jap. J. Physiol., **22**, 517 (1972).

Literatur zu Kapitel 2.6.

Aub, J. C., Everett, M. R. and *Fine, J.:* The intravenous administration of amino acids to decerebrate and urethanized cats, Am. J. Physiol., **79**, 559 (1927).

Abelin, J. and *Goldstein, M.:* Über die Mitbeteiligung des Adrenalin und seiner Derivate an der spezifisch-dynamischen Eiweißwirkung beim Menschen, Biochem. Zs., **327**, 72 (1955).

Anderson, R. J. and *Lusk, G.:* Animal calorimetry – The interrelation between diet and body condition and the energy production during mechanical work, J. Biol. Chem., **32**, 421 (1917).

Barnes, E. W., Cooke, N. J., King, A. J. and *Passmore, R.:* Observations on the metabolism of alcohol in man, Brit, J. Nutr., **19**, 485 (1965).

Benedict, F. S. and *Carpenter, Th. M.:* Food ingestion and energy transformations with special reference to the stimulating effect of nutrients, Carnegie Institution, Washington (1918).

Bornstein, A. und *Loewy, A.:* Untersuchungen über den Alkoholumsatz beim Menschen, Biochem. Zs., **191**, 271 (1927).

Borsook, H. and *Winegarden, H. M.:* On the free energy of glucose and of tripalmitin, Proc. Nat. Acad. Sci., **16**, 559 (1930).

Carpenter, Th. M. and *Fox, E. L.:* Gaseous exchange of human subject as affected by small quantities of dextrose, J. Nutr., **2**, 375 (1930a).

Carpenter, Th. M. and *Fox, E. L.:* Gaseous exchange of human subject as affected by small quantities of levulose, J. Nutr., **2**, 389 (1930b).

Chambers, W. H. and *Lusk, G.:* Specific dynamic action in the normal and phlorhizinized dog, J. Biol. Chem., **85**, 611 (1930).

Deuel, H. J., jr.: The respiratory metabolism following the administration of various carbohydrates, J. Biol. Chem., **75**, 367 (1927).

Dock, W.: Relative increase in metabolism of liver and of the tissues during protein metabolism in rat, Amer. J. Physiol., **97**, 117 (1931).

Duneavskii, P. G. A.: Specific dynamic action of different proteins in obesity, Voprosy Pitaniya, **31**, 20 (1972), zitiert nach NAR **42**, Nr. 8481 (1972).

Forbes, G. B.: The law of maximum normal nutrition value, Science, **77**, 306 (1933).

Forbes, G. B. and *Swift, R. W.:* Associative dynamic effects of protein, carbohydrate and fat, J. Nutr., **27**, 453 (1944).

Glickman, N., Mitchell, H. H., Lambert, E. H. and *Keeton, R. W.:* The total specific dynamic action of high-protein and high-carbohydrate diets on human subjects, J. Nutr., **36**, 41 (1948).

Grafe, E.: Beiträge zur Kenntnis der Ursachen der spezifisch-dynamischen Wirkung der Eiweißkörper (nach Versuchen an Menschen und Tieren), D. Arch. Klin. Med., **118**, 1 (1915).

Karl, C. M., Tuttle, W. W. and *Daum, K.:* Effect of protein source on specific dynamic action, J. Am. Diet. Ass., **29**, 1208 (1953).

Köcher, P. H.: Gasstoffwechseluntersuchungen bei Glutaminsäurezufuhr, Z. ges. exp. Med., **118**, 213 (1951/52).

Li Moli, S.: Indagini sperimentali sull'azione dinamico-specifica degli idrolisati proteici somministrati per bocca, Riv. clin. Pediat., **60**, 146 (1957).

Lundsgaard, E.: Über die Ursachen der spezifisch dynamischen Wirkung der Nahrungsstoffe, Skand. Arch. Physiol., **62**, 223 und 243 (1931).

Lusk, G.: Animal Calorimetry, 3. Metabolism after the ingestion of dextrose and fat, including the behavior of water, urea and sodium chloride solution, J. Biol. Chem., **13**, 27 (1912).

Mann, F. C., Wilhelmj, C. M. and Bollman, J. L.: The specific dynamic action of glycocoll and alanine with special reference to the dehepaticed animal, Am. J. Physiol., **81**, 496 (1927).

Mitchell, H. H.: The specific dynamic action of food, Scientia, **49**, 193 (1955).

Miyazaki, K. and Abelin, J.: Über die spezifisch-dynamische Wirkung der Nahrungsstoffe, II. Mitteilung: Die spezifisch-dynamische Wirkung der Kohlenhydrate und der Fette, Biochem. Z., **149**, 109 (1924).

Murlin, J. R. and Lusk, G.: Animal calorimetry, 12. The influence of the ingestion of fat, J. Biol. Chem., **22**, 15 (1915).

Passmore, R. and Draper, M. H.: Energy metabolism in *A. A. Albanese,* Newer Methods in Nutritional Biochemistry Vol. V, p. 41, Acad. Press, New York and London (1965).

Perman, E. S.: Increase in oxygen uptake after small ethanol doses in man, Acta Physiol. Scand. **55**, 20 (1962).

Pittet, Ph., Gygax, P. H. and Jéquier E.: Thermic effect of glucose and amino acids in man studied by direct and indirect calorimetry, Brit. J. Nutr., **31**, 343 (1974).

Rapport, D. and Beard, H. H.: The effects of protein split-products upon metabolism II., J. Biol. Chem., **73**, 299 (1927).

Rapport, D. and Beard, H. H.: The effects of protein split-products upon metabolism, III, J. Biol. Chem., **80**, 413 (1928).

Rubner, M.: Calorimetrische Untersuchungen, Z. f. Biol., **21**, 250 (1885).

Rubner, M.: Die Gesetze des Energieverbrauchs bei der Ernährung, Verlag Deuticke, Leipzig und Wien (1902) S. 70 ff.

Schirlitz, K.: Über die Beziehungen von Blutzuckerhöhe, spezifisch-dynamischer Wirkung und Verbrennung bei einer Anzahl von Kohlenhydraten, Biochem. Z., **183**, 23 (1927).

Schönheimer, R.: The dynamic state of body constituents, Cambridge, Mass. Harvard Univ. Press, 1942, S. 78.

Swift, R. W. and Fisher, K. H. in: Nutr., Vol. I, p. 216 ad. *Beaton, G. H. and Mc Henry, E. W.:* Acad. Press New York, London (1964).

Tuttle, W. W., Horvath, S. M., Presson, L. F. and Daum, K.: Specific dynamic action of protein in man past 60 years of age, J. appl. Physiol., **5**, 631 (1953).

Wilhelmj, C. M.: The specific dynamic action of food, Physiol. Rev., **15**, 202 (1935).

Wilhelmj, C. M. and Bollman, J. L.: The specific dynamic action and nitrogen elimination following intravenous administration of various amino acids, J. Biol. Chem., **77**, 127 (1928).

Wilhelmj, C. M., Bollman, J. L. and Mann, F. C.: Studies on the physiology of the liver, XVII. The effect of the removal of the liver on the specific dynamic action of amino acids administered intravenously, Am. J. Physiol., **87**, 497 (1928).

Wilhelmj, C. M. and Mann, F. C.: The influence of nutrition on the response to certain amino acids. I. The effect of fasting, Am. J. Physiol., **93**, 69 (1930).

Literatur zu Kapitel 2.7.

Achelis, J. D. und Nothdurft, H.: Über Ernährung und motorische Aktivität, Arch. ges. Physiol., **241**, 651 (1939).

Astwood, E. B.: Growth hormone and corticotropin in G. Pincus and K. V. Thimann, The Hormones Vol. III, Acad. Press, New York, 1955, S. 235 ff.

Bahner, F.: Fettsucht und Magersucht, Hdb. Inn. Med. Bd. VII, 1, 4. Aufl. Springer Verlag, Heidelberg, 1955, S. 978 ff.

Björnstrop, P., Ells, H. A. and Bradford, R. H.: Albumin antagonism of fatty acid effect on oxidation and phosphorylation reactions in rat liver mitochondria, J. Biol. Chem., **239**, 339 (1964).

Bode, Ch. und Klingenberg, M.: Die Veratmung von Fettsäuren in isolierten Mitochondrien, Biochem. Z., **341**, 271 (1965).

Lit. zu Teil 2

Davidson, St., Passmore, R. and *Brock, J. F.:* Human Nutrition and Dietetics, 5th Ed. Churchill Livingstone, Edinburgh and London, 1973, p. 10.

Foa, P. P. and *Astwood, E. B.:* Glucagon in G. Pincus and K. V. Thimann The Hormones Vol. IV, Acad. Press, New York and London, 1964, S. 531 ff.

Fritz, J. B.: Action of carnitine on long chain fatty acid oxidation by liver, Am. J. Physiol., **197**, 297 (1959).

Hannon, J. P.: Effect of prolonged cold exposure on components of the electron transport system, Am. J. Physiol., **198**, 740 (1960).

Hird, F. J. R. and *Wiedemann, M. J.:* Oxidative phosphorylation accompanying oxidation of short-chain fatty acids by rat-liver mitochondria, Biochem. J., **98**, 378 (1966).

Karlson, P.: Lehrbuch der Biochemie, G. Thieme Verlag, Stuttgart, 9. Aufl. (1974) S. 200.

Kraut, H.: Leistungsfähigkeit und Ernährung, Experientia-Supplementum, **1**, 54 (1953).

Kraut, H., Zimmermann, H., Böhm, M. und *Keller, W.:* Untersuchungen über den Kohlenhydrat- und Fettstoffwechsel bei körperlicher Arbeit. I. Das Verhalten des respiratorischen Quotienten bei Arbeit ohne vorhergehende Nahrungsaufnahme, Intern. Zs. Physiol. einschl. Arbeitsphysiol., **16**, 409 (1957).

Martius, C. und *Hess, B.:* The mode of action of thyroxin, Arch. Biochim. Biophysics, **33**, 486 (1951).

Martius, C. und *Hess, B.:* Über den Wirkungsmechanismus des Schilddrüsenhormons, Biochem. Z., **326**, 191 (1955).

Parker, V. H.: Uncouplers of rat-liver mitochondrial oxidative phosphorylation, Biochem. J., **97**, 658 (1965).

Ronzoni, E. and *Ehrenfest, E.:* The effect of dinitrophenol on the metabolism of frog muscle, J. Biol. Chem., **115**, 749 (1936).

Schönborn, J., Eysselin, V., Rabast, U. und *Kasper, H.:* Vergleichende Untersuchung des Stoffwechsels unter kohlenhydrat- und fettreicher Formuladiät, Verh. Dtsch. Ges. inn. Med., **80**, 1224 (1974).

Wirths, W.: Verbrauch an zuckergesüßten Erfrischungsgetränken von Schülern und Studenten und deren Energieumsatz, Ernährung/Nutrition **4**, 205 (1980).

Literatur zu Kapitel 2.8.

Bahner, F.: Fettsucht und Magersucht, Hdb. Inn. Med., Bd. VII, 1, 4. Aufl., Springer Verlag, Heidelberg, 1955, S. 978 ff.

Cahill, G. F., jr., Owen, O. E. and *Morghan, A. P.:* The consumption of fuels during prolonged starvation, Advances in enzyme regulation, **6**, 143 (1968).

Cohn, C.: Meal-eating, nibbling and body metabolism, J. Am. Diet. Assoc., **38**, 433 (1961).

Davidson, St., Passmore, R. and *Brock, J. F.:* Human Nutrition and Dietetics, p. 28 5th Ed. Churchill Livingstone, Edinburgh and London (1973).

Debry, G., Rohr, R., Azouaou, G., Vassilitch, J. and *Mottaz, G.:* Etude de l'influence du fractionnement de l'apport calorique en 7 repas sur la chute pondérale des obèses, Nutr. Dieta, **10**, 288 (1968).

Fabry, P., Hejda, S., Cerný, K., Osancova, K. and *Pechar, J.:* Effect of meal frequency in school children changes in weight/height-proportion and skinfold thickness, Am. J. Clin. Nutr., **18**, 358 (1966).

Fabry, P. and *Teperman, J.:* Meal frequency, a possible factor in human pathology, Am. J. Clin. Nutr., **23**, 1059 (1970).

Ganong, W.: Medizinische Physiologie, bearbeitet von *Auerswald, W.,* Springer Verlag, Berlin, Heidelberg, New York (1971), S. 447.

Grafe, E. und *Graham, D.:* Über die Anpassungsfähigkeit des tierischen Organismus an überreichliche Nahrungszufuhr, Zs. Physiol. Chem., **73**, 1 (1911).

Grollman, A., Mc Caleb, W. E. and *White, F. N.:* Glucagon deficiency as a cause of hypoglycemia, Metabolism, **13**, 686 (1964).

Gwinup, G., Byron, R. C., Roush, W. H., Krüger, F. A. and *Hamwi, J.:* Effect of nibbling versus gorging on serum lipids in men, Am. J. Clin. Nutr., **13**, 209 (1963).

Hejda, S. and *Fabry, P.:* Frequency of food intake in relation to some parameters of nutritional status, Nutr. et Dieta, **6**, 216 (1964).

van Ittalie, T. B., Beaudoin, R. and *Mayer, J.:* Arteriovenous glucose differences, metabolic hypoglycemia and food intake in man, Am. J. Clin. Nutr., **1**, 208 (1952).

Keul, J., Haralambie, G. and *Trittin, G.:* Intermittant exercise: arterial lipid substrates and arteriovenous differences, J. appl. Physiol., **36**, 159 (1974).

Kraut, H.: Unveröffentl. Gutachten für die Verwaltung für Wirtschaft der amerik. und britischen Besatzungszone in Frankfurt/M. (1946).

Kraut, H.: Leistungsfähigkeit und Ernährung, Experientia-Supplementum, **1**, 54 (1953).

Lehmann, G.: Das Gesetz der Stoffwechselreduktion in der höheren Tierwelt, Zs. Naturforsch., **6b**, 216 (1951).

Mayer, J.: Genetic factors in human obesity, Ann. New York Acad. Sci., **131**, 412 (1965).

Miller, D. S.: Thermogenesis and obesity, Bibl. Nutr. Dieta, **27**, 25 (1979).

Miller, D. S., Mumford, P. and *Stock, M. J.:* Thermogenesis in overeating man, Am. J. Clin. Nutr., **20**, 1223 (1967).

Passmore, R. and *Ritchie, F. A.:* The specific dynamic action of food and the satiety mechanism, Brit. Journ. Nutr., **11**, 79 (1957).

Somogyi, J. C.: Einige Probleme der Zwischenverpflegung, Schriftenreihe der Schweizerischen Vereinigung für Ernährung, Heft 28 Zürich (1975).

Teperman, J., Brobeck, J. R. and *Long, C. N. H.:* The effect of hypothalamic hyperphagy and of alteration in feeding habitation on the metabolism of the albino rat, Yale J. Biol. Med., **15**, 855 (1943).

Teperman, J. and *Teperman, H. M.:* Adaptive lipogenesis, Ann. N. Y. Acad. Sci., **131**, 404 (1965).

Widdowson, E. M.: Nutritional individuality, Proc. Nutr. Soc., **21**, 121 (1962).

Wirths, W.: Einfluß mangelnder Aktivität und unzureichender Calorienzufuhr auf den Energiewechsel, Zs. Angew. Physiol. einschl. Arbeitsphysiol., **24**, 38 (1967).

Wirths, W.: Der Nahrungsbedarf als Grundlage einer vollwertigen Ernährung in der Gemeinschaftsverpflegung, Schriftenreihe Ernährung und Gemeinschaftsverpflegung, **2**, 9 (1968), Forster Verlag, Zürich.

Wirths, W.: Muskelfunktionsprüfung mit Hilfe von Dynamometermessungen unter Einfluß mangelnder Aktivität unter restriktiver Calorien- und Eiweißaufnahme, Zs. Angew. Physiol. einschl. Arbeitsphysiol., **27**, 116 (1969).

Wirths, W.: Verbrauch an zuckergesüßten Erfrischungsgetränken von Schülern und Studenten und deren Energieumsatz, Ernährung Nutrition **4**, 205 (1980).

Literatur zu Kapitel 2.9.

Brobeck, J. R.: Neural control of hunger, appetite and satiety, Yale J. Biol. Med., **29**, 565 (1957).

Consolazio, C. F., Matoush, L. R. O., Nelson, R. A., Torres, J. B. and *Isaak, G. J.:* Environmental temperature and energy expenditures, J. Appl. Physiol., **18**, 65 (1963).

Fanger, P. O.: Thermal Comfort, Mc Graw Hill Book Company 1973, New York, St. Louis, San Francisco, Düsseldorf, Johannesburg, Kuala Limpur, London, Mexico, Montreal, New Delhi, Panama, Rio de Janeiro, Singapur, Sidney, Toronto.

FAO Nutrition Meetings Report No. 52 Rome (1973).

FAO Committee on Calorie Requirements, FAO Nutritional Studies Nr. 5 Rome (1950).

FAO Second Committee on Calorie Requirements, FAO Nutritional Studies Nr. 15 Rome (1959).

Ganong, W. F.: Deutsche Übers. und Bearb. Auerswald W.: Medizinische Physiologie, Springer Verlag, Berlin, Heidelberg, New York, 1971, S. 223.

Johnson, R. E. and *Kark, R. M.:* Environment and food intake in men, Science, **105**, 378 (1947).

Lehmann, G.: Praktische Arbeitsphysiol., 2. Aufl., G. Thieme Verlag, Stuttgart, 1962, S. 242.

Liebermeister, H.: Die Behandlung der Adipositas, Therapiewoche, **26**, 3311 (1976).

Lit. zu Teil 2

Nadel, E. R., Holmér, I., Bergh, U., Åstrand, P. O. and *Stolwijk, J. A. J.:* Energy exchanges of swimming man, J. Appl. Physiol., **36**, 465 (1974).

National Research Council: Recommended Dietary Allowences, Publ. No. 589, Washington D. C., 1958.

Schneider, M.: Einführung in die Physiologie des Menschen, Springer Verlag, Berlin, Göttingen, Heidelberg, 1971, 16. Aufl., S. 184.

Webster, A. P.: Caloric requirement of man in cold climates, Theoretical consideration, J. Appl. Physiol., **5**, 134 (1953).

Wenzel, H. G.: Die Wirkung des Klimas auf den arbeitenden Menschen. Hdb. d. ges. Arb.-Med., Bd. I., Arbeitsphysiol., Verlag Urban-Schwarzenberg, Berlin, München, Wien (1961), S. 580.

Wenzel, H. G.: Einfluß von Klimagrößen auf den arbeitenden Menschen. Zs. Arb.-Med., Sozialmed., Arb. Hyg., **38**, 139 (1970).

Literatur zu Kapitel 2.10.

Adolph, E. F.: Water metabolism, Ann. Rev. Physiol., **9**, 381 (1947).

Åstrand, J.: Aerobic workcapacity in men and women with special reference to age, Acta Physiol. Scand., **49**, Suppl. **169**, 7 (1960).

Benedict, F. G. and *Benedict, C. G.:* The energy requirements of intense mental effort, Proc. Natl. Acad. Sci. U.S., **16**, 438 (1930).

Christensen, E. H. und *Hansen, O.:* Untersuchungen über die Verbrennungsvorgänge bei langdauernder, schwerer Muskelarbeit, Scand. Arch. Physiol., **81**, 152 (1939).

Consolazio, C. F.: Alimentation et Travail, I. Symp. Intern. à Vittel, Ed. Masson et Cic., 1972, S. 227.

Davidson, St., Passmore, R. and *Brock, J. F.:* Human Nutrition and Dietetics, 5th Ed. Churchill Livingstone, Edinburgh and London, 1973, S. 16.

Deutsche Gesellschaft für Ernährung, Empfehlungen für die Nährstoffzufuhr, Umschau Verlag, Frankfurt/M., 1975.

Durig, A.: Die Theorie der Ermüdung in: E. Atzler, Körper und Arbeit, Georg Thieme Verlag, Leipzig, 1927a, S. 196.

Durig, A.: Die Theorie der Ermüdung in: E. Atzler, Körper und Arbeit, Georg Thieme Verlag, Leipzig, 1927b, S. 250.

FAO Nutrition Meetings, Report Series No. 52, Rome 1973: Energy and protein requirements.

Grandjean, E.: Die zentrale Ermüdung, in Hdb. ges. Arbeitsmed. Bd. I, Arbeitsphysiologie, Verlag Urban und Schwarzenberg, Berlin, München, Wien, 1961, S. 448.

Gsell, D.: Sonderfragen der Ernährung im Alter, Geriatrie und Fortbildung, in: Vorträge des IV. oesterr. Fortbildungskurses für Geriatrie. Verlagsanstalt Berglanddruckerei GmbH., Wien, 1960, S. 453.

Haggard, H. W. and *Greenberg, L. A.:* Between-meal feeding in industry: effects on absenteeism and attitude of clerical employees, J. Am. Diet. Ass., **15**, 435 (1939).

Hensel, H. in: *Precht, H., Christophersen* und *Hensel, H.:* Temperatur und Leben, Springer Verlag, Berlin, Göttingen, Heidelberg, 1955.

Kety, S. S. and *Schmidt, C. F.:* Nitrous oxide method for quantitative determination of cerebral blood flow in man, theory, procedure and normal values, J. Clin. Invest., **27**, 476 (1948).

Knipping, H. W.: Respiratorischer Gaswechsel, Blutreaktion und Blutphosphorsäurespiegel bei geistiger Arbeit, Z. Biol., **77**, 165 (1922).

Kraut, H., Kreysler, J., Lal, K., Mndeme, M., Moshi, H., Oltersdorf, U., Plesser, Th., Schach, E. and *Bock, E.:* Rehabilitation of undernourished children in Tanzania, using locally available food, Ecology of Food and Nutrition, **6**, 231 (1978).

Kraut, H. and *Cremer, H.-D.:* Investigations into Health and Nutrition in East Africa, Afrika-Studien des Ifo-Instituts für Wirtschaftsforschung Nr. 42, Weltforum-Verlag, München, 1969.

Ladell, W. S. S.: The effects of water and salt intake upon the performance of men working in hot and humid environments, J. Physiol., **127**, 11 (1955).

Laurig, W. und *Rohmert, W.:* Ansätze zur Beurteilung von Belastung und Beanspruchung: in *W. Rohmert,* Entwicklung und Erkenntnisse der Arbeitswissenschaft, Schriftenreihe Arbeitswissenschaft und Praxis, Beuth-Vertrieb GmbH, Berlin, Köln, Frankfurt/M., 1974, S. 11.

Lehmann, G.: Praktische Arbeitsphysiologie, 2. Aufl., G. Thieme Verlag, Stuttgart, 1962a, S. 80, 1962b, S. 37, 1962c, S. 154, 1962d, S. 104.

Lehmann, G.: Energetik des arbeitenden Menschen, Hdb. d. ges. Arbeitsmed. Bd. I, Arbeitsphysiol., Verlag Urban und Schwarzenberg, Berlin, München, Wien, 1961, S. 119.

Lehmann, G.: Schwitzen und Trinken bei Hitzearbeit, Zbl. Arb.-Wissensch., **4**, 129 (1950).

Lundgreen, N. P. V.: The physiological effects of time schedule work of lumber workers, Acta Physiol. Scand., **13**, Suppl. 41 (1947).

Marsh, M. E. and *Murlin, J. R.:* Muscular efficiency on high carbohydrate and high fat diets, J. Nutr., **1**, 105 (1928).

Mason, J. W., Hartley, L. H., Kotchen, T. A., Werry, F. E., Pennington, L. L. and *Jones, L. G.:* Plasma thyroid-stimulating hormone response in anticipation of muscular exercise in the human, J. Clin. Endocrinol. Metab., **37**, 403 (1973).

Mayer, J. and *Bullen, B.:* Nutrition and Athletics, VIth Intern. Congr. Nutr. Edinburgh 1963, E. & S. Livingstone Ltd. Edinburgh and London, 1964, p. 27–39.

Müller, E. A.: Ein Leistungs-Pulsindex als Maß der Leistungsfähigkeit, Arb. Physiol., **14**, 271 (1950).

Müller, E. A.: Ein neues ergometrisches Verfahren, Arb. Physiol. **11**, 372 (1941).

Müller, E. A.: Die physische Ermüdung in: Hdb. d. ges. Arb. Med. Bd. I, Arbeitsphysiol. Verlag Urban und Schwarzenberg, Berlin, München, Wien, 1961, S. 437.

Müller, E. A. und *Karrasch, K.:* Wie kann der Werksarzt die körperliche Leistungsfähigkeit messen? Zbl. Arbeitsmed., **3**, 37 (1953).

Müller, E. A. und *Reeh, J. J.:* Die fortlaufende Registrierung bei beruflicher Arbeit, Arb. Physiol., **14**, 137 (1950).

Nielsen, M.: Die Resorptionsarbeit bei Körperruhe und bei Muskelarbeit, Scand. Arch. Physiol., **74**, 299 (1936).

Otis, A. B.: The work of breathing, Physiol. Rev., **34**, 449–458 (1954).

Richter, D.: Biochem. Soc. Symposia, Cambridge, No. 8, 82 (1952).

Rompe, G. und *Rieder, H.:* Orthopädie und Traumatologie, in: *K. H. Hüttemann,* Leistungsmedizin, Sportmedizin, G. Thieme Verlag, Stuttgart, 1976, S. 94.

Saltin, B.: Aerobic and anaerobic work capacity after dehydration, **19**, 1114 (1964), Circulatory response to submaximal and maximal exercise after thermal dehydration, J. Appl. Physiol., **19**, 1114 und 1125 (1964).

Thomson, A. M. and *Hytten, F. E.:* Nutrition in pregnancy and lactation, in: Nutrition Vol. II Ed. *Beaton, G. H.* and *Henry, E. W.:* Acad. Press, New York and London, 1964, p. 103 ff.

Wirths, W.: Comparison of metabolic data in man at different levels of energy expenditure in occupational activities related to nutritional status, Proc. 9th Congr. Nutr. 1972, Vol. 4, p. 96, Karger Verlag, Basel, 1975.

Wirths, W.: Zur körperlichen Belastung älterer Personen in landwirtschaftlichen Betrieben, Nutr. et Dieta, **5**, 260 (1963).

Wirths, W.: Ernährung ausgewählter Bevölkerungsgruppen, Hdb. Ernährung und Diätetik Bd. III, S. 127, Verlag G. Thieme, Stuttgart (1974).

Wirths, W.: Occupational activities and nutritional status in West Germany, Nutrition Proc. X. Intern. Congress, 1975, S. 185, Kyoto, 1976.

Literatur zu Kapitel 2.11.

Deutsche Gesellschaft für Ernährung: Empfehlungen für die Nährstoffzufuhr, Umschau-Verlag, Frankfurt/Main, 1975.

Wirths, W.: Energiebedarf, Ernährungs-Umschau, **22**, 259 (1975).

Lit. zu Teil 2

Literatur zu Kapitel 2.12.

Deutsche Gesellschaft für Ernährung: Empfehlungen für die Nährstoffzufuhr, Umschau-Verlag, Frankfurt/Main, 1975.

Heimendinger, J.: Die Ergebnisse von Körpermessungen an 5000 Basler Kindern von 0 bis 18 Jahren, Schweiz. Med. Wochenschr., **78**, 785, 807 (1958).

Heimendinger, J.: Helv. Paediat. Acta, **19**, 406 (1964), abgedruckt in Documenta Geigy, Wissenschaftliche Tabellen 7. Aufl., G. Thieme Verlag, Stuttgart 1975.

Metropolitan Life Insurance Company: New Weight Standards for Men and Women, Statistical Bulletin, Vol. 40, Nov.-Dec. 1–11 (1959).

Society of Actuaris, Build and Blood Pressure Study, Band 1, Chicago, 1959.

Wirths, W.: Ermittlung des Ernährungszustandes, Ernährung und Diätetik, Bd. III, 50 (1974) Verlag G. Thieme, Stuttgart.

Wirths, W.: Energieumsatz bei muskulärer Arbeit, Aktuelle Ernährungsmedizin, **2**, 46 (1977).

Wissenschaftliche Tabellen, Documenta Geigy 7. Aufl., S. 701 ff., Georg Thieme Verlag, Stuttgart, 1975.

Literatur zu Kapitel 2.13.

Edholm, O. G., Fletcher, J. G., Widdowson, E. M. and *Mc Cance, R. A.:* The Energy Expenditure and Food Intake of Individual Men, Brit. J. Nutr., **9**, 286 (1955).

Fox, R. H.: A study of energy expenditure of Africans engaged in various rural activities, Ph. D. Thesis, Univ. of London, 1953.

Jankowski, L. W.: A study of the relationship of caloric intakes and voluntary energy expenditures to body fatness in fourteen sedentary college men, Diss. Univ. Michigan, Dissertation Abstracts Internat. B (1970), **31**, 2, 836–B.

Keller, W. D.: L'aspetto quantitativo e qualitativo dell' alimaitatione in una gara sportiva ad alto consumo energetico, Lavoro umano Vol. X, 145 (1958).

Kraut, H. und *Bramsel, H.:* Körpergewichtsentwicklung deutscher Arbeiter von 1937 bis 1947, Arbeitsphysiol., **14**, 394 (1951).

Kraut, H.: Leistungsfähigkeit und Ernährung, Experientia, Supplementum 1, 54, Verlag Karger, Basel, 1953.

Rubner, M.: Untersuchungen über Vollkornbrot Arch. Anat. Physiol., Abt. 1917. S. 347.

van der Walt, W. H. and *Wyndham, C. H.:* An equation for prediction of energy expenditure of walking and running, J. Appl. Physiol., **34**, 559 (1973).

Wirths, W. and *Nakamura, M.:* Study of the monthly requirements of calories and the supply of essentiel nutrients in the rural population of different countries, World Rev. Nutr. Diet., **12**, 128 (1970).

Wirths, W.: Nahrungsverbrauch, Calorien- und Nährstoffzufuhr sowie Energieumsatz von Waldarbeitern in der Bundesrepublik Deutschland, Forstarchiv, **41**, 234 (1971).

Wirths, W.: Ernährungsphysiologische Auswertung der Verpflegung in Bundesgrenzschutzorten, Intern. Zs. angew. Physiol., einschl. Arbeitsphysiol., **17**, 316 (1958a).

Wirths, W.: Ernährungsphysiologische Auswertungen von Speiseplänen des Bundeswehrstandortes Andernach, Arch. Hyg. und Bakt., **142**, 453 (1958b).

Wirths, W.: Über den Einfluß von Industriezeitalter und geänderten Arbeitsbedingungen auf die Entwicklung der Fettsucht, in: Fettsucht, Ernährung in Prophylaxe und Therapie Bd. I, S. 23, Lehmanns-Verlag, München, 1968.

Literatur zu Kapitel 2.14.

Bässler, K. H.: Die Bedeutung der Brennstoffzufuhr für die Körperfunktionen, Zs. Ernährungswiss., **11**, 200 (1972).

Deutsche Gesellschaft für Ernährung: Empfehlungen für die Nährstoffzufuhr, Umschau-Verlag, Frankfurt/ Main, 1975.

Dietze, G., Wicklmayr, M. and *Mehnert, H.:* On the keyrole of ketogenesis for the regulation of glucose homeostasis during fasting: Intrahepatic control, ketone levels and peripheral pyruvate oxydation. Biochemical and clinical aspects of ketone body metabolism, ed. *H.-D. Söling* and *C.-D. Genfert,* Georg Thieme Publishers, Stuttgart, 1978, p. 213.

Lang, K.: Biochemie der Ernährung, Verlag Dr. Dietrich Steinkopff, Darmstadt, 4. Aufl., 1979, S. 140ff.

Mc Cellan, W. S. and *Du Bois, E. F.:* Clinical calorimetry, XLV. Prolonged meat diets with a study of kidney function and ketosis, J. Biol. Chem., **87**, 651 (1930).

Owen, O. E., Morgan, A. P., Kemp, H. G., Sullivan, J. M., Herrera, M. G. and *Cahill, G. F.:* Brain metabolism during fasting, J. Clin. Invest., **46**, 1589 (1967).

Recommended Dietary Allowances. National Academy of Sciences, Washington D. C. Eigth revised Edition, 1974.

Literatur zu Kapitel 2.15.

Bergström, J. and *Hultman, E.:* Nutrition for maximal sports performance, J. Am. Med. Ass., **221**, 999 (1972).

Consolazio, C. F. and *Johnson, H. L.:* Dietary carbohydrate and work capacity, Am. J. Clin. Nutr., **25**, 85 (1972).

Nöcker, J.: Die Ernährung des Sportlers, Hofmann Verlag, Schorndorf, S. 30 und 34 (1974).

Saltin, B. and *Hermansen, L.:* Nutrition and physical activity, Symposia of the Swedish Nutrition Foundation V, Uppsala, S. 32 (1967).

Wirths, W.: Energie- und Nährstoffzufuhr von Hochleistungssportlern, Sportarzt und Sportmedizin, **23**, 253 (1972).

3. Teil:

Proteinbedarf

Von Heinrich Kraut und Ernst Kofrányi

3. Proteinbedarf

Kapitel 3.1. Allgemeine Gesichtspunkte.

3.1.1. Die Bedeutung der Proteine in der Ernährung

Im Gegensatz zu den Kohlenhydraten und den Fetten, die nur aus den Elementen C, H und O aufgebaut sind, enthalten die Proteine als wesentlichen Bestandteil Stickstoff, und zwar trotz verschiedenem Aufbau meist ungefähr 16% N. Die Proteine sind das eigentliche Baumaterial der Lebewesen. Das Protoplasma der Zellen besteht vorwiegend aus einer Eiweißlösung, der Zellkern aus Nucleoproteiden, die Zellmembran vorwiegend aus Lipoproteiden. Manche Hormone und alle Enzyme sind Proteine oder Proteide. Auch die Haut-, Haar- und Hornsubstanzen sind Eiweißstoffe. Leber-, Nieren- und Muskelgewebe bestehen zu 70 bis 80% ihres Trockengewichts aus Proteinen.

Im Wachstumsalter dienen die Nahrungsproteine vor allem zum Aufbau der Körpersubstanz. Dies erfordert jedoch, abgesehen vom ersten Lebensjahr, nur einen kleinen Teil der Proteine, die Hauptmenge wird zum Ersatz von abgebauten körpereigenen Proteinen gebraucht. Im Organismus der Heranwachsenden und auch in dem der Erwachsenen findet ein dauernder Auf- und Abbau sowie Umbau der Proteine statt. Dabei treten erhebliche Verluste an stickstoffhaltiger Substanz ein. Diese Verluste zu ersetzen, ist die umfangreichste Aufgabe der Nahrungsproteine. Die abgebauten Proteine gehen, abgesehen von dem beim Abbau aus den Aminogruppen gebildeten Harnstoff, in den Energiewechsel ein, wobei 1 Gramm Protein rund 17 kJ = 4.1 kcal liefert.

Bei ungenügender Energieversorgung wird auch ein Teil des Proteinbestandes zur Energielieferung „verbrannt". Der Energiewechsel rangiert vor dem substantiellen Aufbau- und Erhaltungsstoffwechsel. Bei überschüssiger Proteinzufuhr wird der eingetretene Verlust wieder ersetzt.

3.1.2. Definitionen

Zur Kennzeichnung des Proteinstoffwechsels gibt es eine Reihe von Definitionen:

1. „Rohprotein" ist der Stickstoffgehalt von Nahrungsmitteln, multipliziert mit dem Faktor 6,25. Ihm liegt die Feststellung zu Grunde, daß die Proteine im Mittel 16% Stickstoff enthalten. Dabei wird vernachlässigt, daß die Nahrung auch Stickstoff enthält, der nicht von Proteinen, Peptiden oder Aminosäuren

Für die Mitbearbeitung des Proteinbedarfs von Säuglingen, Kindern und Jugendlichen sind wir Frau Dr. med *Helga Stolley* (Forschungsinstitut für Kinderernährung, Dortmund) sehr zu Dank verpflichtet.
Wie bei Teil 2 haben wir Frau Dr. *I. Schulze-Westen* und Frau *A. Wahle* für ihre Mitarbeit bei der Literaturbeschaffung, sowie Frau *Ch. Weber* für ihre wertvolle Hilfe bei der Aufstellung der Literaturregister und bei der Textkontrolle herzlich zu danken.

stammt. Da es sich dabei meist um kleine Stickstoffmengen handelt, ist diese Vereinfachung üblich.

2. „Verdaulichkeit"
Nicht alle Proteine sind verdaulich (z. B. Haare), manche sind es nur zum Teil (z. B. Pilzproteine). Üblicherweise rechnet man als Verdaulichkeit die Differenz zwischen dem Stickstoffgehalt der Nahrung und dem der Faeces. Dabei wird jedoch nicht berücksichtigt, daß die Hauptmenge des Faecesstickstoffs aus im Darm gewachsenen Bakterien und abgeschilfertem Darmepithel besteht, während unverdauliche Reste der Nahrung nur einen Bruchteil ausmachen. Die Resorption wird der Verdaulichkeit gleichgesetzt.

3. „Stickstoff-Retention" ist die Differenz zwischen der Resorption und der Ausscheidung im Harn.

4. „Stickstoffbilanz" ist die Differenz zwischen der N-aufnahme mit der Nahrung und dem N-verlust durch Harn, Kot, Schweiß, Haare, Haut und Nägel. Viele Bearbeiter vernachlässigen die Verluste durch Schweiß, Haut und Hautanhangsgebilde, obwohl diese bis 10% der N-ausscheidung betragen können.

5. Das „N-bilanzminimum" ist die geringste Proteinaufnahme, mit der der Organismus über längere Zeit Stickstoff-Bilanzausgleich erreichen kann. Für das Bilanzminimum wurde von *Rubner* die kaum mehr verwendete Bezeichnung „physiologisches N-minimum" gebraucht. Im englischen Sprachbereich wird der Ausdruck „minimum N-requirement" verwendet. Bei Änderung von Art und Menge der Proteinaufnahme braucht der Organismus einige Zeit (mindestens eine Woche), bis Bilanzausgleich (steady state) erreicht ist.

6. Die „Abnutzungsquote" ist die Stickstoffausscheidung bei proteinfreier, aber energetisch ausreichender Ernährung. *Rubner* verwendete dafür auch den Ausdruck „absolutes N-minimum", während *Folin* die Bezeichnung „endogenes N-minimum" vorschlug. Im englischen wird auch noch die Formulierung „endogenous minimum N-excretion" gebraucht.

7. „Net Protein Utilization" (NPU) (*Miller* and *Bender*, 1955), gleichbedeutend mit Netto-Protein-Verwertung, wird definitionsgemäß an 2 Gruppen wachsender Ratten im Alter von 4 Wochen bestimmt. Die erste Gruppe erhält eine Woche lang Futter mit dem zu testenden Protein, die andere praktisch proteinfreies, energetisch ausreichendes Futter. Danach werden die Ratten getötet, der N-Gehalt ihrer Körper, sowie der N-Gehalt der beiden Futterarten bestimmt.

$$\text{NPU} = \frac{N1 - N2 - N3 \times 100}{N4}, \text{ wobei } N1 \text{ der N-Gehalt der mit dem zu}$$

testenden Protein gefütterten Tiere, N2 der N-Gehalt der proteinfrei gefütterten Tiere, N3 der N-Gehalt der „proteinfreien" Nahrung, N4 der N-Gehalt der Testnahrung ist.

8. „Protein Efficiency Ratio" (PER), gleichbedeutend mit Protein-Wirkungs-Verhältnis, ist der Gewichtszuwachs je Gramm zugeführten Proteins bzw. Stickstoffs. *Lang* (1979) schlägt dafür die Bezeichnung „Wachstumswert" vor. Dieser wird unter Standardbedingungen an jungen Ratten mit einer 10% Protein enthaltenden Nahrung bestimmt und dient dem Vergleich der biologischen Wertigkeit für den wachsenden Organismus.

9. Als „limitierende Aminosäure" bezeichnet man diejenige essentielle Aminosäure, deren Zufuhr zu dem zu testenden Protein eine Erhöhung der

biologischen Wertigkeit verursacht. Es kommt jedoch öfters vor, daß dieser Effekt bei derselben Testnahrung von verschiedenen essentiellen Aminosäuren bewirkt wird. Nach Zusatz einer ersten limitierenden Aminosäure können weitere limitierende Aminosäuren auftreten.

10. Die „biologische Wertigkeit" (BW) wurde von *Thomas* (1909) wie folgt definiert:
Die BW ist die Anzahl Gramme Körpereiweiß, die durch 100 g des betreffenden Nahrungsproteins ersetzt werden kann.
Thomas berechnete die biologische Wertigkeit nach folgender Formel:

$$BW = \frac{D-(F-Fo)-(U-Uo)}{D-(F-Fo)} \times 100$$

Dabei ist:

D = Stickstoffgehalt der Testnahrung
U = Urinstickstoff bei Testnahrung
Uo = Urinstickstoff bei stickstoff-freier Nahrung
F = Faecesstickstoff bei Testnahrung
Fo = Faecesstickstoff bei stickstoff-freier Nahrung

Die Bestimmung des Kot- und Harnstickstoffs bei eiweißfreier Diät liefert schwankende Resultate. Zudem wird die Produktion von proteolytischen Enzymen in den Verdauungssekreten bei proteinfreier Kost stark vermindert, so daß der Kot-N nicht mehr denselben Betrag wie bei üblicher Ernährung erreicht. Daher verzichteten *Sumner* et al. (1938) auf die Bestimmung des endogenen Kot- und Harn-N und verglichen statt dessen die biologische Wertigkeit von Nahrungsproteinen mit Volleiprotein, dessen Wertigkeit rechnerisch gleich 100 gesetzt wird. *Kofrányi* et al. (1970) schlossen sich diesem Vorgehen an. Danach ist die

$$BW = \frac{N\text{-bilanzminimum mit Volleiprotein}}{N\text{-bilanzminimum mit Testprotein}} \times 100$$

Das N-bilanzminimum ist der reziproke Wert der biologischen Wertigkeit.

11. Der „Chemical Score" wurde von *Mitchell* und *Block* (1946) als Maß der biologischen Wertigkeit eingeführt. Er stellt den prozentualen Anteil der limitierenden essentiellen Aminosäure eines Nahrungsproteins gegenüber ihrem Gehalt im Volleiprotein dar. Die biologische Wertigkeit von Volleiprotein wird also gleich 100 gesetzt.

12. Beim „Essential Amino Acid Index" (EAA Index) geht *Oser* (1951) davon aus, daß die biologische Wertigkeit nicht nur von der einen limitierenden Aminosäure abhängt. Er berechnet daher von jeder der 10 essentiellen Aminosäuren ihren prozentualen Anteil an dem zu testenden Protein und dividiert ihn durch ihren prozentualen Anteil am Volleiprotein. Überschreitet der Anteil einer essentiellen Aminosäure im zu testenden Protein ihren prozentualen Anteil am Volleiprotein, so wird der Bruch gleich 100% gesetzt. Dann wird das geometrische Mittel aus den 10 Brüchen berechnet nach der Formel

$$\text{EAA-Index} = \sqrt[10]{\frac{100a}{a_e} \times \frac{100b}{b_e} \times \ldots \times \frac{100j}{j_e}}$$

oder

$$\log \text{EAA-Index} = \frac{1}{10}\left(\log \frac{100a}{a_e} + \log \frac{100b}{b_e} \times \ldots \times \log \frac{100j}{j_e}\right)$$

wobei a, b, . . . j der prozentuale Anteil der betreffenden Aminosäuren an dem zu testenden Protein, a_e, b_e . . . j_e ihr prozentualer Anteil am Volleiprotein ist.

13. Das „Referenzprotein" wurde eingeführt, um die nach den verschiedenen Methoden bestimmte biologische Wertigkeit vergleichbar zu machen. Man verwendet dafür ein Protein möglichst hoher biologischer Wertigkeit. *Mitchell, Oser* und *Kofrányi* nehmen als Referenzprotein das Volleiprotein. Da bei Volleiprotein die biologische Wertigkeit durch Zulagen gewisser Aminosäuren noch verbessert werden kann, versuchte die Food and Agriculture Organization der Vereinten Nationen (FAO) 1957 ein besseres Vergleichsmuster zu entwickeln, wobei die Erfahrung von *Rose* (1957) die Grundlage bildete. Dieses „provisional pattern" mußte wiederholt revidiert werden (*Swendseid* et al., 1961), so daß die FAO 1965 für experimentelle Zwecke Volleiprotein als Referenzprotein akzeptierte.

14. E/N-Ratio: Verhältnis der essentiellen zu den nichtessentiellen Aminosäuren.

15. A/E-Ratio: Verhältnis einer bestimmten essentiellen Aminosäure zum Gesamtgehalt der essentiellen Aminosäuren.

16. E/T-Ratio: Verhältnis des Stickstoffs aller aufgenommenen essentiellen Aminosäuren zum gesamten Nahrungsstickstoff.

Kapitel 3.2. Chemische Struktur der Proteine

3.2.1. Native Proteine

Als Eiweißstoffe oder Proteine bezeichnet man hochmolekulare Naturstoffe, die vorwiegend Aminosäuren als Bausteine enthalten. Viele Proteine, die Proteide, enthalten neben den Aminosäuren noch andere Bausteine (Kohlenhydrate, Farbstoffe, Lipide, Mineralstoffe). Die Zahl der bisher bekannten Proteine beträgt weit über 1000; viele von ihnen wurden als Reinsubstanz isoliert, manche in kristallisierter Form.

Die Bausteine der Proteine in höheren Lebewesen sind ausschließlich L-α-Aminosäuren. Von den hunderten synthetisierbaren Aminosäuren und den rund 60 in der Natur aufgefundenen werden nur etwa 20 von den höheren Organismen zum Aufbau ihrer Eiweißstoffe verwendet, die sogenannten „proteinogenen Aminosäuren".

Tab. 3.1   Die proteinogenen Aminosäuren

Glycin	Gly	Tyrosin	Tyr
Alanin	Ala	Tryptophan	Trp
Valin	Val	Prolin	Pro
Leucin	Leu	Hydroxyprolin	Hyp
Isoleucin	Ile	Asparaginsäure	Asp
Serin	Ser	Asparagin	Asn
Threonin	Thr	Glutaminsäure	Glu
Cystein	Cys	Glutamin	Gln
Methionin	Met	Arginin	Arg
Phenylalanin	Phe	Lysin	Lys
		Histidin	His

Wenn das der NH_2-Gruppe benachbarte C-Atom (α-C) vier verschiedene Liganden trägt, ist die Aminosäure optisch aktiv. Glycin ist die einzige nicht optisch aktive Aminosäure, da ihr α-C-Atom keine vier verschiedenen Liganden trägt. Von jeder anderen Aminosäure gibt es 2 verschiedene Formen, die D-Konfiguration und die L-Konfiguration. Nur die L-Konfiguration findet sich in den Proteinen.

Jeweils zwei Aminosäuren lassen sich unter Wasseraustritt zu einem Molekül vereinigen:

$$NH_2-CH-COOH + NH_2-CH-COOH \xrightarrow{-H_2O} NH_2-CH-CONH-CH-COOH$$

CH_3	H	CH_3	H
Alanin	Glycin	Alanyl-glycin	

Es entsteht ein *Dipeptid,* in dem die beiden Aminosäuren durch die sogenannte Peptidbindung $-\underset{O}{\overset{\parallel}{C}}-\underset{H}{\overset{\mid}{N}}-$ zusammengehalten werden.

An das *Dipeptid* kann der Chemiker ebenso wie die Natur weitere Aminosäuren anlagern, es entstehen *Tripeptide, Tetrapeptide, Pentapeptide, Polypeptide.*
Die für ein Protein charakteristische und genetisch festgelegte Reihenfolge (Sequenz) der Aminosäuren in der Polypeptid-Kette wird als *„Primärstruktur"* bezeichnet. Die Aufklärung der Primärstruktur ist bisher für etwa 50 Proteine gelungen. Die übliche Schreibweise der Primärstruktur eines Proteins erfolgt vom Aminoende zum Carboxylende, wobei die einzelnen Aminosäurereste durch jeweils 3 Buchstaben abgekürzt werden (siehe Tab. 3.1).
Die nativen Proteine haben keine regellose Struktur, sondern nehmen eine bestimmte „Konformation" ein. Häufige Konformationen sind die Faltblattstruktur und die α-Helix (eine Schneckenwindung).
Diese „Sekundär-Struktur" wird durch Haupt- und Nebenvalenzbindungen stabilisiert. Die Hauptvalenzbindung ist die Disulfid-Brücke, sie entsteht durch Dehydrierung der SH-Gruppen zweier Cystein-Reste. Disulfid-Brücken können innerhalb einer einzigen Polypeptidkette auftreten oder die Verknüpfung mehrerer Ketten bewirken. Die dreidimensionale Anordnung der Peptidketten eines Proteinmoleküls im Raume durch die verschiedenen Bindungskräfte hat man bisher *„Tertiär-Struktur"* genannt. Neuerdings wird zwischen „Sekundärstruktur" und „Tertiärstruktur" nicht mehr unterschieden, da bei beiden die Anordnung im Raum durch dasselbe Verfahren der Röntgenanalyse ermittelt wird. Beide werden als *„Kettenkonformation"* zusammengefaßt.
Die Untersuchung zahlreicher einheitlicher Proteine verschiedener Herkunft hat ergeben, daß sie oft aus mehreren Molekülen bestehen. In Lösung lassen sich solche komplexen Proteine unter geeigneten Bedingungen in Untereinheiten („Subunits") zerlegen und wieder zusammenfügen. Ein Beispiel ist das Hämoglobin, das aus 4 Subunits aufgebaut ist (2 α- und 2 β-Ketten). Der geordnete Aufbau eines Proteins aus einer definierten Anzahl von Untereinheiten wird als *„Quartär-Struktur"* bezeichnet.
Um eine gewisse Ordnung in die Unzahl von Eiweißstoffen zu bringen, wurde eine chemisch nicht systematische Einteilung, teils nach der Löslichkeit, teils nach dem Vorkommen oder nach dem Nichtprotein-Anteil eingeführt.

Tab. 3.2. Klassifizierung der Proteine

Globuläre Proteine	Fibrilläre Proteine	Proteide
Albumine	Kollagen	Glyco-Proteide
Globuline	Elastin	Nucleo-Proteide
Histone	Fibroin	Phospho-Proteide
Protamine	Keratin	Chromo-Proteide
Prolamine	Myosin	Lipo-Proteide

3.2.2. Denaturierte Proteine

Alle nativen Proteine werden durch Erhitzen auf Temperaturen um etwa 60° denaturiert. Dabei verlieren die meisten löslichen Proteine und Proteide ihre Löslichkeit in Wasser (Hitzekoagulation). Der Übergang von nativen zu denaturierten Proteinen ist irreversibel. Die Denaturierung der Proteine ist eine exergonische Reaktion und mit einer großen Vermehrung der Entropie verbunden.

Nicht nur Erhitzen denaturiert native Proteine; es gibt eine große Zahl von denaturierend wirkenden Stoffen: starke Säuren und Alkalien, aromatische Säuren wie Salicylsäure, organische Lösungsmittel wie Alkohol; Detergentien wie Dodecylsulfat; Harnstofflösungen.

Der Vorgang der Denaturierung besteht in einer Zerstörung der Kettenkonformation und der Quartät-Struktur, während die Primär-Struktur erhalten bleibt. Native Eiweißstoffe wie die Enzyme verlieren bei der Denaturierung ihre biologische Aktivität.

In allen Fällen sind denaturierte Proteine durch die Verdauungsenzyme leichter spaltbar als native. Mit der Verdauung selbst geht stets eine Denaturierung der Proteine einher. Vorangehende Denaturierung, z. B. durch Kochen, beschleunigt die enzymatische Spaltung bei der Verdauung.

Kapitel 3.3. Verdauung und Resorption

3.3.1. Verdauung

Die Hauptmenge der Nahrungsstoffe besteht aus hochmolekularen Substanzen, die die Darmwand nicht passieren können. Diese Stoffe müssen erst verdaut werden, bevor sie resorbierbar sind. Überdies muß die spezifische Struktur der Proteine zerstört werden, weil beim Übertritt körperfremder Eiweißstoffe in die Blutbahn allergische Schockreaktionen auftreten würden.

Dieser Abbau wird durch die Verdauungs-Enzyme bewirkt. Die hydrolytische Spaltung der Proteine erfolgt durch eine Reihe von Peptidasen, die sich durch ihren Bildungsort, durch ihr $_{pH}$-Optimum und durch die Angriffsstelle in der Peptidkette unterscheiden; sie spalten jeweils Peptidbindungen in Nachbarschaft zu bestimmten Aminosäuren oder Gruppen von Aminosäuren.

Das erste eiweißspaltende Enzym, mit dem die aufgenommene Nahrung in Berührung kommt, ist das *Pepsin* des Magens. In Zellen der Mucosa des Magenfundus wird Pepsinogen gebildet, die inaktive Vorstufe des Pepsins. Unter Einwirkung von Salzsäure werden aus Pepsinogen einige Peptide abgespalten: es entsteht aktives Pepsin. Bedingung für seine Wirksamkeit ist stark saure Reaktion des Magensaftes: der Fundus des Magens sezerniert eine etwa 0,5prozentige Salzsäure. Das $_{pH}$-Optimum der Pepsinwirkung liegt zwischen 1,8 und 3,8, was von dem zu spaltenden Protein abhängt. Die Spezifität des Pepsins ist auf Peptidbindungen gerichtet, an denen Phenylalanin und Tyrosin beteiligt sind. Die entstehenden Spaltprodukte (sog. „Peptone") sind Peptide mit Molekulargewichten zwischen 600 und 3000.

Chymosin (Rennin, Labferment) kommt bei Säuglingen und Kleinkindern im Magensaft vor und bewirkt die Koagulation des Milchproteins. Bei Erwachsenen fehlt das Enzym. Im Zellgewebe des Magens finden sich auch proteinspaltende *Kathepsine,* die jedoch nicht sezerniert werden.

In der Bauchspeicheldrüse (Pankreas) wird die inaktive Vorstufe des Trypsins, das Trypsinogen, erzeugt. Nach Ausschüttung in den Dünndarm wird es durch das proteolytische Enzym Enterokinase in das aktive *Trypsin* umgewandelt. Das $_{pH}$-Optimum des Trypsins liegt zwischen 7,5 und 8,5; seine Spezifität beschränkt sich auf Peptidbindungen, an denen die basischen Aminosäuren Lysin oder Arginin beteiligt sind.

In der Bauchspeicheldrüse befindet sich die Vorstufe eines weiteren proteolytischen Enzyms, das Chymotrypsinogen. Im Dünndarm wird es schon durch kleine Mengen Trypsin zu *Chymotrypsin* aktiviert. Sein $_{pH}$-Optimum liegt um 8,0. Es spaltet bevorzugt Peptidbindungen, an denen aromatische Aminosäuren oder Methionin beteiligt sind. Die Menge des Chymotrypsins beträgt im menschlichen Verdauungstrakt nur etwa ein Zehntel derjenigen des Trypsins.

Wenn (etwa nach einer Magenoperation) die Erzeugung des Pepsins ausfällt, vermögen Trypsin und Chymotrypsin Proteine aufzuspalten; die Eiweißverdauung ist also mehrfach gesichert.

Die genannten Peptidasen spalten nur im Innern der Peptidkette, daher werden sie *„Endopeptidasen"* genannt. Sie spalten die langen Ketten der Proteine zu Peptidgemischen, aber nicht bis zu den einzelnen Aminosäuren. Die Zerlegung bis zu den freien Aminosäuren ist die Aufgabe von Peptidasen, die einzelne Aminosäuren von den Kettenenden her abspalten. Sie heißen *„Exopeptidasen".*

In der Bauchspeicheldrüse kommen mehrere *Carboxypeptidasen* vor, die vom Carboxylende her wirken.

In den Dünndarm wird das Peptidasengemisch *„Erepsin"* sezerniert, das aus mehreren *Aminopeptidasen* und *Dipeptidasen* besteht. Aminopeptidasen spalten einzelne Aminosäuren vom Amino-Ende der Peptidketten bis zu Dipeptiden ab. Deren Spaltung ist die Aufgabe der Dipeptidasen.

Das $_{pH}$-Optimum aller Exopeptidasen liegt um 8,0. Der aus dem Magen kommende Chymus (Speisebrei) muß also von stark sauer auf schwach alkalisch umgestellt werden. Dazu enthalten das Sekret der Bauchspeicheldrüse und die Galle Natrium-hydrogen-carbonat.

Die Menge der Peptidasen wird vom Proteinverzehr beeinflußt. Knappe Versorgung über längere Zeit führt zu einer Verminderung der Peptidasen (*Brown,* 1967), so daß Proteine bei plötzlichem Überangebot ungenügend verdaut werden. Dabei können sogar bedrohliche Zustände auftreten (*Bansi,* 1949; *Schenck,* 1973). Bei langsam steigendem Proteinangebot tritt Vermehrung der Peptidasen durch Enzymadaptation ein.

Im Darm hängt die Durchmischung und der Transport des Chymus von der Menge der in der Nahrung enthaltenen unverdaulichen Ballaststoffe ab, die daher eine wichtige Funktion haben. Rhythmische Kontraktionen des Darms dienen der Durchmischung des Chymus, während peristaltische Wellen ihn vorantreiben. Die Füllung der verschiedenen Abschnitte induziert die Sekretion der entsprechenden Verdauungssäfte. Die Verweildauer in den einzelnen Abschnitten wird von der Zusammensetzung der Nahrung beeinflußt. Milchnahrung bleibt 1 bis 2 Stunden im Magen, gemischte Kost bis zu 4 Stunden; sehr fette Nahrung kann mehr als 5 Stunden im Magen verweilen. Auch die Zubereitung spielt eine Rolle. So verlassen ungekochte Eier den Magen langsamer als gekochte (*Cantzler* et al., 1963).

Die Berechnung des Rohproteins durch Multiplikation des N-Gehaltes mit 6,25 eignet sich nicht zur Bestimmung der Proteinzufuhr, wenn in der Nahrung erhebliche Mengen stickstoffhaltiger Nichtproteine enthalten sind. Dies trifft besonders auf Pilze zu (*Bötticher*, 1968 u. 1974). Die Gerüstsubstanz von Pilzen besteht aus dem N-haltigen und von den Verdauungsenzymen nicht angreifbaren Chitin. Im Durchschnitt bestehen 62% des Gesamt-N von Pilzen aus Protein-N. Nur in Steinpilzen kann der Protein-Stickstoff bis zu 93% des Gesamt-N erreichen.

Daß manche Aminosäuren bei der Verdauung des Maises unvollständig zur Verfügung stehen, stellten *Deshpande* et al. (1957) fest. Sie gaben Ratten ein Futter, in dem L-Isoleucin den begrenzenden Faktor bildete. Legten sie Zein als Isoleucinträger zu, so erreichten sie eine Wachstumsbeschleunigung von 30% dessen, was durch die Zulage des im Zeïn mengenmäßig nachweisbaren Isoleucins erreichbar war. Wurde aber das Zeïn durch Säurehydrolyse aufgeschlossen, so betrug die Steigerung der Wachstumsgeschwindigkeit 60%.

3.3.2. Resorption

Die Resorption der Aminosäuren geschieht fast ausschließlich im Dünndarm. Sie erfolgt zum kleinen Teil durch Diffusion, hauptsächlich durch aktiven Transport mittels Carrier (*Matthews,* 1971). Auch die in den Darm sezernierten Enzyme werden, da sie Proteine sind, allmählich denaturiert und in den unteren Darmabschnitten proteolytisch gespalten. Die dabei erhaltenen Aminosäuren werden resorbiert und bilden einen Teil des Aminosäurepools (*Brown,* 1967). Essentielle Aminosäuren werden meist rascher resorbiert als nichtessentielle. Im Experiment gegebene D-Aminosäuren werden viel langsamer als L-Aminosäuren resorbiert, hauptsächlich durch einfache Diffusion. Einzelheiten des Transports werden im Abschnitt 3.4.2. behandelt.

Neuerdings wurde festgestellt (*Adibi* und *Soleimanpour,* 1974), daß erhebliche Mengen von Dipeptiden im Darm resorbiert werden. Sie werden dann in den Mucosazellen von Dipeptidasen hydrolysiert, so daß nur freie Aminosäuren in das Blut der vena portae gelangen. Quantitativ spielt dieser Weg der Aminosäureresorption eine große Rolle (*Crim* u. *Munro,* 1976).

4 bis 5 Stunden nach einer Mahlzeit erfolgen die ersten Übertritte des Chymus in den Dickdarm. Bei üblicher gemischter Kost ist der übergetretene Chymus bei gesunden Personen fast frei von resorbierbaren Bestandteilen.

Ein kleiner Teil der resorbierten Aminosäuren wird noch in der Darmwand wieder zu Proteinen aufgebaut, der größte Teil gelangt durch die Pfortader in die Leber, wo die Hauptmenge der Proteine synthetisiert wird. Freie Aminosäuren kreisen aber noch längere Zeit in der Blutbahn. Die Maxima ihrer Konzentration im Blut liegen zwischen 1½ und 2½ Stunden nach den Mahlzeiten (*Cantzler* et al., 1963). Die Resorption hält Schritt mit der Verdauung; beide werden normalerweise im Jejunum beendet.

3.3.3. Excretion

Die Excretion der stickstoffhaltigen Abbauprodukte der Proteine erfolgt zum größten Teil im Harn, dessen Menge beim Erwachsenen im Durchschnitt 1 l täglich, mit Schwankungen zwischen 500 ml und 2 l beträgt. Sein Gehalt an stickstoffhaltigen Substanzen richtet sich nach Art und Menge des Stickstoffs der aufgenommenen Nahrung. Von dem Gesamtstickstoff, von dem der Erwachsene durchschnittlich 11,5 (6,9 bis 16,1) g täglich ausscheidet, entfällt die Hauptmenge auf Harnstoff. Die tägliche Menge von durchschnittlich 20,6 (12,6 bis 28,6) g Harnstoff entspricht 84% des ausgeschiedenen Stickstoffs. Von der großen Zahl anderer stickstoffhaltiger Verbindungen entfallen auf Harnsäure ungefähr 1,1% des Stickstoffs, auf Kreatinin 5%. Auch ein Teil der Aminosäuren des Blutes werden im Harn ausgeschieden, im Durchschnitt 2,3% der Stickstoffausscheidung (aus Wissenschaftliche Tabellen, Documenta Geigy, 1975).

Der Kot enthält bei einem Durchschnittsgewicht von 130 bis 150 g täglich mengenmäßig 10 bis 20% des Stickstoffgehalts der Nahrung. Bei gemischter, nicht sehr schlackenreicher Kost werden von tierischem Eiweiß bis zu 98% (durchschnittlich 97%), von pflanzlichem Eiweiß zwischen 70 und 90% (durchschnittlich 86%) resorbiert (*Kraut* et al., 1950). Bei schlackenreicher Kost wird die Ausnutzung der Proteine schlechter.

Im Dickdarm erfolgt ein erhebliches Wachstum der Darmbakterien, das bereits im Ileum begonnen hat. Bis zu 50% der Trockensubstanz des Kotes bestehen aus Bakterien, bis zu 25% aus abgeschilferten Epithelzellen der Darmwand, das übrige aus Nahrungsresten. Die Hauptaufgabe des Dickdarms ist die Rückresorption von Wasser und Salzen.

Zu der Ausscheidung in Urin und Faeces ist die Stickstoffabgabe durch die Haut zu addieren. Sie besteht in der stets stattfindenden unsichtbaren Schweißabsonderung (perspiratio insensibilis), in der Abstoßung von Epithel der Oberhaut, sowie durch das Nachwachsen von Haaren und Nägeln.

Da sich in der Literatur sehr unterschiedliche Angaben über die Stickstoffabgabe durch die Haut fanden, haben *Kraut* und *Müller-Wecker* (1960) an einigen ihrer Versuchspersonen (6 männlichen und 7 weiblichen) Bestimmungen dieser Stickstoffabgabe durchgeführt. Ihre Versuchspersonen waren mit einer stickstofffrei gewaschenen und alle 24 Stunden gewechselten, eng anliegenden Hemdhose bekleidet. Einmal je Woche erhielten sie ein Brausebad, dessen Wasser gesammelt und auf Stickstoff analysiert wurde. Die Umgebungstemperatur und die Bewegung der Versuchspersonen waren so, daß sichtbare Schweißabgabe nicht eintrat. Zu der Abgabe durch die Haut muß noch der N-verlust durch das Wachstum von Haaren und Nägeln addiert werden. Sie sind nach *Voit* (1930) mit 14 mg N täglich anzusetzen. Damit gelangten *Kraut* und *Müller-Wecker* zu einer Stickstoffabgabe von rund 250 mg je m² Körperoberfläche und Tag für Männer und 120 mg für Frauen. Höhere Werte für die Abgabe durch die Haut fanden *Mitchell* und *Hamilton* (1949) bei 6 gesunden Männern im Alter von 22 bis 28 Jahren, nämlich 360 mg N je m² Körperoberfläche und Tag. Ihre Technik entsprach der von *Kraut* und *Müller-Wecker,* nur wurde die Haut täglich mit einem stickstofffrei gewaschenen feuchten Lappen abgerieben. Dies kann einen Sekretionsreiz auf die Schweißdrüsen und eine erhöhte Epithelabschilferung bewirkt haben, was die Differenzen zum Teil erklären würde.

Nach einer anderen Methode gelangten *Mitchell* und *Edman* (1962) zu ähnlichen Zahlen für die tägliche Ausscheidung von Stickstoff durch die Haut und ihre Anhangsgebilde. Bei der Berechnung von N-bilanzen nur aus den Ausscheidungen in Urin und Faeces findet man allgemein bei Erwachsenen mit voll ausreichender Proteinaufnahme auch nach einer längeren Versuchszeit positive Werte, auch wenn das Körpergewicht nicht zunimmt. Die Autoren nehmen an, daß bei Erwachsenen unter den Versuchsbedingungen keine dauernde Retention von Stickstoff auftreten kann, sondern daß die Differenz zwischen der berechneten Ausscheidung und der N-aufnahme auf die Ausscheidung von Stickstoff durch die Haut zurückzuführen ist.

Bei 23 jungen Männern, die 150 bis 220 Tage lang eine Proteinaufnahme von 84 g täglich hatten, betrug die Differenz, berechnet auf m^2 Körperoberfläche und Tag, 380 mg, also einen den direkten Messungen von *Mitchell* und *Hamilton* (1949) sehr ähnlichen Betrag.

Leider liegen entsprechende Beobachtungen an Frauen nicht vor. Die Untersuchung von *Kraut* und *Müller-Wecker* zeigt jedoch, daß die Stickstoffausscheidung über die Haut bei Frauen geringer ist als bei Männern. Allgemein möchten wir annehmen, daß die Ermittlung eines auf die Haut entfallenden Betrags von 250 mg täglich für Männer und 120 mg für Frauen an der unteren Grenze der Ausscheidung liegt, während die Berechnung einer Ausscheidung von 380 mg von *Mitchell* und *Edman* die obere Grenze darstellt, wenn von exzessiver Schweißbildung abgesehen wird.

Der Stickstoffverlust durch den Schweiß kann erheblich sein. *Consolazio* et al. (1963) fanden an 11 Männern von 19 bis 29 Jahren bei mäßiger körperlicher Betätigung (½ Stunde Arbeit auf dem Fahrradergometer) bei Raumtemperaturen von 21, 29 und 38° C durchschnittliche Stickstoffverluste von 149, 189 und 241 mg je Stunde während 7,5 Stunden Aufenthalt in dem Versuchsraum (einschließlich der Abstoßung von Epithel). Die Verluste waren in den ersten Versuchstagen am höchsten, fielen aber rasch zu einem konstanten Betrag ab, z. B. von 300 auf 200 mg je Stunde bei 38° C. In der ersten Versuchsreihe an 8 Männern trat bei 29° C ein durchschnittlicher Verlust von 1,67 g N täglich, bei 38° C von 2,06 g N ein. In der zweiten Versuchsreihe, an der 3 Männer beteiligt waren, betrug der tägliche Stickstoffverlust im Schweiß bei 21° C 0,36 g, bei 38° C dagegen 2,63 g in den ersten 4 Tagen, von da ab 1,80 bis 1,89 g N. Die Verfasser weisen darauf hin, daß die Vernachlässigung des Stickstoffverlustes im Schweiß zu falschen Resultaten bei Bilanzversuchen führt.

Ashworth und *Harrower* (1967) fanden bei Versuchen an 6 voll an die hohe Temperatur gewöhnten Studenten in Jamaica wesentlich geringere Stickstoffverluste im Schweiß. Die Versuchspersonen bewegten sich lebhaft (Radfahren, Fußballspielen, Spazierengehen etc.). Die durchschnittliche Ausscheidung von Stickstoff im Schweiß war 0,5 g täglich.

Die Verfasser nehmen mit Recht an, daß die Unterschiede gegenüber *Consolazio* et al. zum erheblichen Teil auf der verschiedenen Art der Sammlung des Schweißes beruhen. Sie sammelten den Schweiß in einer den ganzen Körper bedeckenden leichten Kleidung, sowie durch Abspülen des Körpers unter der Brause, während *Consolazio* et al. einen Arm mit einer wasserdichten Hülle umgaben, den Schweiß analysierten und auf die Oberfläche des ganzen Körpers umrechneten. Dies entspricht sicher nicht den normalen Verhältnissen der Schweißbil-

dung. Außerdem enthielt die Nahrung bei den Versuchen von *Consolazio* et al.
93 g Protein täglich, bei den anderen nur 50 g. Vielleicht hat der Unterschied in
der Stickstoffaufnahme dazu beigetragen, daß *Ashworth* und *Harrower* eine volle
Kompensation des N-verlustes im Schweiß durch verminderte Ausscheidung im
Harn beobachteten, während *Consolazio* et al. keine wesentliche Verminderung
im Harn feststellen konnten.

Erhöhte Stickstoffausscheidung im Schweiß mag auch bei den Stickstoffverlu-
sten durch die Haut bei Kindern im Alter von rund 7½ bis 9½ Jahren beteiligt gewesen sein, die *Howat* et al. (1975) und *Korslund* et al. (1976) beobachteten. Ihre
Methode entsprach der von *Mitchell* und *Hamilton* und von *Kraut* und *Müller-
Wecker*. Die Kinder hatten täglich Gelegenheit, einige Stunden im Freien zu
spielen, was sicher zu Schweißbildung führte.

12 männliche Kinder schieden bei mittleren Proteinaufnahmen (54 bzw. 57 g
täglich) und einem Körpergewicht von 31 bzw. 29 kg je m² Körperoberfläche und
Tag rund 276 mg N aus, 15 weibliche Kinder 253 mg N (je ohne Berücksichtigung
von Haaren und Nägeln).

Kapitel 3.4. Intermediärer Stoffwechsel der Aminosäuren

3.4.1. Ausnutzung von L- und D-Aminosäuren

Da alle in Proteinen vorkommenden Aminosäuren L-Formen sind, und
menschliche Enzyme nur Peptidbindungen von L-Aminosäuren spalten, gelangen durch die Nahrung nur L-Formen in den Körper. Jedoch entstehen kleine
Mengen von D-Formen infolge Racemisierung durch Darmbakterien.

Bei chemischen Synthesen von Aminosäuren werden die D- und L-Formen in
gleicher Menge gebildet. Bei Zusatz der racemischen Gemische zur Nahrung
werden die D-Formen nicht in Körperproteine eingebaut, sondern die meisten
nach oxydativer Desaminierung in den Energiewechsel einbezogen. Von einigen
Aminosäuren sind aber die D-Formen ebenso verwendbar wie die L-Formen. In
einem Referat über die Bedeutung der Aminosäuren für die Ernährung führt *Rose* (1938) an, daß dies für folgende Aminosäuren zutrifft:

D-Tryptophan
D-Histidin
D-Phenylalanin
D-Methionin.

Den Grund hierfür fanden *Conrad* und *Berg* (1937). Sie gaben jungen Ratten
ein Futter, in dem nur die D-Form des Histidins enthalten war. Die ausgewachsenen Tiere wurden getötet und das Histidin aus dem Gewebe isoliert. Es erwies
sich als reines L-Histidin.

Der Körper ist also bei diesen Aminosäuren in der Lage, die D-Formen durch
Umaminierung in die L-Formen zu verwandeln. Im Gegensatz dazu können von
D-Valin nur sehr geringe Mengen zum Ersatz von L-Valin verwendet werden
(*Womack* et al., 1957).

3.4.

3.4.2. Essentielle und nichtessentielle Aminosäuren

Nicht alle benötigten Aminosäuren können die heterotrophen Lebewesen aus anderem stickstoffhaltigem Material synthetisieren. Die nichtsynthetisierbaren Aminosäuren müssen mit der Nahrung aufgenommen werden; man nennt sie „essentielle Aminosäuren". *Rose* und Mitarbeiter (1957) haben in umfangreichen Versuchen, die an Ratten (*Rose* et al., 1924) begonnen und an Menschen fortgesetzt wurden (*Rose* et al., 1942), festgestellt, welche Aminosäuren für Ratten und welche für Menschen als essentiell anzusprechen sind (siehe Tab. 3.7., S. 156).

Klare Aussagen über den Bedarf an den einzelnen Aminosäuren konnten erst gemacht werden, als reine L-Aminosäuren zur Verfügung standen. Die Bildung der nichtessentiellen Aminosäuren erfolgt durch Transaminierung, den Austausch der Aminogruppe zwischen einer Aminosäure und einer Ketosäure. Es gibt dafür eine große Anzahl von Enzymen, deren Co-enzym Pyridoxalphosphat ist. Abbildung 3.1 zeigt das Schema der Transaminierung.

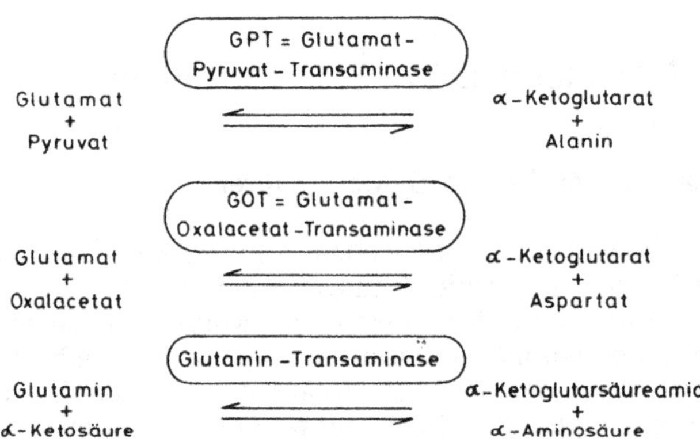

Abb. 3.1: Transaminierungsreaktionen

Abb. 3.2: Pyridoxalphosphat als Coenzym der Transaminierungsreaktion

Für viele Transaminierungen sind spezielle Transaminasen erforderlich; so führt *Lang* (1979) 28 verschiedene Transaminasen an. Meist liefern Glutaminsäure oder Asparaginsäure die Aminogruppe. Ein Beispiel hierfür zeigt Abbildung 3.2.

Zur Bildung von nichtessentiellen Aminosäuren aus den entsprechenden Ketosäuren gibt es einen zweiten Weg. Mit Hilfe der Glutaminsäure-dehydrogenase kann das Ammonium-Ion auf Ketoglutarsäure übertragen werden (reduktive Aminierung), so daß es für weitere Transaminierungen zur Verfügung steht. Auch an die ω-Carboxylgruppe der Glutaminsäure kann das Ammonium-Ion angelagert werden, wobei Glutamin entsteht.

Die Aussage, daß die essentiellen Aminosäuren als solche in der Nahrung enthalten sein müssen, bedarf einer Einschränkung. Es wurde erkannt, daß anstelle der verzweigtkettigen essentiellen Aminosäuren sowie von Methionin und Phenylalanin auch die zugehörigen Ketosäuren und Hydroxysäuren dienen können. Sie werden durch Umaminierung in die entsprechenden Aminosäuren übergeführt (*Meister,* 1965).

Der exakte Beweis für den Ersatz von Valin und Phenylalanin durch ihre Ketoanaloga wurde von *Rudman* (1971) durch einen Stoffwechselversuch erbracht. Er gab 3 erwachsenen Versuchspersonen 7 Tage lang eine proteinfreie Diät mit Zusatz der für Bilanzausgleich erforderlichen Mengen der 8 essentiellen Aminosäuren + 40 g Glycin, wobei die N-bilanzen positiv waren. In der nächsten Woche wurde Valin weggelassen, worauf die Bilanzen negativ wurden. Zusatz von α-Ketoisovaleriansäure in dem Valin äquivalenten Mengen brachte eine erhebliche Abschwächung der Negativität der Bilanzen. In einem analogen Experiment mit dem Ersatz von Phenylalanin durch Phenylbrenztraubensäure wurden in 2 Fällen schwach positive, in 3 eine wesentliche Verbesserung der negativen Bilanz erreicht. Ein weiterer Versuch wurde von *Gallina* et al. (1971) an einem 17jährigen Mädchen durchgeführt. Sie erhielt im ersten Versuchsabschnitt 2.36 g N in Form von Vollei, sodann die dem Vollei entsprechende Menge der 8 essentiellen Aminosäuren mit Zusatz von Glycin und Diammoniumcitrat. In beiden Abschnitten war die N-bilanz positiv. Durch Weglassen von Valin wurde die Bilanz negativ, α-Ketoisovaleriansäure führte wieder zu positiver Bilanz. Allerdings war dafür das 3fache des entsprechenden Valins erforderlich. In Durchströmungsversuchen an isolierten Lebern und Muskeln von Ratten bewiesen *Walser* et al. (1973) die Synthese von Valin, Leucin, Isoleucin, Methionin und Phenylalanin aus ihren Ketoanalogen. *Chan* und *Walser* (1978) beobachteten an Ratten, daß dabei die Aktivität an Verzweigtketten-Aminosäure-Transferase in Muskeln, Eingeweide, Gehirn und Leber anstieg. *Sapir* et al. (1974) und *Sapir* und *Walser* (1977) machten davon bei fastenden fettleibigen Patienten Gebrauch. Durch intravenöse Zufuhr der Ketoanaloge der 5 Aminosäuren konnten sie eine wesentliche Verminderung des Stickstoffverlustes im Harn erreichen, die auch noch eine Woche nach dem Absetzen der Infusion anhielt.

3.4.3. Transport der Aminosäuren

Der Transport der Aminosäuren durch Zellwände ist dadurch charakterisiert, daß er oft gegen das Konzentrationsgefälle erfolgt (*Heinz,* 1961 und 1972). Er benötigt dazu eine treibende Kraft, einen Energieaufwand: aktiven Transport. Daneben treten Aminosäuren auch durch einfache Diffusion durch die Zellwände, wobei sie dem Konzentrationsgefälle folgen. Der aktive Transport ist charakterisiert durch Spezifizität, Sättigungskinetik, pH-Abhängigkeit, kompetitive und nichtkompetitive Hemmung, sowie durch Aktivierung. Er gleicht darin den Enzymreaktionen, von denen er sich aber durch eine viel breitere Spezifität unterscheidet.

Die Gesetzmäßigkeiten des aktiven Transports gelten für den Durchtritt der Aminosäuren durch alle Zellwände: durch die Darmwand, vom Blut in die Zellen, von einer Zelle zur anderen. Jedoch sind die Geschwindigkeiten des Durchtritts durch die verschiedenen Zellwände verschieden. Offenbar gibt es für jede Aminosäure ein besonderes Transportsystem, einen Transporteur oder Carrier, der die Aminosäure „erkennt" und durch die Zellwand transportiert. Der Carrier bevorzugt bestimmte Aminosäuren, ohne andere völlig auszuschließen. Insofern zeigt sich eine Gruppenspezifität, als sich gewisse Aminosäuren beim Transport kompetitiv hemmen, wie aus der Reaktionskinetik der Mischungen hervorgeht. Das bedeutet, daß die Anwesenheit einer Aminosäure die Resorptionsgeschwindigkeit der übrigen Aminosäuren derselben Gruppe herabsetzt. Dies wird als Aminosäureantagonismus bezeichnet (siehe 3.4.5., S. 135).

Gegenseitige Hemmung beim Transport ist für die meisten neutralen Aminosäuren nachgewiesen, jedoch in verschiedenem Umfang. Glutaminsäure und Asparaginsäure werden sehr rasch resorbiert. Aktiver Transport ist wahrscheinlich, aber nicht nachgewiesen (siehe *Matthews*, 1972). *Heinz* (1972) hält es für möglich, daß sie nach dem Eintritt in die Zellen sofort zu Umaminierungen verwendet werden, wodurch das Konzentrationsgefälle verschoben und der Durchtritt durch die Zellwände beschleunigt wird. Sie hemmen sich kompetitiv beim Transport (*Matthews*, 1972).

Beyer et al. (1947) fanden eine gegenseitige Behinderung der Rückresorption aus den Nierentubuli für die Aminosäurepaare Arginin-Lysin, Arginin-Histidin, Leucin-Isoleucin. Keine Behinderung wurde bei den Paaren Arginin-Glycin, Leucin-Glycin, Isoleucin-Glycin und Arginin-Leucin beobachtet. *Kamin* und *Handler* (1952) stellten fest, daß die Resorption von Aminosäuren aus dem Darm durch die gleichzeitige Anwesenheit anderer Aminosäuren gehemmt wird. Eine Folge ist Wachstumsverminderung von Ratten durch einen Überschuß von Leucin im Futter (*Benton* et al., 1956), die durch Zugabe von Isoleucin und noch besser von Isoleucin plus Valin aufgehoben werden kann. Ebenso hemmt ein großer Überschuß von Isoleucin und Valin das Wachstum, was durch Leucin rückgängig gemacht wird.

Durch einen Überschuß von Leucin wird die Futteraufnahme beeinträchtigt (*Spolter* und *Harper*, 1961) und sinkt der Gehalt des Plasmas an Isoleucin und Valin (*Rogers* et al., 1962), während der Gehalt an Threonin gegenüber den Kontrolltieren fast unverändert bleibt, dieses also nicht von Leucin kompetitiv gehemmt wird.

Mit einem antagonistischen Ungleichgewicht von Leucin, Isoleucin und Valin ist eine allgemeine Störung des Stoffwechsels verbunden. Nach *Ousterhout* (1960) überleben Hühner, die einen Mangel an Isoleucin allein oder an Valin allein haben, kürzere Zeit, als wenn gleichzeitig ein Mangel an Leucin, Isoleucin und Valin besteht, und sogar kürzer als bei eiweißfreier Nahrung.

Den Vorgang des Transports stellt man sich folgendermaßen vor: Die Aminosäure wird an ihren aktivierten Carrier gebunden und mit ihm auf die andere Seite der Membran transportiert. Dort wird die Bindung gelöst, wonach der Carrier inaktiv vorliegt. Nach Reaktivierung ist er zu neuem Transport befähigt. Eine plausible Annahme ist, daß der Carrier in der Membran verbleibt und von einer

Seite zur anderen „pendelt". Über die chemische Natur des Carriers gibt es bisher nur Vermutungen.

Bemerkenswert ist (*Riggs* et al., 1958), daß die Verfügbarkeit von Kalium in den Zellen von Ehrlich-Ascites-Tumoren für die Aufnahme von Aminosäuren erforderlich ist, und daß die Stimulierung des Transports durch Pyridoxin von der Anwesenheit von Kalium abhängt.

Die Energie für den aktiven Transport wird hauptsächlich durch den oxydativen Stoffwechsel geliefert. Bei Sauerstoffmangel unterbleibt der Transport; auch wird er von 2,4-Dinitrophenol blockiert, das die Energieübertragung in der sogenannten Atmungskette hemmt (entkoppelt). Quantitative Angaben über den Energiebedarf des aktiven Transports lassen sich noch nicht machen.

3.4.4. Abbau der Aminosäuren

Die für den Eiweißaufbau nicht verwendeten Aminosäuren müssen zur Aufrechterhaltung des Aminosäuregleichgewichts beseitigt werden. Dies geschieht nur geringfügig durch Ausscheidung im Harn; der weitaus größte Teil wird oxydativ desaminiert. Alle D-Aminosäuren werden völlig durch D-Aminosäureoxydasen beseitigt, da sie für den Proteinaufbau ungeeignet sind (siehe *Lang,* 1979b). Sie kommen in den Proteinen der lebenden Natur nicht vor, entstehen aber in kleinen Mengen durch Racemisierung aus L-Aminosäuren. Das bei der oxydativen Desaminierung verbleibende Kohlenstoffgerüst geht auf verschiedenen Wegen in den allgemeinen Stoffwechsel ein. Der Stickstoff wird in Harnstoff überführt und ausgeschieden. Während das Kohlenstoffgerüst durch Oxydation energetisch ausgenutzt wird, gehen mit einem Mol Harnstoff 636 kJ (152 kcal) verloren.

Sowohl die Überführung des Stickstoffrestes in Harnstoff, als auch die Einschleusung der Kohlenstoffgerüste in den allgemeinen Stoffwechsel erfolgt in Kreisprozessen. Der Harnstoffzyklus ist ein endergonischer Prozeß, dessen Energie durch ATP geliefert wird.

Von den zahlreichen Abbauwegen der Kohlenstoffgerüste der Aminosäuren werden hauptsächlich zwei begangen:

a) der Übergang der Aminosäuren Phenylalanin, Tyrosin, Leucin, Isoleucin und Tryptophan in Acetessigsäure oder α-Ketoglutarsäure.
b) der Übergang aller übrigen Aminosäuren über Pyruvat in aktivierte Essigsäure (Acetyl-CoA).

Auf beiden Wegen gelangen die Aminosäuren in den Energiewechsel.

Ein Bild der vielverschlungenen Stoffwechselwege, in die auch die Aminosäuren verwickelt sind, ist im Anhang von *Karlson,* Biochemie (1974) zu finden.

3.4.5. Aminosäureimbalanz

Seit langem ist bekannt, daß das Fehlen oder die ungenügende Zufuhr bestimmter Aminosäuren zu negativen Bilanzen führt. *Rose* (1957) hat durch die Entdeckung der Essentialität bestimmter Aminosäuren die Ursache dieser Beobachtungen aufgefunden. Legt man die fehlende oder ungenügend vorhandene Aminosäure zu, so wird die Stickstoffbilanz verbessert. Unter Aminosäureimbalanz ist aber etwas anderes zu verstehen als Mangel an einzelnen essentiellen

3.4.

Aminosäuren. Man versteht darunter die überraschende Tatsache, daß die Zulage von unvollständigem Protein oder einzelner Aminosäuren zu einer voll ausreichenden Eiweißernährung die Bilanz verschlechtert, die Nahrungsaufnahme der Versuchstiere verringert und bei wachsenden Tieren Wachstumsverminderung zur Folge hat (*Harper,* 1958). Außer der Wachstumshemmung kann Aminosäureimbalanz auch Störungen im Stoffwechsel hervorrufen. *Harper* et al. (1954) fanden, daß bei jungen Ratten durch eine Diät mit 9% Casein innerhalb von 2 Wochen eine Zunahme des Leberfetts um 25 bis 30% eintrat. Zulage von 6% Gelatine normalisierte den Gehalt an Leberfett. Es gelang nachzuweisen, daß dies auf dem Gehalt der Gelatine an Threonin beruht. Ein weiteres Beispiel geben *Winje* et al. (1954). Durch Zulage von 0,36% DL-Threonin und 0,2% DL-Valin zu einer Diät mit 8% Eiprotein erhielten sie ein normales Wachstum von jungen Ratten. Zulage von 0,5% Lysin verminderte das Wachstum um ein Viertel. Weitere Zulage von 0,25% Histidin stellte die ursprüngliche Wachstumsrate wieder her.

Kumta et al. (1958) gaben Ratten von 120 bis 150 g Gewicht eine vollwertige Nahrung, die als Protein 6% Fibrin enthielt. Dabei zeigten die Tiere normales Wachstum (siehe Abb. 3.3). Zulage von 0,4% DL-Methionin und 0,6% DL-Phenylalanin verursachten eine schwere Imbalanz mit verminderter Nahrungsaufnahme und vermindertem Wachstum.

Deshpande et al. (1955) erhöhten die Wachstumsrate von Ratten durch Zulage von Lysin und Threonin zu einer Reisdiät. Eine weitere erhebliche Wachstumsbeschleunigung trat ein, wenn eine Aminosäuremischung entsprechend der Zusammensetzung des Caseins zugesetzt wurde. Ließen die Autoren aus dieser Mischung das Leucin weg, so trat statt der Steigerung eine Verminderung des Wachstums ein.

Daß es sich bei der Imbalanz um die relativen Beziehungen der Aminosäuren zueinander handelt, konnten *Munaver* und *Harper* (1959) bei der Fütterung von

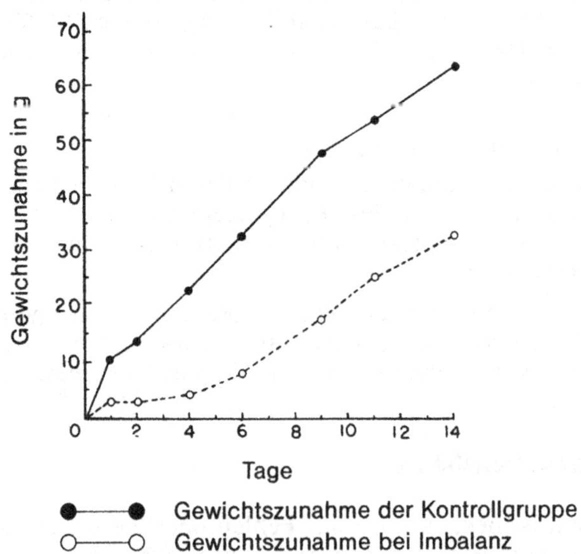

Abb. 3.3: Einfluß einer Aminosäure-Imbalanz auf die Gewichtszunahme proteinverarmter Ratten.

Quelle: *Kumta* et al. J. biol. Chem. **233,** 1505 (1958) [übersetzt].

Ratten mit dem an Lysin unvollständigen Weizengluten zeigen. Je mehr Gluten den Ratten gegeben wurde, desto mehr Lysin war notwendig, um den Einfluß der Imbalanz auf das Wachstum zu überwinden. Ebenfalls an Ratten wurde festgestellt, daß eine überschüssige Supplementierung von Reis mit Lysin Wachstumsdepression hervorrief, die durch Zusatz von Leucin, Isoleucin, Valin und Histidin aufgehoben wurde (*Deshpande* et al., 1957).

Ähnlich wie es von *Rose* beim Fehlen einer essentiellen Aminosäure festgestellt wurde, tritt bei der Aminosäureimbalanz Widerwillen gegen die Nahrungsaufnahme ein, der so weit gehen kann, daß die Nahrung vollständig verweigert wird.

Sanahuja und *Harper* (1962) boten Ratten 3 Nahrungen ad libitum an a) mit hoher, b) mit geringer Proteinwertigkeit, c) eine proteinfreie Nahrung. Nach 3 Tagen fraßen die mit Nahrung a) gefütterten Ratten am meisten, weniger die mit c) gefütterten, am wenigsten die mit der imbalanzierten Nahrung b) gefütterten. *Kumta* und *Harper* (1962) stellten außer der verminderten Futteraufnahme einen rapiden Abfall von Histidin, der in ihren Versuchen limitierenden Aminosäure, im Plasma fest, während der Gehalt an anderen Aminosäuren stark zunahm. Korrektur der Imbalanz durch Histidin vermehrte die Futteraufnahme und das Wachstum; die Zusammensetzung der Plasmaaminosäuren wurde wieder normal. Erhielten die Ratten eine proteinfreie Ernährung, so trat überhaupt keine Abweichung der Plasmaaminosäuren von der Norm ein.

Bemerkenswert ist, daß die Wirkung der Imbalanz auf die Nahrungsaufnahme ausbleibt, wenn die Tiere vorher an Protein unterernährt waren.

Sanahuja und *Harper* (1962) gaben protein-unterernährten Ratten eine Nahrung, in der es an Histidin fehlte, sowie einer Kontrollgruppe eine ausgeglichene Nahrung. 3 Tage lang nahmen beide Gruppen gleich viel Nahrung auf und hatten denselben Gewichtszuwachs. Dann verminderte sich die Nahrungsaufnahme

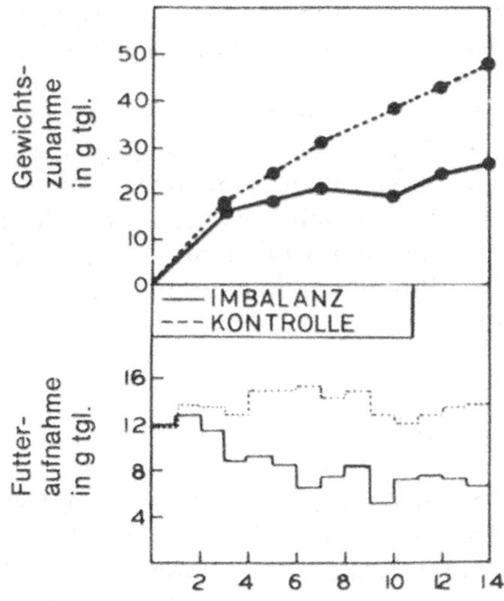

Abb. 3.4: Durchschnittliche Gewichtszunahme und Nahrungsaufnahme von protein-verarmten Ratten bei Fütterung mit normaler und imbalanzierter Diät.

Quelle: *Sanahuja, J. C.* and *Harper, A. E.:* Am. J. Physiol. **202,** 165 (1962) [übersetzt].

3.4.

und die Gewichtszunahme der ersteren Gruppe gegenüber der Kontrollgruppe (siehe Abb. 3.4). Schließlich zog die erste Gruppe eine proteinfreie Nahrung der imbalanzierten vor, während die Kontrollgruppe die proteinfreie Nahrung nicht berührte.

Die meisten Versuche über Aminosäureimbalanz wurden an Ratten ausgeführt. Auch beim Menschen können Imbalanzen vorkommen (siehe das Übersichtsreferat von *H. E. Clark,* 1965). In einer Untersuchung an 10 jungen Männern und 3 Frauen (*Clark* et al., 1966), wurden Zulagen von Lysin, Tryptophan und Isoleucin variiert, die zu einer Grunddiät von 200 g weißem Weizenmehl mit Milchfett, Zucker, Früchten und Fruchtsäften gegeben wurden. Die Nahrung enthielt in allen Versuchen 9,0 g N (56 g Protein), 46% davon kamen aus den Grundnahrungsmitteln, der Rest bestand aus Mischungen reiner Aminosäuren. Genaue Stickstoffbilanzen wurden durchgeführt. Wenn man − nachträglich − die Stickstoffverluste durch Haut und Haare einrechnet, liegen die Bilanzen meist im schwach negativen Bereich, die Differenzen sind also sicher auswertbar. Mit einer Diät, die der Aminosäurezusammensetzung von Vollei entsprach, hatten die Versuchspersonen schwach positive Bilanzen. In der ersten Versuchsreihe wurden stets 300 mg Tryptophan gegeben. Herabsetzung des Lysins von 1500 auf 1000 mg war ohne Einfluß. 1000 mg Lysin und 720 mg Isoleucin führten zu Bilanzausgleich. Wurden 1500 mg Lysin gegeben, so waren 720 mg Isoleucin zum Bilanzausgleich nicht mehr ausreichend, wohl aber 1000 mg Isoleucin. In einem weiteren Versuch wurden Tryptophan und Isoleucin variiert. Die Bilanz verbessert sich, wenn Tryptophan von 220 auf 300 mg erhöht wurde. In diesem Fall brachte eine Erhöhung des Isoleucin von 720 auf 1000 mg eine weitere Bilanzverbesserung; sie blieb aus, wenn Tryptophan auf 500 mg erhöht wurde. Die Tatsache, daß es auch beim Menschen Aminosäureimbalanzen gibt, ist damit erwiesen, aber die Wirkungen von Zulagen mehrerer Aminosäuren sind verwickelt. *Clark* kommt zu dem Schluß: "Data obtained with young men and women indicate that an intricate balance must exist among the essential amino acids, and that the outcome of modifying the proportions among them cannot be predicated with certainity."

Auch *Williams* (1959) weist auf die großen Schwankungen von Mensch zu Mensch hin, was den Bedarf an Aminosäuren, die Ausscheidung von Aminosäuren im Urin, im Speichel, den Gehalt an Aminosäuren im Blut u. a. betrifft.

Bei Ernährung mit konventionellen Nahrungsmitteln sind Erscheinungen der Imbalanz noch nicht beobachtet worden. Sie könnten jedoch eine Rolle spielen, wenn versucht wird, die Proteinqualität durch Zulage von synthetischen Aminosäuren zu verbessern.

3.4.6. Aminosäuretoxizität

Lewis erwähnt 1925, daß ein großer Überschuß von Cystein im Futter von Kaninchen tödlich wirkte. *Sullivan* et al. (1932) beobachteten Augenschäden an wachsenden Ratten durch große Mengen von Tyrosin. Dies wurde gleichzeitig von *Lillie* (1932) gefunden und später von *Martin* (1943 und 1947) bestätigt, der außerdem Blutdruckanstieg durch hohe Tyrosindosen feststellte. In einer ausführlichen Studie fand *Schweizer* (1947) bei Zulage von 1% und mehr Tyrosin zu einem Futter mit 12% Protein das Auftreten von schweren Augenerkrankungen an Ratten, die bis zur Erblindung führten. Auch an Zähnen, besonders an den Schneidezähnen entstanden Schäden. Innerhalb von 20 Tagen starben 91% der

Tiere, die 2% Tyrosin erhalten hatten. Es ist bemerkenswert, daß erwachsene Ratten sich gegen Tyrosinüberschuß als viel resistenter erwiesen als junge Ratten. Phenylalanin hatte im Gegensatz zu Tyrosin keinen derartigen Effekt. *Harper* weist 1964 darauf hin, daß die Ausdrücke „toxisch" und "Toxizität" für diese Erscheinungen nur mit Einschränkung verwendet werden dürfen.

Im allgemeinen Sprachgebrauch nennt man eine Substanz toxisch, wenn sie je nach Dosis mehr oder weniger ausgeprägte Vergiftungserscheinungen hervorruft. Hier handelt es sich aber um lebensnotwendige Nährstoffe, bei denen nur das Übermaß an Zufuhr eines einzelnen sich schädlich auswirkt. Man benötigt jedoch einen Ausdruck, der Imbalanz und Antagonismus von der schädlichen Wirkung des Übermaßes einzelner Aminosäuren unterscheidet. Man kann zur Berechtigung des Ausdrucks „Toxizität" anführen, daß man mit hohen Dosen von Kochsalz und Zucker, ja selbst von Wasser einen Menschen „vergiften" kann. Aber auch in dieser Hinsicht besteht zu der Giftigkeit von Aminosäuren ein Unterschied; große Mengen von diesen wirken nur dann toxisch, wenn ein Mißverhältnis zur Zufuhr der übrigen Aminosäuren besteht. Wir schlagen daher vor, die Ausdrücke „toxisch" und „Toxizität" bei Aminosäuren nur mit Anführungszeichen zu gebrauchen.

Weitere Beobachtungen über „Toxizität" wurden von *Earle* et al. 1942 bei Methionin gemacht. Die Autoren gaben Ratten zur Grunddiät eine Zulage von 6−12% Methionin; das ist eine enorme Vermehrung der täglichen Stickstoffaufnahme um die Hälfte oder auf das Doppelte. Sie fanden schwere Atrophie der Leber, aber keine Lebercirrhose. Hohe Beträge von Cystein (12,5−15% der Grunddiät) verursachten Lebernecrose und -cirrhose.

Für den Menschen kann die Giftigkeit von Methionin nicht groß sein. *Kofrányi* und *Jekat* (1965) gaben erwachsenen Menschen bei einer Aufnahme von ungefähr 60 g Protein täglich steigende Zulagen von Methionin. Mit 1 g sahen sie eine Verbesserung der biologischen Wertigkeit einer Mischung von Volleiprotein und Ammoniumcitrat, die bis zu einer Zulage von 8 g Methionin noch zunahm. Eine schädliche Wirkung wurde bei 5 aufeinander folgenden Versuchen von je 3 Wochen, zwischen denen je 10 Tage normaler Ernährung lagen, nicht beobachtet. (Immerhin betrug die Methioninzulage maximal nur 13% des Nahrungsproteins im Gegensatz zu 50 und 100% bei den erwähnten Versuchen an Ratten). Die beiden Versuchspersonen standen unter ärztlicher Überwachung. Der Aminosäuregehalt des Nüchternblutes wurde täglich analysiert. Der Methioningehalt nahm maximal nur um 33% des Ausgangswertes zu.

Nach *Salmon* (1958) scheinen am meisten „toxisch" Methionin, Tyrosin, Tryptophan und Histidin, weniger Isoleucin und Valin; dann folgen Leucin, Phenylalanin, Arginin, Lysin, Threonin. Diese Reihenfolge steht nicht ganz in Übereinstimmung mit Beobachtungen von *Sauberlich* (1961).

Gemeinsam ist der Imbalanz und der „Toxizität", daß sie sich zuerst durch die Verminderung der Futteraufnahme bemerkbar machen. *Harper* (1964) sieht darin das Bestreben nach Wiederherstellung der Homöostase nach der Störung der Aminosäurerelationen in Blut und Körperflüssigkeiten. Die Verminderung der Futteraufnahme erleichtert nach *Harper* die Korrektur, ist also ein Schutzmechanismus.

Kapitel 3.5. Proteinstoffwechsel

3.5.1. Proteinsynthese

Der Proteinaufbau aus den resorbierten Aminosäuren erfolgt auf anderen Wegen und mit anderen Enzymen als der Abbau bei der Verdauung. Die durch aktiven Transport in die Zellen gelangten Aminosäuren werden dort durch besondere Enzyme, die Transfer-Ribonukleasen (t-RNA), aktiviert und an die Matrizen-Ribonukleinsäuren (m-RNA) angelagert, die sich an den Ribosomen der Zellen befinden. Für jedes zu synthetisierende Protein gibt es eine Matrizen-RNA, die eine bestimmte Aminosäuresequenz vorschreibt. Die Verknüpfung wird durch Peptidyl-transferasen herbeigeführt. Die Synthese tritt nur dann ein, wenn sämtliche für die Anlagerung an die betreffende Matrizen-RNA benötigten Aminosäuren vorhanden sind, was sich nach den jeweils zu synthetisierenden Proteinen richtet.

Das Aminosäurematerial wird auf 3 Wegen gewonnen:

1. Durch Zufuhr mit der Nahrung
2. durch den dauernd stattfindenden Abbau von Körperproteinen
3. durch die Bildung von Aminosäuren durch Umaminierungsprozesse in der Leber.

Für die Umwandlung von entbehrlichen essentiellen und nichtessentiellen Aminosäuren in für den Aufbau erforderliche nichtessentielle Aminosäuren benötigt der Organismus eine Reihe von Transferasen. *Yanagi* et al. (1975) fanden, daß die Bildung dieser Transferasen in der Leber nach der Nahrungsaufnahme innerhalb weniger Stunden erheblich zunimmt, um später wieder abzusinken. Es gibt also diurnale Schwankungen der Enzymausstattung der Leber.

Zur Synthese der Proteine ist ein nicht zu vernachlässigender Aufwand an Energie erforderlich (*Waterlow,* 1975). Er beträgt zwischen 4 kJ (1 kcal) je Gramm synthetisiertes Protein, berechnet aus dem Bedarf an 4 mol ATP (+ GTP) je mol Peptidbindung bzw. 30 kJ (7,2 kcal) nach Messungen des Energieaufwands bei Ernährungsversuchen. Die Diskrepanz, die wohl zum großen Teil auf dem erheblichen Wärmeverlust bei der Energieübertragung beruht, ist beträchtlich; wie hoch aber auch der wirkliche Energiebedarf sein mag, er beträgt auf jeden Fall einen nicht unerheblichen Teil des Grundumsatzes und der spezifisch dynamischen Wirkung.

3.5.2. Proteinaufbau und -abbau; N-bilanzausgleich

Die erste Aufgabe der Nahrungsproteine ist der Aufbau des wachsenden Organismus. Aber schon der Neugeborene verwendet dazu nur ungefähr die Hälfte der aufgenommenen Proteine. Der Rest dient der Erhaltung des Proteinbestandes. Nach einem Jahr werden zum weiteren Aufbau des Organismus nur noch 6% benötigt (*Macy,* 1942), in der Adoleszenz sinkt der Betrag weiter ab, bis sich bei ausgeglichener N-bilanz Abbau und Aufbau von Proteinen die Wage halten.

Auch beim Erwachsenen gibt es allerdings Phasen des überwiegenden Proteinaufbaus, nämlich für den Muskelaufbau beim körperlichen Training, für die Heilung von Wunden und für den Ersatz von verlorenem Körperprotein. Die Retention von Stickstoff beträgt auch bei hohem Aminosäureangebot meist nur einige Prozente. Nach Hungerperioden kann der Ansatz dagegen viel höher sein.

Kraut et al. (1953) gaben 2 gut ernährten, aber wenig trainierten Versuchspersonen im Haupttrainingsabschnitt ihrer Versuche 27 bzw. 23 g Nahrungs-N täglich (170 bzw. 140 g Protein). Bei annähernder Verdopplung ihrer Muskelkräfte, gemessen an der Summe der Drehmomente etwa der Hälfte ihrer Muskelgruppen, retinierte der eine 3,0 g N, der andere 2,6 g N täglich. Das sind in beiden Fällen 11% des Nahrungsstickstoffs.

In der Zeit nach dem 2. Weltkrieg beobachteten *Kraut* und *Müller* (1950) an 10 unterernährten Versuchspersonen während körperlichem Training Retentionen von 8,6 bis 27% der täglichen Proteinaufnahmen zwischen 1,7 und 2,4 g je kg Körpergewicht (siehe Tab. 3.3). Hinzuzufügen ist, daß die Versuchsperson mit der geringsten Retention auch den weitaus geringsten Zuwachs an Muskelkräften erzielte, während die Versuchsperson mit der höchsten Retention ihre Muskelkräfte bedeutend vermehren konnte.

Tab. 3.3 *Proteinretention unterernährter Personen während körperlichem Training bei hoher Proteinaufnahme*

Versuchspersonen	Alter in Jahren	Größe in cm	Anfangsgewicht in kg	Eiweißaufnahme in g/kg/Tag	Eiweißretention in g/kg/Tag	Eiweißretention in % der Aufnahme
Si	19	174	68	1,94	0,52	27
Ko	38	169	66	1,66	0,41	25
De	17	171	63	1,98	0,36	18
De	19	173	65	2,25	0,48	21
Me	29	167	60	1,89	0,36	19
Be	28	165	59	1,92	0,35	18
Va	33	166	59	2,38	0,49	21
Fe	36	163	51	1,65	0,36	22
Fu	31	162	50	1,66	0,21	13
Ma	32	168	53	2,10	0,18	8,6
						⌀ 19

Quelle: *Kraut, H., Müller, E. A.:* Biochem. Z., **320**, 302 (1950) Auszug, letzter Stab neu berechnet.

Wenn keine Retention erfolgt, passiert bei der üblichen Eiweißaufnahme von 70−80 g im Durchschnitt 1 g Protein je kg Körpergewicht täglich den Organismus des Erwachsenen; das sind ungefähr 0,5 bis 0,6% eines Proteinbestandes von 12 bis 14 kg.

Die gesamten Verluste durch Haut, Haare und Nägel und Faeces machen etwa 6 g Protein aus, also knapp 10% der täglichen Aufnahme. Es erhebt sich die Frage, was mit den übrigen 90% des Nahrungsproteins geschieht. Zur Klärung dieser Frage fütterten *Schoenheimer, Rittenberg* und Mitarbeiter Ratten mit Aminosäuren (*Schoenheimer* and *Rittenberg,* 1939; *Rittenberg* et al., 1939; *Schoenheimer* and *Ratner,* 1939; *Schoenheimer* et al., 1939; *Rittenberg* and *Schoenheimer,* 1939) sowie Ammoniumsalzen (*Foster* et al., 1939), die mit radioaktivem Stickstoff markiert waren. In beiden Fällen fanden sie nach kurzer Zeit N-markiertes Protein in allen Organen. Der Austausch erfolgte zuerst mit den Aminosäuren des Plasmas, sodann mit denen von Leber, Niere und Intestinum. Erst später wurden auch Aminosäuren von Muskulatur und Haut ausgetauscht. Versuche am Menschen hatten dieselben Ergebnisse (*Sprinson* und *Rittenberg,* 1949). Es ist bezeichnend, daß die an der Umaminierung hauptsächlich beteiligten Aminosäuren, Glutaminsäure und Asparaginsäure, am meisten markiertes N enthielten (*Rittenberg,* 1948). Es findet also im Organismus ein dauernder Austausch der Aminosäuren von Körperproteinen statt. Die Halbwertszeiten der Proteine in dem Organen sind dabei sehr verschieden. Durch Versuche mit markiertem Glycin konnten die in Tabelle 3.4 wiedergegebenen Halbwertszeiten und Umsatzgrößen für den 70 kg schweren Menschen gefunden werden.

Tab. 3.4 *Umfang der täglichen Neubildung von Proteinen und ihre Halbwertszeiten beim Menschen*

	Bestand des Organismus g	Tägliche Neubildung g	Halbwerts- zeit Tage
Gesamter Stickstoff	1750	15,3	80
Leber- und Plasma-N	90	6,2	10
N der anderen inneren Organe	60	2,1	20
N von Muskulatur, Haut, Skelett usw.	1600	7,0	160

nach *D. B. Sprinson* und *D. Rittenberg,* J. Biol. Chem., **180,** 715 (1949).
[Übersicht]

Mit N-markiertem Glycin wurde festgestellt, daß der tägliche Umsatz an Protein (turnover) innerhalb des Körpers 3 g je kg Körpergewicht beträgt (siehe das Übersichtsreferat *Waterlow,* 1975). Dieser Umsatz ist die Folge einer dauernden Denaturierung, der alle Proteine, wenn auch mit verschiedener Geschwindigkeit, unterworfen sind. Proteine sind besonders labile Verbindungen, die schon durch die Molekularbewegung bei Körpertemperatur zur Denaturierung neigen. Sind sie denaturiert, so ist der Organismus außerstande, sie zu renaturieren. Sie müssen restlos bis zu den Aminosäuren abgebaut werden. Diesem Zweck dienen die Zellpeptidasen, darunter das überall vorhandene Kathepsin.

Ein erheblicher Teil der durch Proteinabbau gebildeten Aminosäuren wird wieder zum Aufbau verwendet, besonders in den Muskeln, die keine Enzyme haben, durch die Aminosäuren abgebaut werden können. Solche Enzyme kommen nur in der Leber vor, die das Organ ist, in dem überschüssig vorhandene Aminosäuren umgebaut oder weiter abgebaut werden. Da nur diejenigen Aminosäuren zur Wiederherstellung (und zum Neuaufbau) von Organproteinen verwendet werden, die dem augenblicklichen meist vom Abbau verschiedenen Aufbaubedarf entsprechen, ist Zufuhr neuer Aminosäuren mit der Nahrung erforderlich. Nach *Munro* (1974) synthetisiert der Erwachsene täglich etwa 300 g Proteine, wofür etwa 150 g (mindestens 100 g) essentielle Aminosäuren für notwendig gehalten werden. Da eine tägliche Zufuhr von 6 g essentieller Aminosäuren für den Aufbau genügt, muß die große Mehrzahl der essentiellen Aminosäuren, die aus dem Proteinabbau stammen, wieder verwendet werden.

Fast immer ist der Durchsatz von Aminosäuren durch den Körper viel größer als erforderlich.

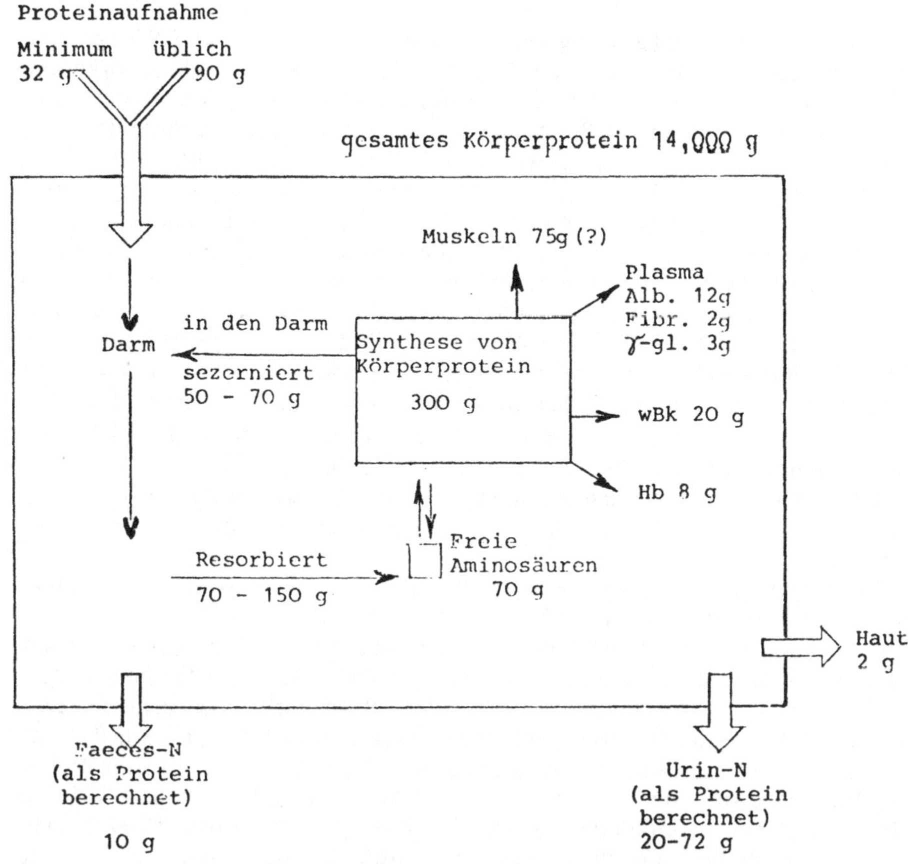

Abb. 3.5: Täglicher Aminosäureumsatz eines 70 kg schweren Mannes.

Quelle: *Mitchell, H. H.:* Ernährung i. d. Med. **1**, 15 (1974).

Mit der Nahrung sollen 90 g Proteine aufgenommen werden. Dazu kommen etwa 50 bis 70 g, die mit den Verdauungssäften sezerniert und zum größen Teil rückresorbiert werden. Abbildung 3.5 gibt ein Diagramm des Durchflusses der Aminosäuren durch den Körper wieder. Die Leber vollzieht die Anpassung des Überangebots von Aminosäuren an den Bedarf mit großer Präzision. Fehlende nichtessentielle Aminosäuren werden durch Umaminierung gebildet, überschüssige Aminosäuren desaminiert und dem Energiewechsel zugeführt. Dadurch bleibt im Blut der Vena cava das qualitative und quantitative Muster an Aminosäuren meist ungefähr gleich.

Als ein Beispiel der Regulation führt *Munro* (1976) an, daß die Aktivität der Tryptophan-Oxygenase von Ratten nach Futteraufnahme dann und nur dann ansteigt, wenn der Bedarf an Tryptophan überschritten wird.

Die Regulation zwischen Proteinaufbau und -abbau bewirkt in den meisten Fällen, daß, abgesehen von großen Schwankungen der Proteinaufnahme mit der Nahrung, der Proteinbestand des Körpers über längere Zeit konstant bleibt, vorausgesetzt, daß keine besonderen Ursachen für eine Veränderung des Bestandes vorliegen. Zwei Ursachen für eine Veränderung sind besonders zu erwähnen: die Vermehrung des Proteinbestands beim Muskeltraining und die Verminderung des Bestands beim Übergang zu geringerer Muskeltätigkeit. Von solchen Veränderungen abgesehen, tritt N-bilanzausgleich ebenso bei einer Aufnahme von 2 g wie von 1 g Protein je kg Körpergewicht täglich ein. *Steffee* et al. (1976) gaben 6 erwachsenen Versuchspersonen in 2 Versuchsreihen täglich 1,5 g Protein/kg Körpergewicht bzw. 0,38 g/kg. Durch radioaktive N-markierung von Glycin wurde der Abbau und Aufbau von Protein im Körper getestet. Bei 1,5 g Protein wurden täglich 3 g Protein je kg Körpergewicht synthetisiert und abgebaut. Bei 0,38 g war die Synthese und der Abbau nur um 15 % verringert. Die Ausscheidung an markiertem N im Urin verminderte sich aber bei 0,38 g um 50 %. Daraus geht hervor, daß bei Aufnahme von 0,38 g/kg Protein ein wesentlich höherer Betrag durch Abbau freigesetzter Aminosäuren für den Wiederaufbau verwendet wurde, als wenn die tägliche Nahrung 1,5 g Protein je kg Körpergewicht enthielt. Allerdings dauert es bei einem erheblichen Wechsel der Proteinzufuhr meist einige Tage, bis der Bilanzausgleich wieder erreicht ist. Sogar bei ungenügender Proteinversorgung kann nach einer Zeit des Abbaus noch Bilanzausgleich erreicht werden, wenn der Proteinbestand des Körpers sich so weit vermindert hat, daß eine geringere Proteinzufuhr zu seiner Erhaltung ausreicht. *Albanese* und *Orto* (1963) weisen darauf hin, daß im täglichen Leben Zeiten eines gewissen Proteinabbaus mit solchen des Aufbaus abwechseln, so daß der Ausgleich erst über längere Zeiten erfolgt.

Im vorigen Jahrhundert war es eine umstrittene Frage, ob körperliche Schwerarbeit das N-bilanzminimum (physiologisches N-minimum) verändert. 1930 referierte *Kestner* hierüber im Handbuch der normalen und pathologischen Physiologie und kam zu dem Ergebnis: „Für den Eiweißstoffwechsel ist es gleichgültig, ob der Mensch seine Muskeln stärker oder schwächer beansprucht. Energiewechsel und Baustoffwechsel sind unabhängig voneinander." Dies trifft allerdings nur dann zu, wenn der Energiebedarf voll gedeckt ist, damit kein Protein zur Energiegewinnung zusätzlich herangezogen wird. *Chambers* und *Milhorat* (1928) führten an Hunden den exakten Nachweis, daß bei ausreichender Energiezufuhr keine Mehrausscheidung von Stickstoff im Harn bei der Arbeit erfolgt. Eine Bestätigung dieser Ergebnisse auch für den Menschen konnten *Kraut* und *Lehmann* (1948) in Versuchen an 3 Bergleuten erbringen. Sowohl in einer 2 Monate dauernden Zeit geringer körperlicher Betätigung, als auch in der nachfolgenden Zeit der schweren Arbeit im Bergbau lagen die N-bilanzminima auf derselben Höhe, nämlich bei durchschnittlich 7,5 g N täglich bei einem durchschnittlichen Körpergewicht von 63 kg. Das entspricht einem Minimalbedarf von 0,7 g Protein je kg Körpergewicht. Diese Zahl liegt auffallend hoch. Es ist aber zu bedenken, daß es sich um trainierte Bergleute handelte, deren Muskelbestand relativ hoch lag, also auch einer höheren Zufuhr von Protein zu seiner Erhaltung bedurfte.

Die manchmal geäußerte Meinung, daß Schwerarbeit das N-bilanzminimum erhöhe, kann dadurch entstanden sein, daß die Versuche zu kurze Zeit durchgeführt wurden. Bei allen Versuchen zur Ermittlung des N-bilanzminimums muß jedesmal mindestens eine Woche gewartet werden, bis sich der Körper an eine neue Kostform angepaßt hat (siehe Abb. 3.6). Außerdem aber wirkt die Umstellung von leichter auf schwere körperliche Arbeit zuerst als Streß, der einen vermehrten Proteinabbau zur Folge hat. Auch *Gontzea* et al. (1962) fanden bei gleichbleibender Proteinzufuhr in den ersten Tagen nach der Umstellung auf Schwerarbeit negative Stickstoffbilanzen, die erst nach Beendigung der Schwerarbeit sich wieder auf das ursprüngliche Bilanzminimum einstellten. Im Unterschied zu den Versuchen von *Kraut* und *Lehmann* wechselten jedoch bei ihren Versuchen stets 4 Tage Schwerarbeit mit 4 Tagen leichter Beschäftigung. Offenbar hat sich nach 4 Tagen der Stoffwechsel noch nicht an die Schwerarbeit angepaßt.

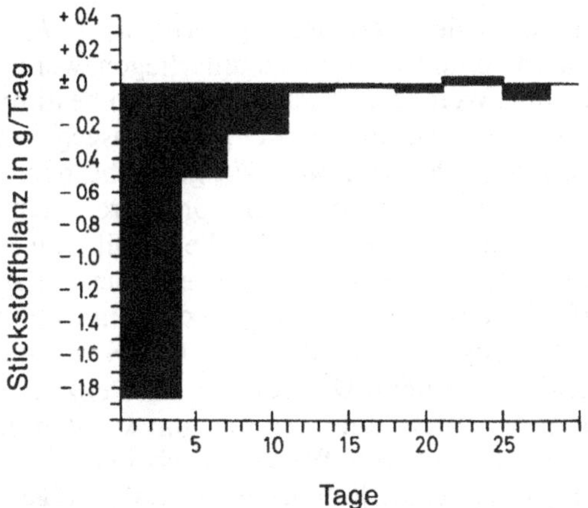

Abb. 3.6: Allmähliche Einstellung des N-Gleichgewichtes zwischen Eiweißzufuhr und Eiweißabbau nach einem Wechsel der Zufuhr.

Quelle: *Kofrányi, E.* und *Müller-Wecker, H.:* Zs. Physiol. Chem. **320,** 233 (1960).

Die Aussage, daß Schwerarbeit das N-bilanzminimum nicht verändert, gilt allerdings nur für denselben Muskelbestand (Trainingszustand) der Versuchspersonen. Wenn durch schwere körperliche Tätigkeit in Beruf oder Sport der Muskelbestand und damit auch der gesamte Proteinbestand des Körpers erhöht wird, ist zu seiner Erhaltung mehr Protein erforderlich, was ein höheres N-bilanzminimum zur Folge hat.

Kraut et al. (1953) gaben 2 gut ernährten, kräftigen Versuchspersonen eine Ernährung, die 2 g Protein je kg Körpergewicht täglich enthielt, und unterwarfen sie einem ausgeklügelten, die Hauptmenge der Muskulatur erfassenden Training. Die Energiezufuhr mußte allmählich bis auf 3900 bzw. 4400 kcal/Tag erhöht werden. Innerhalb von 3 Monaten konnten die beiden Versuchspersonen ihre Muskelkräfte um 75% erhöhen, wobei das Körpergewicht um etwa 4 kg zunahm. Aus der Stickstoffretention läßt sich errechnen, daß ihr Muskelbestand von anfänglich 12 kg auf fast 21 kg zunahm. Das N-bilanzminimum, das zu Beginn der Versuche auf 0,6 g/kg Körpergewicht täglich angenommen werden konnte, lag bei Beendigung des Versuchs auf 0,8 g/kg, also wesentlich höher.

3.5.3. Proteinreserven

Während die Speicherung von Aminosäuren kein großes Ausmaß erreicht, können Proteine in erheblichem Umfang gespeichert werden. Dies wurde erstmals von *C. Voit* (1866) an Hunden durch die Beobachtung bewiesen, daß im Hunger oder bei Herabsetzung der Proteinzufuhr unter den Bedarf am ersten Tag eine hohe Ausscheidung von Stickstoff im Urin eintritt, die von Tag zu Tag geringer wird und schließlich einen fast konstanten Betrag erreicht.

Voit unterschied daher zwischen „Vorratseiweiß" oder „zirkulierendem Eiweiß", das bei Hunger rasch verloren geht, und dem stabileren „Organeiweiß", dessen Abbau sich erst in längeren Zeiträumen vollzieht. *Voits* Beobachtung wurde in einer großen Reihe von Untersuchungen bestätigt, wenn auch die Annahme eines speziellen Vorratsproteins, etwa entsprechend den Fettdepots, nicht mehr den jetzigen Vorstellungen entspricht.

Heute wissen wir durch die Untersuchungen von *Schoenheimer* und *Rittenberg,* daß alle Körperproteine einem Austausch unterliegen, wenn auch mit verschiedener Geschwindigkeit. Wenn erhebliche Verluste in bestimmten Organen eintreten, werden sie zum Teil aus anderen Organen ausgeglichen. Diese wichtige Feststellung wurde schon 1906 von *Morawitz* gemacht: nach starken Blutverlusten wird das Plasmaprotein aus anderen Körperproteinen wieder aufgefüllt. *Martin* und *Robinson,* deren Untersuchung die Abbildung 3.7 entnommen ist, erreichten bei einer Herabsetzung der täglichen Stickstoffaufnahme bei Menschen von 17,0 auf 4,4 g das konstante Niveau der Ausscheidung nach 5 Tagen. Bei einer Wiedererhöhung der Aufnahme auf 16 g N wurde nach 6 Tagen eine konstante Ausscheidung erreicht. Die Summe der Defizite bei der niederen N-Zufuhr und die Summe der Retentionen bis zum konstanten Niveau nach der erhöhten Zufuhr hielten sich die Waage. Auch bei der Wiederauffütterung erfolgt am ersten Tag die höchste Retention, die in den folgenden Tagen allmählich abnimmt.

Nach der Feststellung, daß es eine Anreicherung von Protein gibt, war die nächste Frage, wo sich diese Reserven befinden. *Seitz* (1906) fütterte Hühner und Enten nach einer Hungerperiode mit großen Mengen von Protein und fand eine Zunahme des Proteingehalts der Leber bis zum 4fachen gegenüber dem der am

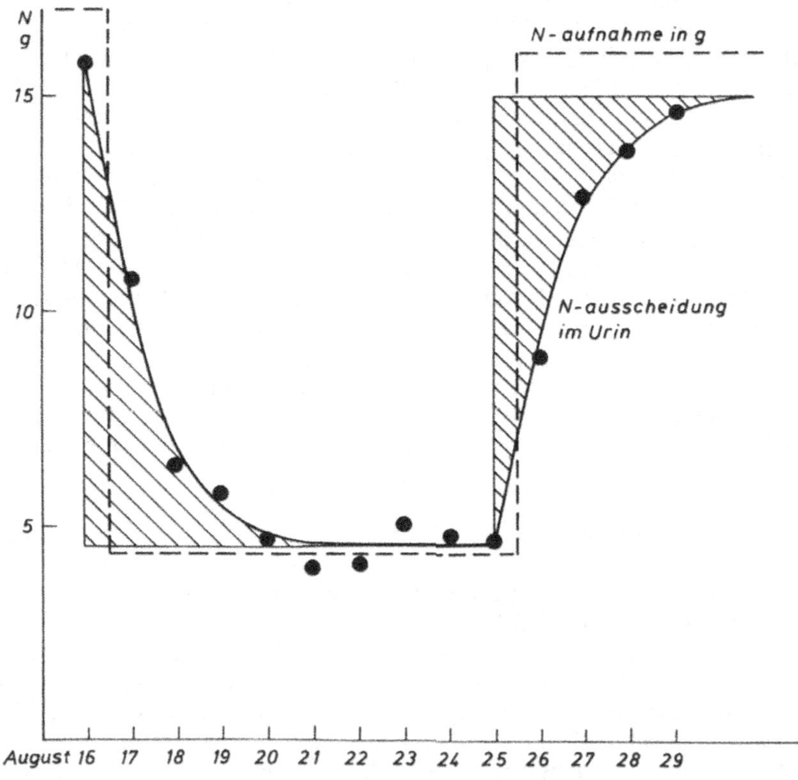

Abb. 3.7: Abbau und Wiederauffüllung von Reserveprotein bei Menschen.

Quelle: *Martin, C. J.* u. *Robinson, R.:* Biochem. J. **16,** 407 (1922).

Ende der Hungerperiode geschlachteten Tiere. Auch das Pankreas und der Verdauungstrakt enthalten nach *Ju* und *Nasset* (1959) erhebliche Mengen an labilem Protein. Jede Proteinunterernährung führt rasch zu einer Abnahme der Plasmaproteine, die also ebenfalls als Proteinreserve zu betrachten sind. Der Verlust betrifft in erster Linie Plasma-Albumin, während das Globulin zunimmt (*Scrimshaw* und *Behar*, 1961). Zwischen dem Verlust an Gesamtstickstoff und der Abnahme des Albumin/Globulin-Verhältnisses im Plasma besteht eine hohe Korrelation (*Allison,* 1964).

Die Plasmaproteine werden bei genügender Proteinzufuhr mit der Nahrung rasch wieder aufgefüllt. Nach experimenteller Entfernung von Plasmaproteinen, z. B. durch wiederholte Entnahme von ¼ des Blutplasmas und Ersatz durch physiologische Kochsalzlösung werden auch ohne exogene Stickstoffzufuhr 40 bis 60% der Plasmaproteine aus Körperreserven wieder aufgefüllt (*Kerr* et al., 1918; *Smith* et al., 1920).

Madden und *Whipple* (1940) wiesen darauf hin, daß die Produktion der Plasmaproteine in erster Linie in der Leber erfolgt, aber sie schließen nicht aus, daß auch andere Gewebe sich daran beteiligen. Sie stellten die Hypothese auf, daß zwischen der Zufuhr von Aminosäuren mit der Nahrung, dem Bedarf an Proteinmaterial im Körper und den Proteinreserven ein dynamisches Gleichgewicht bestehe. Wenn der Körper mehr Protein zum Aufbau von neuen Zellen, neuem Plasmaprotein oder Hämoglobin braucht, als exogen zugeführt wird, baut er Proteinreserven ab. Erhält er exogen mehr, als er braucht, baut er die Reserven wieder auf.

Campbell und *Kosterlitz* (1948) fanden, daß jede Erhöhung der Proteinzufuhr über den Minimalbedarf hinaus eine sofort einsetzende Anlage von labilem Protein verursacht, maximal bis zu 5% des Proteinbestands.

Zu einer wesentlich niedrigeren Annahme kamen *Young* et al. (1968) bei Versuchen an 22 jungen Männern, die sich in einem guten Ernährungszustand befanden (Proteinaufnahme zwischen 0,8 und über 1 g je kg Körpergewicht täglich). Sie waren in 2 Gruppen geteilt, deren Proteinbestand vor dem Versuch zu 8,50 bzw. 8,62 kg bestimmt wurde. Als Methode wurde eine Bestimmung der Muskelmasse durch die Messung der Strahlung des radioaktiven Kaliums verwendet. Gruppe 1 erhielt eine praktisch stickstofffreie Ernährung und verlor in 10 Tagen durchschnittlich 7,9 g Stickstoff je kg Körpergewicht. Gruppe 2 erhielt eine Nahrung mit 0,015 g Stickstoff. Sie verlor in den 10 Versuchstagen 11,2 g Stickstoff. Daraus errechneten die Autoren, daß die labilen Reserven bei der ersten Gruppe 0,58% des gesamten Proteinbestandes, bei der zweiten Gruppe 0,81% betragen hätten. Sie vermuteten, daß bei den früheren Versuchen anderer Autoren der Calorienbedarf nicht vollständig gedeckt war, so daß zusätzliches Protein abgebaut wurde.

Besser wäre es, die Proteinreserven nicht auf das gesamte Körperprotein zu beziehen, sondern nur auf die Organe, die labiles Protein enthalten, also auf Leber, Plasma und Verdauungstrakt, deren Proteinbestand man auf 700 bis 800 g schätzen kann, entsprechend rund 115 g Stickstoff. Die durchschnittliche Ausscheidung von 9,5 g Stickstoff je kg Körpergewicht in den Versuchen von *Young* et al. entspricht ungefähr 8% des Stickstoffs der Organe mit labilem Protein.

Kosterlitz und *Campbell* (1945) stellten in einem Übersichtsbericht fest, daß bei Proteinmangel und bei hoher Proteinfütterung keine erheblichen Unterschiede in der Aminosäurezusammensetzung der Leber- und Muskelproteine von Ratten gefunden werden. Ebenso erfährt das Verhältnis von Nucleinsäure-Phosphor zu Proteinstickstoff als Indikator der Proteinsynthese keine wesentli-

3.5.

che Änderung. Daraus schließen sie, daß die Proteinreserven aus den normalerweise in den Organen vorkommenden Proteinen bestehen, daß es also keine speziellen Proteindepots gibt.

Bei längerem Proteinentzug erfolgt der Abruf aus allen Organen, hauptsächlich aus Muskulatur und Haut (*Allison* und *Wannemacher*, 1965). Erwachsene Hunde in gutem Ernährungszustand verloren nach *Allison* und *Wannemacher* (1957) bei 90tägiger proteinfreier Ernährung 20–25% ihres Proteinbestandes und konnten diesen Verlust bei normaler Fütterung wieder aufholen. Allerdings erfolgt der Abbau in den Organen mit sehr verschiedener Geschwindigkeit. Tabelle 3.5 gibt eine Übersicht über die Proteinverluste verschiedener Organe von Ratten bei 7tägigem Fasten.

Die größten Verluste wies die Leber auf, achtmal größere als das Gehirn. *Addis* et al. (1936) stellten fest, daß schon bei 2tägigem Fasten sich das Leberprotein von Ratten um 20% verminderte; die übrigen Organe verloren nur 4%.

Die Muskeln bilden trotz ihrer langsamen Umsatzrate infolge ihrer großen Masse das größte Reservoir für Proteine. Bei Proteinunterernährung tragen die abgebauten Muskelproteine zur Erhaltung des notwendigen Bestands von Leber- und Plasmaproteinen bei (*Madden* und *Whipple*, 1940; *Arroyave*, 1962). Die Experimente an Ratten wurden von *Arroyave* durch Beobachtungen an unterernährten Kindern im Institute of Nutrition of Central America und Panama bestätigt. Die Kinder verloren hauptsächlich Muskelmasse, während der Proteinbestand von Leber und Plasma weitgehend erhalten blieb.

Tab. 3.5   *Relative Proteinverluste in verschiedenen Organen und Geweben von Ratten während 7tägigem Fasten*

Organ oder Gewebe	Verlust in % des ursprüngl. Gehalts	Organ oder Gewebe	Verlust in % des ursprüngl. Gehalts
Leber	40	Herz	18
Prostata	29	Muskeln, Haut, Skelett	8
Samenbläschen	29	Gehirn	5
Verdauungstrakt	28	Augen	0
Niere	20	Testikeln	0
Blutplasma	20	Nebenniere	0

nach *Addis, T., Poo, L. J.* and *Lew, W.*: J. Biol. Chem., **115**, 111 (1936) [übersetzt].

Da bei Proteinmangel eine Verschiebung in den Fraktionen des Plasmaproteins stattfindet, indem die Albuminfraktion ab-, die γ-Globulinfraktion zunimmt, gelten Abnahme der Albuminfraktion oder des Albumin: γ-Globulin-Verhältnisses als die ersten Zeichen eines Abbaus der Proteinreserven.

In einer zusammenfassenden Abhandlung über die Regulation des Proteinstoffwechsels durch Ernährung und durch Hormone berichtet *Munro* (1964), daß die Anlage der Proteinreserven von der Aufnahme von Kohlenhydraten abhängig ist. Werden außer Proteinen nur Fette gegeben, so bleibt der Proteinansatz gering. Wahrscheinlich ist dies mit dem Zwang zur Gluconeogenese aus Aminosäuren bei Mangel an Nahrungskohlenhydraten zu erklären.

Verluste von Proteinreserven treten nicht nur bei Mangel an Nahrungsprotein ein, sondern können auch andere Ursachen, wie Streß jeder Art haben (*Munro*, 1964). So bewirken Verletzungen, Blutverluste, Hypoglycämie durch Insulinüberschuß etc. den Abbau der Proteinreserven. Daß es sich um den Abbau von labilem Protein handelt, geht daraus hervor, daß diese Verluste nicht eintreten, wenn bei unzureichender Proteinzufuhr kein labiles Protein mehr vorhanden ist. Andererseits vermindert eine hohe Proteinzufuhr den Umfang des Stickstoffverlustes bei energetisch unzureichender Ernährung (*Kraut* und *Jekat,* 1963).

Bei knapper Proteinzufuhr besteht ein wesentlicher Unterschied zwischen wachsenden und erwachsenen Lebewesen. Erwachsene verlieren dabei labiles Protein; bei den wachsenden verlangsamt sich das Wachstum, es tritt jedoch kein Verlust an labilem Protein ein. Trotzdem labiles Protein vorhanden ist, kann proteinreiche Nahrung eine höhere Schutzwirkung ausüben. *Fisher* et al. (1964) führten Versuche mit Küken aus, denen sie isocalorisches Futter hoher Proteinqualität einerseits mit 22% Protein, andererseits mit 28% Protein gaben. Das Wachstum beider Gruppen war fast gleich. Fütterten sie ausschließlich das Gemisch mit niedrigerem Proteingehalt, das sie durch Zulagen von Aminosäuren ohne Cystein, Methionin und Lysin ergänzten, so zeigten die Hühner, die vorher Futter mit 28% Protein bekommen hatten, das bessere Wachstum. Auch waren sie resistenter gegen eine Infektion mit Newcastle disease virus.

Die Proteinreserven bestehen nach *Wainio* et al (1953, 1954, 1959), nach *Allison* (1964) und nach *Patwardhan* (1960) zum großen Teil aus Enzymproteinen. Der Abbau der Reserven ist begleitet von einem Verlust an Katalase, alkalischer Phosphatase, Xanthindehydrogenase, Kathepsin u. a.

Als Nutzen der Reserven fand *Allison* 1964 eine längere Dauer bis zum Eintritt schwerer Folgen von Unterernährung bei erwachsenen Hunden, *Mc Coy* et al. 1956 eine höhere Resistenz gegenüber Giften. Ferner verhüten die Proteinreserven den Verlust von Mineralstoffen wie Kalium und Phosphor, sowie von Vitaminen, die wie Riboflavin und Niacin als Co-enzyme mit Proteinen Enzyme bilden (*Bro Rasmusen,* 1958). *Yoshimura* (1960) erwähnt Beobachtungen an Menschen, wonach ein gewisser Betrag von Proteinreserven für die Resistenz gegen Streß erforderlich ist. Eine Beschleunigung der Wundheilung durch höhere Proteinreserven wurde an Kaninchen beobachtet. *Yoshimura* schließt daraus auf den Nutzen der allgemein üblichen hohen Proteinaufnahme. Er sieht in einer Aufnahme, die eine ausreichende Menge von Proteinreserven garantiert, nichts anderes als „optimale Bedarfsdeckung".

Eine große Schwierigkeit für die Entscheidung über die optimale Proteinzufuhr ist, daß eine sichere Bestimmung der oberen Grenze für die Anlage von Proteinreserven nicht gefunden wurde. *Henry* et al. (1953) gaben Ratten bis zu 4,7 g Casein je kg Körpergewicht (siehe Abb. 3.8). Selbst bei diesen großen Mengen wurde eine obere Grenze (Plateau) des Stickstoffgehalts der Leber noch nicht erreicht. Nach *Munro* (1964) müßte entschieden werden, ob gewisse Zellfunktionen durch Abnahme des labilen Proteins beeinträchtigt werden, und welche Proteinaufnahme deren optimale Funktion sichert. Das wäre zugleich das Maß für die „optimale Proteinzufuhr". Er schlägt als ersten Schritt in dieser Richtung vor, zu untersuchen, mit welcher Proteinaufnahme das Albuminniveau im Plasma aufrechterhalten werden kann.

Versuche in dieser Richtung sind von *Fisher* et al. (1967) ausgeführt worden. Ihre Versuchspersonen waren 22 Männer im Alter zwischen 20 und 22 Jahren, die sich in einem guten Ernährungszustand befanden. Ihre Proteinaufnahme in der Zeit vor den Versuchen lag zwischen 0,8 und über 1 g je kg Körpergewicht. Während der Versuche erhielten sie je 3 Wochen lang Proteinmengen hoher Qualität, entsprechend 9, 15, 25 und 34 g N. Mit 9 g N (56 g Protein) waren die Stickstoffbilanzen noch deutlich positiv. Mit 15 g N (94 g Protein) retinierten sie in der ersten Versuchsserie im Durchschnitt 2,2 g N täglich. Nach Erhöhung auf 25 g N hatten 10 Versuchspersonen eine Retention von fast 7 g Stickstoff täglich. In der

3.5.

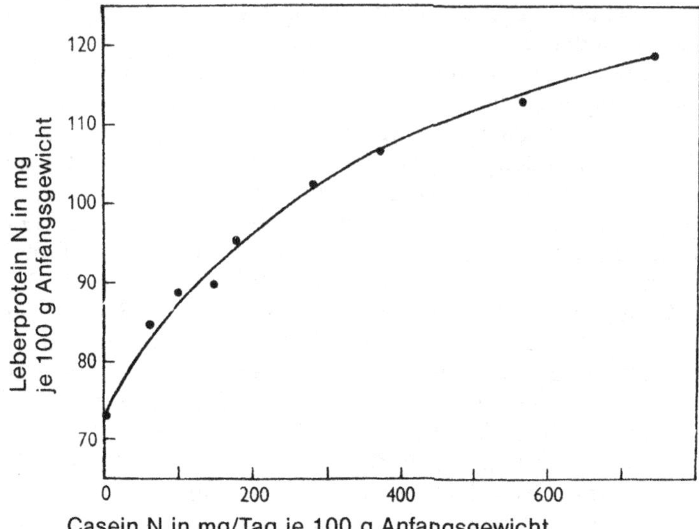

Alle Punkte geben den Mittelwert von 4 bis 6 Ratten wieder.

Abb. 3.8: Wirkung verschiedener Caseinaufnahmen auf den Proteingehalt der Leber erwachsener Ratten.

Quelle: *Henry, H. M., Kosterlitz, H. W., Quenouille, M. H.:* Brit. J. Nutr. 7, 51–69 (1953).

2. Versuchsserie wurde mit 26 g N täglich wieder eine Retention von 6,2 g N erreicht, mit 34 g N (210 g Protein) dagegen nur von 4,4 g (je an 4 Versuchspersonen). Zugleich wurde das Plasmaprotein bei 15, 26 und 34 g N-aufnahme untersucht. Es blieb unverändert bei ungefähr 7 g Protein je 100 ml Plasma. Daraus geht hervor, daß eine Aufnahme von mehr als 15 g N (etwa 100 g Protein) die Proteinreserven nicht mehr erhöht. Leider finden sich keine Angaben über das Plasmaprotein bei einer täglichen Aufnahme von 9 g Stickstoff.

Da die Versuchspersonen im Durchschnitt 70 kg wogen, entsprechen 15 g N einer täglichen Aufnahme von 1,3 g Protein je kg Körpergewicht, also erheblich mehr, als den Empfehlungen für eine „hohe" Proteinaufnahme entspricht.

Es besteht heute die Tendenz, den Proteinbedarf niederer anzusetzen. Bei Ernährung mit den bestgeeigneten Proteingemischen reicht eine Aufnahme von 0,2 bis 0,4 g Protein je kg Körpergewicht täglich zwar zum Ausgleich der Stickstoffbilanz aus (*Kofrányi* und *Jekat,* 1967), aber eine Ernährung in der Nähe des Stickstoffminimums würde die Anlage von Proteinreserven ausschließen.

Der Nutzen von Proteinreserven wird allerdings von manchen Autoren bestritten. So schließen *Holt* et al. (1962) aus dem raschen Verlust des labilen Proteins bei Infektionen und anderem Streß, daß sie für den Körper ohne Bedeutung seien, ja vielleicht sogar durch die höhere Produktion von Harnstoff die Nieren belasten. Sicher ist bei Säuglingen und Kleinkindern eine zu hohe Proteinzufuhr schädlich (Siehe 3.7., S. 176). Niemand bestreitet, daß eine allgemeine Überernährung schädlich ist, sei es mit welcher Kombination von Nährstoffen auch immer.

Gegen die von *Holt* et al. angeführten Versuche kann eingewendet werden, daß sie z. T. mit extrem hohen Proteingaben durchgeführt wurden. Schon die in den zitierten Rattenversuchen als vergleichsweise niedrig angesehenen Proteingaben von 18 bzw. 27% des Futtergewichts können wohl kaum als minimal betrachtet werden, während 64 und 70% sicher als weit überhöht zu bezeichnen sind.

Keine Anzeichen sprechen dafür, daß die Mobilisierung des labilen Proteins bei Infektionen und anderen Belastungen ohne Nutzen für den Körper ist. Wahrscheinlich werden die zum Ausgleich des Proteinabbaus benötigten Aminosäuren dem labilen Protein entnommen, wobei der Stickstoff der nicht benötigten Aminosäuren in der normalen Weise in Harnstoff verwandelt und ausgeschieden werden muß.

Die Bestimmung des Plasmaalbumins halten wir in Übereinstimmung mit *Munro* für einen aussichtsreichen Weg zur Entscheidung über die optimale Proteinzufuhr. Bei der großen Bedeutung dieses Problems sollten Versuche über die Abhängigkeit der Höhe des Plasmaalbumins von der Proteinzufuhr an einer großen Zahl von Personen beider Geschlechter und verschiedener Altersstufen durchgeführt werden.

3.5.4. Hormonale Steuerung des Proteinstoffwechsels

Der Proteinstoffwechsel wird von zahlreichen Hormonen gesteuert. *Castellanos* und *Arroyave* (1961) wiesen darauf hin, daß das endokrine System eine fundamentale Rolle bei der Umwandlung und Verteilung der Nahrung innerhalb des Körpers spielt. Bei manchen Hormonen ist es jedoch fraglich, ob sie an einer direkten Steuerung des Proteinstoffwechsels beteiligt sind, oder ob die beobachteten Wirkungen indirekt über andere Stoffwechselreaktionen den Proteinstoffwechsel beeinflussen. Letzteres ist bei Adrenalin der Fall, das allgemein den oxydativen Stoffwechsel erhöht.

Die Wirkung des *Insulins* erstreckt sich hauptsächlich auf eine Zunahme des N-Gehaltes der Muskulatur und des Fettgewebes. Es vermehrt die Aufnahme von Aminosäuren in die Zellen durch Steigerung des aktiven Transports, und stimuliert damit die Proteinsynthese. Nach Injection von Insulin (*Luck* et al., 1928; *Carlsten* et al., 1966; *Zimmermann-Telschow* et al., 1967) und nach Glucosegaben (*Zinneman* et al., 1966; *Zimmermann-Telschow* et al., 1976) werden die zirkulierenden freien Aminosäuren im Blut vermindert, wobei die Reduktion der essentiellen Aminosäuren größer ist als die der nichtessentiellen. Von den essentiellen Aminosäuren fallen die verzweigtkettigen am stärksten ab. *Pozefsky* et al. (1969) wiesen nach, daß die Abnahme der Aminosäuren im Blut auch auf einen verminderten Austritt aus der Muskulatur zurückzuführen ist. Versuche mit markierten Aminosäuren am isolierten Rattendiaphragma zeigten, daß Insulin den Einbau in Proteine erhöht (*Sinex* et al., 1952, sowie *Akedo* und *Christensen,* 1962). Dieser Einbau ist in weiten Grenzen unabhängig vom Glucosegehalt der Suspensionslösung (*Wool* und *Krahl,* 1959). Da Glucose aber die Insulinausschüttung erhöht, wirkt sie indirekt auf den Proteinstoffwechsel. Eine Stimulation der Insulinsekretion durch Aufnahme von Protein oder durch 10 Aminosäuren wurde von *Floyd* et al. (1966) nachgewiesen. Dabei zeigte Arginin die größte Wirkung.

Um zu klären, ob die Erhöhung der Proteinsynthese durch aktiven Transport von Aminosäuren in die Zellen verursacht wird, bedient man sich nach dem Vorschlag von *Noall* et al. (1957) der α-Amino-isobuttersäure, die ebenso wie die natürlichen Aminosäuren durch die Zellwände transportiert, aber nicht in Proteine eingebaut wird. Es stellt sich heraus, daß für diesen aktiven Transport Insulin unentbehrlich ist.

Auch für den Proteinstoffwechsel der Leber wird eine antikatabole Wirkung des Insulins diskutiert. So scheint die Proteolyse durch Insulin gehemmt zu werden (*Mortimore* et *Monden,* 1970).

Glucagon spielt eine Rolle bei der Regulierung der Gluconeogenese in der Leber. Infusion von Alanin in Hunde bewirkt eine Stimulierung der Glucagon-Sekretion, wodurch die Umwandlung von Alanin in Pyruvat beschleunigt wird (*Müller* et al., 1971).

Nach Zufuhr von Glucagon findet man eine Vermehrung der Leberproteine, manchmal eine Vergrößerung der Leber. In Experimenten mit isolierten Rattenlebern zeigte sich eine unterschiedliche Reaktion bei verschiedenen Aminosäuren. *Mallette* et al. (1969) durchströmten isolierte Rattenlebern mit Aminosäurelösungen, deren Zusammensetzung ungefähr dem Gehalt des Serums an freien Aminosäuren entsprach. Durch Zusatz von Glucagon wurde der Gehalt der zirkulierenden Flüssigkeit an Glycin, Glutaminsäure und Phenylalanin vermindert, der von Leucin, Isoleucin, Valin und Tyrosin stark, der von Lysin und Histidin leicht erhöht.

Insulin und Glucagon steuern im wesentlichen die Anpassung des Energie- und Proteinstoffwechsels des Organismus bei unterschiedlichen Ernährungszuständen wie Hunger und nach Nahrungsaufnahme.

Das *Wachstumshormon* der Hypophyse erhöht die N-Retention, was auf eine erhöhte Aufnahme von Aminosäuren durch die Gewebe und eine gesteigerte Proteinsynthese zurückgeführt werden muß. Dabei scheint die Wirkung mit der Höhe der Insulinspiegel in Beziehung zu stehen (*Lee* und *Williams,* 1952; *Young,* 1945; *Greenbaum,* 1953). Das Wachstumshormon verursacht eine Verminderung des Gehalts bestimmter freier Aminosäuren im Blutplasma und in der Leber von Ratten und Hunden (*Bartlett* und *Glynn,* 1950). Der vermehrte Einbau von Aminosäuren in Körperproteine wurde von *Hoberman* (1956) durch Zufuhr von Wachstumshormon und markiertem Glycin bei Ratten bewiesen. Dabei verminderte sich die Ausscheidung des markierten Glycin im Urin. Dieselben Beobachtungen machten *Friedberg* et al. (1948) mit S-markiertem Methionin.

Im Gegensatz zu den anderen Hormonen hat *Thyroxin* eine relativ lange biologische Halbwertszeit. Seine Konzentrationen werden nicht plötzlich vermindert. Es erhöht den Proteingehalt der Leber im Zusammenhang mit Neubildung von RNA und vermindert denjenigen der Muskulatur. Daß es sich dabei um eine direkte Thyroxinwirkung handelt, konnten *Sokolow* und *Kaufmann* (1961) experimentell beweisen; Zusatz von Thyroxin vermehrte den Einbau von Aminosäuren in Leberhomogenate.

Die *Corticoide,* im menschlichen Organismus hauptsächlich Cortisol, erhöhen als Antagonisten des Insulins die katabolischen Prozesse, gemessen an der vermehrten Stickstoffausscheidung im Urin (*Clark,* 1953). Dies wird der Umwandlung von Aminosäuren in Glucose zugeschrieben.

Nach *Goodlad* und *Munro* (1959) bewirkt *Cortison* einen erhöhten Abbau von Protein in der Muskulatur und zugleich einen erhöhten Einbau in die Leber. Dieser Umbau findet auch statt, wenn die Nahrung einen Mangel an Protein aufweist. Es wird eine de novo Synthese bzw. eine Aktivierung von gluconeogenetischen und Aminosäuren abbauenden Enzymen ausgelöst. Dabei ist der Gehalt der Leber an Ribonukleinsäuren erhöht, die den Code für die Enzymsynthese liefern. Eine ausführliche Diskussion über dieses Thema findet sich bei *Wicks* (1974).

Unter den *Sexualhormonen,* auf deren spezielle Funktionen an den entsprechenden Organen nicht eingegangen werden kann, bewirken die Androgene einen Einbau von Proteinen in die Muskulatur (daher als anabole Hormone bezeichnet) und einen Abbau der Leberproteine (*Leonard,* 1952), während die (katabolen) weiblichen Hormone den Abbau von Proteinen und den Transport von der Muskulatur zur Leber erhöhen. Ob Progesteron auch außerhalb der speziellen Zielorgane eine Rolle spielt, ist nicht klar. Nach *Landau* und *Luigibihl* (1961) übt es eine katabolische Wirkung in der Leber auf die Aminosäuren aus, wodurch die Aminosäuren auch im Plasma abfallen.

Eine Übersicht über die bis dahin ausgeführten Versuche gaben *Aschkenasy-Lelu* und *Aschkenasy* 1959.

Kapitel 3.6. Bestimmung des Proteinbedarfs und der biologischen Wertigkeit

3.6.1.1. Abhängigkeit des Bedarfs von der Zusammensetzung der Proteine

Bestimmungsmethoden zur Ermittlung des optimalen Bedarfs an Proteinen wurden bisher vergeblich gesucht. Was sich heute experimentell mit Genauigkeit bestimmen läßt, ist der Minimalbedarf zur Erhaltung des Proteinbestands des Körpers. Dabei stellte sich heraus, daß er von der Zusammensetzung der Nahrungsproteine abhängt. Je nach der zur Deckung des Minimalbedarfs erforderlichen Menge wird den Proteinen eine bestimmte biologische Wertigkeit zugeschrieben (*Thomas,* 1909). Diese ist allerdings nur nahe dem Minimum von Bedeutung. Bei zunehmender Proteinmenge in der Nahrung spielt die biologische Wertigkeit eine immer geringere Rolle.

3.6.1.2. Abhängigkeit des Proteinbedarfs von der Energiezufuhr

Schon im Jahre 1879 beobachtete *Rubner,* daß negative Stickstoffbilanzen durch Zulage von Kohlenhydraten und Fett sich verbesserten, manchmal bis zu positiver Bilanz. *Allison* und *Anderson* (1945) fanden, daß auch die Anlage der Proteinreserven von der Energiezufuhr abhängt. Dies wurde in zahlreichen anderen Fällen bestätigt (*Munro,* 1951).

Zur Aufrechterhaltung einer ausgeglichenen N-bilanz ist es notwendig, neben ausreichender Proteinzufuhr den Energiebedarf des Körpers zu decken. Denn bei ungenügender Energiezufuhr wird stets auch Protein zur Deckung des Energiebedarfs herangezogen, geht also für die Erhaltung des Proteinbestands verloren. Der Energiebedarf rangiert stets vor dem Proteinbedarf.

Rose und Mitarbeiter (1954) machten die überraschende Feststellung, daß bei ihren Versuchen zur quantitativen Ermittlung des Bedarfs an essentiellen Aminosäuren höhere Energiezufuhr zur Erreichung des N-bilanzgleichgewichts notwendig war, wenn sie von den natürlichen Proteinträgern zu deren Hydrolysaten oder zu Aminosäuremischungen übergingen. Wenn z. B. bei der Ernährung mit Casein 146 kJ (35 kcal) je kg Körpergewicht und Tag zum Bilanzausgleich ausreichten, waren bei Ernährung mit einem Säurehydrolysat von Casein, das durch Tryptophan ergänzt wurde, 188 kJ (45 kcal) je kg erforderlich. Zur Sicherung der Versuche über den quantitativen Bedarf an essentiellen Aminosäuren gab *Rose* daher den Versuchspersonen stets 210 kJ (50 kcal) je kg Körpergewicht und Tag.

Kofrányi und Mitarbeiter machten bei ihren Bilanzversuchen die Beobachtung, daß bei Ernährung in der Nähe des N-bilanzminimums eine höhere Energiezufuhr notwendig war, um den Abbau von Körpersubstanz zu verhindern. Sie führten daher so viel Energie zu, daß das Körpergewicht der Versuchspersonen schwach anstieg, oder mindestens ausgeglichen war. Dies ist eine notwendige Voraussetzung bei Bilanzversuchen (*Kofrányi* und *Jekat,* 1964). *Kraut* und *Jekat* (1963) studierten an 5 Versuchspersonen die Wirkung von Energieabzug oder -zulage auf die N-bilanz und fanden, daß in der Nähe des Bilanzminimums einem Mehr oder Weniger einer Nahrungscalorie (4,2 kJ) eine Änderung der N-bilanz um ungefähr 2,5 mg N parallel geht. Dies ist in Übereinstimmung mit zahlreichen in der Literatur beschriebenen Beobachtungen, die in der zitierten Abhandlung erwähnt sind.

Die Höhe der Proteinzufuhr ist ihrerseits von Einfluß auf die Energiebilanz. Nach einer Proteinmahlzeit tritt eine Erhöhung der Körpertemperatur und damit eine Erhöhung der Wärmeabgabe ein. *Rubner* (1902) nannte diesen Effekt: Spezifisch-dynamische Wirkung.

Sie ist im Teil 2 dieses Buches von *Kraut* und *Wirths* ausführlich behandelt worden.

In einem Vortrag wies *Allison* (1958) darauf hin, daß für die Wiederauffüllung von Proteinreserven 3 Bedingungen wesentlich sind: die biologische Wertigkeit des Nahrungsproteins, der Umfang der Stickstoffaufnahme und der Energieaufnahme. In der anschließenden Diskussion machte *W. Abbot* darauf aufmerksam, daß hierauf besonders bei der Erholung von Kranken oder Verletzten und bei Unterernährten zu achten sei.

3.6.1.3. *Absolutes Stickstoffminimum (Abnutzungsquote)*

Rubner stellte 1885 Versuche über den Stickstoffverlust des Körpers bei energetisch voll ausreichender Ernährung (in seinen Versuchen nur mit Kohlenhydraten) an. Er prägte dafür später (1908) den Ausdruck „Abnutzungsquote", für den synonym auch die Bezeichnung „Absolutes Stickstoffminimum" verwendet wird.

Die Abnutzungsquote umfaßt neben der Ausscheidung von Stickstoff in Harn und Faeces auch den N-verlust durch Haare, Nägel und Abschilferungen der Epidermis. Der N-Verlust mit dem Harn ist am ersten Tag der proteinfreien Ernährung relativ hoch. Er vermindert sich von Tag zu Tag, bis er nach etwa einer Woche einigermaßen konstant wird. (Erst bei länger dauerndem Entzug von Protein tritt vermehrter und sehr schwankender Proteinabbau ein).

Rubner fand, daß die Abnutzungsquote bei Mensch, Hund und Vogel einem Energieverlust von rund 4 % des Ruhestoffwechsels der untersuchten Lebewesen entsprach (*Rubner,* 1920).

Thomas (1909) führte im Rahmen seiner Bestimmungen der biologischen Wertigkeit der Proteine zahlreiche Messungen der N-Ausscheidung im Harn bei stickstofffreier Ernährung aus und fand einen minimalen Stickstoffverlust von etwa 39 mg je kg Körpergewicht und Tag. Bei Nachuntersuchungen lagen die Ausscheidungen meist zwischen 35 und 38 mg N je kg Körpergewicht. (*Martin* and *Robinson,* 1922; *Young* and *Scrimshaw,* 1963; *Calloway* and *Margen,* 1971).

Nach Erschöpfung der Proteinreserven durch Thyroxin fanden *Deuel* et al. (1928) nur noch eine endogene N-Ausscheidung im Urin von 24 mg je kg. Eine sorgfältige Untersuchung von *Scrimshaw* et al. (1972) an 83 Studenten im Alter von 18 bis 26 Jahren ergab eine Ausscheidung von 37,2 ±5,5 mg N je kg Körpergewicht.

Auf einen interessanten Zusammenhang wies *Smuth* (1935) hin. Bei Mäusen, Ratten, Meerschweinchen, Kaninchen und Schweinen ist die endogene N-Ausscheidung annähernd proportional dem Grundumsatz. Sie liegt bei ungefähr 2 mg N je 4,2 kJ (1 kcal) des GU. *Irwin* und *Hegsted* (1971) stellten fest, daß die Werte für den Menschen etwas niedriger liegen, nämlich zwischen 1,2 und 1,6 mg N je 4,2 kJ (1 kcal) des GU.

3.6.1.4. Proteinbedarf als Aminosäurebedarf

Daß der Proteinbedarf im Grunde ein Aminosäurebedarf ist, fand *Loewi* (1902), indem er Hunde einerseits mit frischem Pankreas, andererseits mit Pankreasautolysat fütterte, das keine Biuretreaktion mehr gab, also frei von Protein war. Der Energiebedarf wurde durch Fett und Kohlenhydrate gedeckt. Mit beiden Versuchsreihen ließ sich Bilanzgleichgewicht erreichen.

Abderhalden und *Rona* wiederholten 1905 die Versuche an Hunden unter exakten Bedingungen mit enzymatischen Hydrolysaten anderer Futtermischungen und konnten dabei Gewichtszunahmen erzielen. Dies gelang nicht mit Hydrolysaten, die durch Schwefelsäure hergestellt waren. Sie fanden, daß es sich dabei um Tryptophanzerstörung handelte. Indem sie den Schwefelsäurehydrolysaten von Casein die fehlende Aminosäure Tryptophan zulegten, konnte N-Gleichgewicht erreicht werden. Den exakten Beweis, daß der Proteinbedarf wirklich ein Aminosäurebedarf ist, erbrachte *Rose* in seinen umfangreichen Arbeiten, über die er 1957 referierte.

3.6.2. Versuche zur Bestimmung des N-Bilanzminimums

3.6.2.1. Abhängigkeit des N-Bilanzminimums von der Natur der Nahrungsproteine

Thomas war der erste, der 1909 fand, daß zur Erreichung des Stickstoffgleichgewichts von den Proteinen verschiedener Nahrungsmittel unterschiedliche Mengen erforderlich sind. Ihm verdankt man den Begriff der biologischen Proteinwertigkeit (BW). Die Ergebnisse seiner Versuche, die erstmalig am Menschen durchgeführt wurden, sind in Tabelle 3.6 wiedergegeben.

3.6.2.2. Auffindung der essentiellen Aminosäuren

Zahlreiche Autoren beschäftigten sich damit, die Befunde von *Thomas* weiter auszubauen. *W. C. Rose* gelang es, den Grund für die verschiedene biologische Wertigkeit der Proteine zu finden (Sammelreferat *Rose*, 1957). In umfangreichen Versuchen stellte er fest, welche Aminosäuren der Organismus selbst herstellen, und welche er mit der Nahrung aufnehmen muß. Für letztere schlug er die Bezeichnung „essentielle Aminosäuren" vor.

Schon vorher war die Unentbehrlichkeit einiger Aminosäuren beobachtet worden, so von Tryptophan durch *Willcock* und *Hopkins* (1907), von Lysin durch *Osborne* und *Mendel* (1914) und von Histidin durch *Ackroyd* und *Hopkins* (1916). Systematische Versuche waren zu dieser Zeit noch nicht möglich, da man nicht über reine Aminosäuren verfügte. Als dies Mitte der 30er Jahre der Fall war,

3.6.

Tab. 3.6 *Biologische Wertigkeit der Proteine von Nahrungsmitteln nach K. Thomas*

Nahrungsmittel	B. W.	Nahrungsmittel	B. W.
Rindfleisch	104	Weizenmehl	36
	106		43
			42
Milch	100		37
Schellfisch	102	Kartoffel	79
	89		83
Kabeljau	92		76
			77
Reis	87	Blumenkohl	84
	90		
Krabben	79	Spinat	64
	79	Erbsen	55
Hefe	70		56
	71	Kirschen	79
Kasein	70	Mais	30
Nutrose (Kaseinpräparat)	69		

nach *Thomas, K.:* Arch. Physiol. **1909,** S. 219.
Die Werte sind der Tabelle 37 auf S. 266 entnommen, wobei nur die von *K. Thomas* als richtiger angesehenen fettgedruckten Werte angeführt sind, und zwar nach Abrundung auf ganze Zahlen.

stellten *Mc Coy, Meyer* und *Rose* (1936), sowie *Meyer* und *Rose* (1936) fest, daß Ratten mit den Mischungen der bekannten Aminosäuren nicht am Leben erhalten werden konnten. Dies führte zur Entdeckung des Threonins, der letzten noch unbekannten proteinogenen Aminosäure. Nunmehr war es möglich, Ratten und später auch Menschen mit Mischungen von Aminosäuren zu ernähren. Durch das Weglassen von je einer Aminosäure aus der vollen Mischung konnten *Rose* und Mitarbeiter die Essentialität oder Nichtessentialität von Aminosäuren feststellen. Ihre Ergebnisse zeigt Tabelle 3.7.

Tab. 3.7 Essentielle Aminosäuren nach *W. C. Rose*

essentiell für Ratten	essentiell für Menschen
Lysin	Lysin
Tryptophan	Tryptophan
Histidin	–
Phenylalanin	Phenylalanin
Leucin	Leucin
Isoleucin	Isoleucin
Threonin	Threonin
Valin	Valin
Arginin	–
Methionin	Methionin

Quelle: *W. C. Rose.* Nutr. Abs. Rev. **27** (1957) 631.

Während *Rose* 8 der aufgeführten Aminosäuren auch für den Menschen essentiell fand, hielt er für den wachsenden Menschen Arginin nicht für essentiell, für den erwachsenen weder Arginin noch Histidin. Bei Versuchen von *Kofrányi* et al. (1969) über den Ersatz von Proteinen durch Aminosäuren in der menschlichen Ernährung stellte sich heraus, daß das Fehlen von Arginin und Histidin nach einer Versuchsdauer von 10−13 Tagen zu einem bedrohlichen Anstieg von Alanintransaminase (im klinisch-chemischen Sprachgebrauch meist abgekürzt GTP = Glutamat-Pyruvat-Transaminase) und Aspartat-transaminase (GOT = Glutamat-Oxalacetat-Transaminase) im Serum führte, was ein Anzeichen für eine Leberschädigung ist. Bei Zulage von Arginin und Histidin trat der Anstieg nicht ein. Dieser Befund konnte allerdings von *Anderson* et al. (1977), *Sheng* et al. (1977), *Terry* et al. (1977) and *R. L. Wixom* et al. (1977) nicht bestätigt werden. *Swendseit* und *Kopple* (1974) konnten jedoch nachweisen, daß Histidin zu den essentiellen Aminosäuren gehört. Gaben sie erwachsenen Versuchspersonen eine histidinfreie, aber sonst an essentiellen Aminosäuren und nichtessentiellem Stickstoff ausreichende Ernährung, so sank der Histidinspiegel im Blutplasma um mehr als 50% ab.

3.6.2.3. *Der quantitative Bedarf an essentiellen Aminosäuren*

Nachdem durch *Rose's* Versuche die qualitative Seite der Essentialität geklärt war, versuchten *Rose* und Mitarbeiter (*Rose* et al., 1955; *Rose,* 1957) auch den quantitativen Bedarf des Menschen festzustellen. Die Versuche wurden so ausgeführt, daß die Ernährung jeweils genügende Mengen von 7 essentiellen L-Aminosäuren sowie sicher ausreichende Mengen an nichtessentiellen L-Aminosäuren enthielt. Von der zu testenden Aminosäure wurden steigende Mengen gegeben, bis die N-bilanz eben ausgeglichen war. Bei Mangel an jeder der essentiellen Aminosäuren trat Appetitlosigkeit ein, bei Isoleucinmangel überdies Nausea. Die folgende Tabelle aus dem zitierten Sammelreferat zeigt die Ergebnisse. Alle Angaben der Tabelle beziehen sich auf junge Männer, unabhängig von ihrem Körpergewicht.

Methionin läßt sich nach *Rose* und *Wixon* (1955a) zu 80−89% durch Cystein, Phenylalanin zu 70−75% durch Tyrosin ersetzen (*Rose* und *Wixon,* 1955b).

Bei den Testversuchen wurden von denjenigen essentiellen Aminosäuren, die in dem betreffenden Versuch nicht getestet wurden, jeweils die doppelten Men-

Tab. 3.8 *Der tägliche Aminosäurebedarf junger Männer*

Aminosäuren	Anzahl der Versuche	Streubreite der Bedarfsfeststellungen g	Bedarfsminimum geschätzt g	Sicher ausreichende Aufnahme (safe intake) g	Anzahl der Vpen mit positiver N-Bilanz bei safe intake
L-Tryptophan	3	0,15-0,25	0,25	0,50	42
L-Phenylalanin	6	0,80-1,10	1,10	2,20	32
L-Lysin	6	0,40-0,80	0,80	1,60	37
L-Threonin	3	0,30-0,50	0,50	1,00	29
L-Methionin	6	0,80-1,10	1,10	2,20	23
L-Leucin	5	0,50-1,10	1,10	2,20	18
L-Isoleucin	4	0,65-0,70	0,70	1,40	17
L-Valin	5	0,40-0,80	0,80	1,60	33

nach *Rose, W. C.:* Nutr. Abs. Rev., **27**, 631 (1957) [übersetzt].

gen dessen verabfolgt, was bei früheren Versuchen als Minimum ermittelt worden war. Diese Mengen sind unter der Rubrik: „Definitely safe daily intake" verzeichnet. Damit ist nicht gemeint, wie oft angenommen wurde, daß diese Mengen eine Empfehlung für die Bedarfsdeckung darstellen.

Die Bilanzversuche mit wechselnden Mengen der zu testenden Aminosäuren wurden an 3–6 jungen Männern ausgeführt (siehe 2. Stab der Tab. 3.8) und dann an einer großen Zahl von Versuchspersonen festgestellt, daß sie mit den in den ausführlichen Bilanzversuchen gefundenen Mengen im Stickstoffgleichgewicht gehalten werden konnten (siehe letzter Stab der Tab. 3.8).

Während *Rose* und Mitarbeiter ihre Versuche nur an jungen Männern ausführten, stellten *Leverton* et al. (1956a, b, c, d, e); *Jones* et al. (1956), sowie *Swendseid* et al. (1956a und b) Versuche an jungen Frauen an. Die Ergebnisse sind in Tab. 3.9 zusammengefaßt.

Tab. 3.9   *Der tägliche Aminosäurebedarf junger Frauen*

Aminosäuren	Streubreite der Bedarfsbestimmungen	Bedarfsminimum geschätzt
	mg	mg
L-Tryptophan	82–157	160
L-Phenylalanin	120–220	220
L-Lysin	400–500	?
L-Threonin	103–305	310
L-Methionin + L-Cystin	305–550	?
L-Leucin	170–620	620
L-Isoleucin	250–450	?
L-Valin	465–650	650

nach *Rose, W. C.:* Nutr. Abs. Rev., **27,** 631 (1957) [übersetzt].

Sie zeigen große Unterschiede gegenüber den Minimalzahlen von *Rose* für junge Männer. Danach würden Frauen nur 56% des Bedarfs an essentiellem Stickstoff benötigen wie Männer. Überdies ist keine Proportionalität des Bedarfs an den verschiedenen essentiellen Aminosäuren zu *Rose's* Versuchen zu erkennen. *Rose* (1957) machte gegen diese Daten folgende Bedenken geltend: Bilanzausgleich wurde angenommen, wenn die Ausscheidung ±5% der Aufnahme betrug. Da in der Mehrzahl der Bestimmungen die negativen Bilanzen überwogen, seien die Minimalzahlen durchweg zu niedrig. Außerdem streuten die Ergebnisse bei den einzelnen Aminosäuren so stark, daß oft keine Mittelbildung zulässig sei.

In einer letzten Versuchsreihe testeten *Rose* und *Wixom* (1955c), ob bei einem Überschuß an nichtessentiellem Stickstoff zur Herbeiführung des Stickstoffbilanzgleichgewichtes „safe daily intake" an allen essentiellen Aminosäuren ausreichte. Sie gaben 2 Versuchspersonen je Tag insgesamt 2,75 bzw. 3,50 g Stickstoff, wovon 1,42 g den essentiellen Aminosäuren entstammten. Die Autoren hatten nicht die Absicht, den geringsten Betrag an nichtessentiellem Stickstoff für das Bilanzminimum aufzufinden, der zweifellos tiefer liegt. Sie kamen zu folgendem Schluß: "One cannot escape astonishment at the observation that 1,42 g of nitrogen in the form of essentials, when appropriately supplemented with extra nitrogen for synthetics purposes, are a sufficient daily intake to maintain nitrogen equilibrium in adult man."

Von *Rose* und seinen Mitarbeitern ist zum ersten Mal der Bedarf des Menschen an den essentiellen Aminosäuren durch zuverlässige Bilanzversuche ermittelt worden. In erster Linie handelt es sich dabei um die relativen Anteile dieser Aminosäuren untereinander, die in einer Spannweite zwischen 0,25 g für Tryptophan und 1,10 g für Phenylalanin, Methionin und Leucin beim erwachsenen Menschen gefunden wurden. Jedoch waren ihre Methoden in einigen Punkten verbesserungsbedürftig, wenn man sie auf Nahrungsproteine anwenden wollte. *Kofrányi* und Mitarbeiter konnten folgende methodische Verbesserungen erzielen:

1. Beim Wechsel von einer Kostform zu einer anderen, auch wenn sie nur das Verhältnis der Nahrungsmittel zueinander betrifft, dauert es 7−11 Tage, ehe ein neues Steady state erreicht wird (siehe Abb. 3.6., S. 145) (*Kofrányi* und *Müller-Wecker,* 1960; *Kofrányi,* 1967). Dann erst können die Bilanzdaten zur Feststellung des N-bilanzminimums verwendet werden.
2. Um den Minimalbedarf verschiedener Personen vergleichen zu können, muß bei jeder Versuchsperson das Bilanzminimum für ein Vergleichsprotein festgestellt werden, wofür Volleiprotein gewählt wurde. Dabei zeigten sich Differenzen von 0,4 bis 0,6 g N je kg Körpergewicht von Person zu Person. Zum Vergleich ist es daher notwendig, alle Bilanzminima zu „standardisieren" (*Kofrányi* und *Jekat,* 1967). Dadurch, daß *Rose* keine Standardisierung mit Hilfe des Volleiversuches vornahm, konnte er keine Parallelität des N-bilanzminimums zum Körpergewicht finden, worauf in seinen Arbeiten häufig hingewiesen wird. Auch andere Autoren haben ihre Ergebnisse nicht standardisiert.

3.6.2.4. Der Bedarf an nichtessentiellem Stickstoff

Rose und Mitarbeiter haben nicht versucht, festzustellen, wieviel nichtessentieller Stickstoff neben den essentiellen Aminosäuren erforderlich ist. Hierzu ist weder Harnstoff noch Glycin geeignet, da Harnstoff fast vollständig, Glycin in beträchtlichem Maß unverändert ausgeschieden werden. Daß Glycin nicht geeignet ist, wurde von *Swendseid* et al. nachgewiesen (1960), während sie Ammoniumcitrat als einen brauchbaren Stickstoffträger erkannten.

Versuche, wieweit sich der essentielle Stickstoff von Nahrungsproteinen durch nichtessentiellen Stickstoff ersetzen läßt, wurden von *Kofrányi* und *Jekat* (1964a) unternommen. Sie fanden, daß hierfür in gleicher Weise Glutaminsäure, Asparaginsäure und Ammoniumcitrat dienen können, wahrscheinlich auch andere nichtessentielle Aminosäuren. 60% des Volleiproteins lassen sich durch nichtessentielle N-Quellen ersetzen, ohne daß der minimale Stickstoffbedarf sich ändert (Abb. 3.9). Auch bei Milch ließ sich ein erheblicher Teil durch Ammoniumcitrat ohne Änderung der biologischen Wertigkeit ersetzen. In den Versuchen von *Kofrányi* und *Jekat* waren es 10−20%, in den Versuchen von *Scrimshaw* et al. (1969) 20−25%. Erst bei höheren Gaben von nichtessentiellem Stickstoff sinkt die biologische Wertigkeit allmählich, um schließlich steil abzufallen. Von den essentiellen Aminosäuren des Volleiproteins und auch der Milch wird also nur ein kleiner Teil zum Ersatz der essentiellen Aminosäuren des abgebauten Körperproteins verwendet. Der ganze Rest der essentiellen Aminosäuren dient zum Aufbau nichtessentieller Aminosäuren (*Kofrányi* und *Jekat,* 1965).

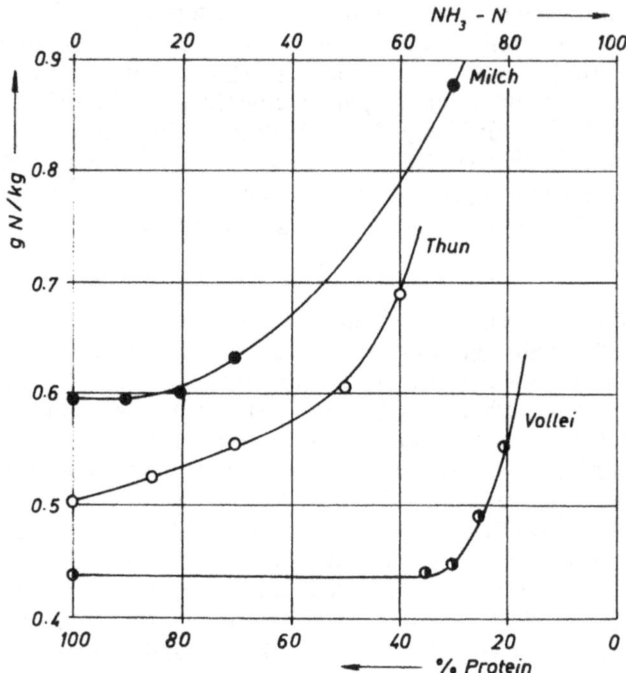

Abszissen : Mischungsverhältnisse
Ordinaten : Minimalbedarf (N x 6,25 in g pro kg Körpergewicht und Tag)

● Versuchsperson Stä. (Milch kombiniert mit NH₃)
○ Versuchsperson Bor. (Thunfisch kombiniert mit NH₃)
◓ Versuchsperson Bor. (Ei kombiniert mit NH₃)

Abb. 3.9: Die biologische Wertigkeit der Mischungen von Milch- bzw. Thunfisch- und Eiprotein mit NH_3-N.

Quelle: *Kofrányi, E., Jekat, F.:* Zs. Physiol. Chem. **338,** 154 (1964).

3.6.2.5. *Experimentelle Bestimmung der biologischen Wertigkeit von Nahrungsmitteln*

Niemand nimmt nur ein einziges Nahrungsmittel zu sich. Es ist daher notwendig, die biologische Wertigkeit von Proteinen in Nahrungsmittelgemischen zu testen. Bei den Versuchen von *Kofrányi* und Mitarbeitern (*Kofrányi,* 1972) zur Bestimmung des Bedarfs an essentiellen Aminosäuren ergaben sich 2 wichtige Befunde:

1. Bei der Ernährung verschiedener Versuchspersonen mit systematisch abgestuften Mischungsverhältnissen zweier Nahrungsmittel benötigt man zum Erreichen des Bilanzminimums zwar verschiedene Proteinmengen, aber die dabei erhaltenen Kurven der Minima unterscheiden sich jeweils durch einen konstanten Faktor. Die für Vollei gefundenen Bilanzminima lagen bei 28 verschiedenen Personen zwischen 0,37 und 0,64 g Protein je kg Körpergewicht täglich. Die experimentellen Befunde differierten also um ±20%. Der Mittel-

wert lag bei 0,5 g. Das erlaubt, die an verschiedenen Versuchspersonen gefundenen Ergebnisse zu standardisieren und dadurch vergleichbar zu machen. Den Standardisierungsfaktor gewinnt man, indem man bei jeder Versuchsperson das Bilanzminimum mit Volleiprotein bestimmt und die Durchschnittszahl von 0,50 durch den gefundenen Wert dividiert. Hat eine Versuchsperson beispielsweise mit Volleiprotein das Bilanzminimum bei 0,40 g je kg Körpergewicht, ist der Faktor f, mit dem man alle anderen gefundenen Werte standardisiert:

$$f = \frac{0,50}{0,40} = 1,25$$

2. Das zweite Ergebnis ist, daß die Kurven der Bilanzminima, die sich aus den Mischungsverhältnissen zwischen 0 und 100% des einen und des anderen Nahrungsmittels und ihrem optimalen Mischungsverhältnis ergeben, sich stets als Geraden darstellen (Abb. 3.10). Da die biologische Wertigkeit laut Definition der reziproke Wert des Bilanzminimums ist, sind die Kurven, die für die biologische Wertigkeit der Mischungen erhalten werden, keine Geraden. Es empfiehlt sich daher, anstelle der biologischen Wertigkeit jeweils den reziproken Wert, das standardisierte Bilanzminimum zu verwenden.
Die biologische Wertigkeit von Nahrungsmittelmischungen war in fast allen geprüften Fällen höher als die der einzelnen Komponenten. Nach *Kofrányi* und *Jekat* (1964b) hat Milcheiweiß die biologische Wertigkeit von 88, Weizen

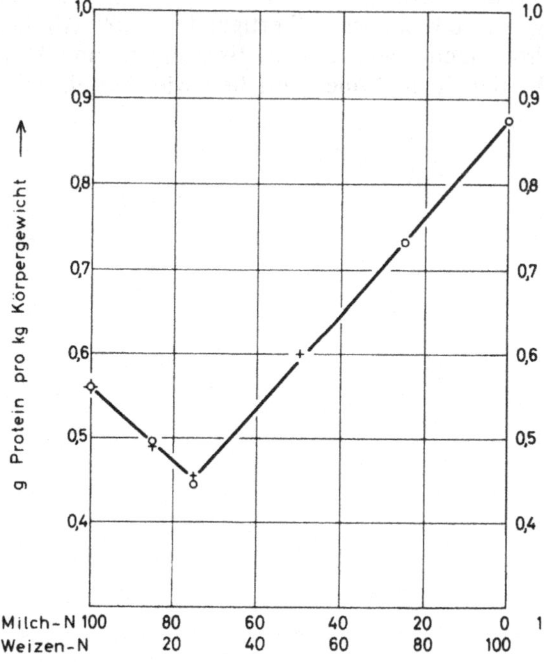

Abszisse: Mischungsverhältnis von Milch- und Weizeneiweiß.
Ordinate: täglicher Minimalbedarf.

Abb. 3.10: Der minimale N-bedarf bei der Mischung von Milch und Weizen.

Quelle: *Kofrányi, E., Jekat, F.:* Zs. Physiol. Chem. **335**, 174 (1964).

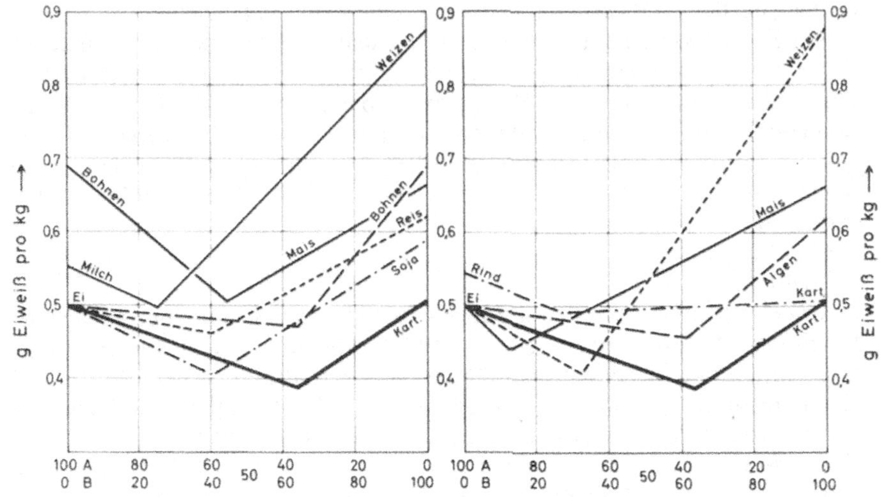

Abb. 3.11: Normierte Diagramme für den Minimalbedarf von Proteingemischen.

Quelle: *Kofrányi, E.* und *Jekat, F.:* Zs. Physiol. Chem. **348**, 84 (1967).

von 56, die günstigste Mischung beider mit 75% Milchprotein und 25% Weizenprotein dagegen eine biologische Wertigkeit von 109. Abbildung 3.11 gibt Beispiele von 9 Proteingemischen. Selbst Mischungen rein pflanzlicher Proteine können die Wertigkeit von Vollei erreichen, wie das Beispiel von Mais und Bohnen zeigt.

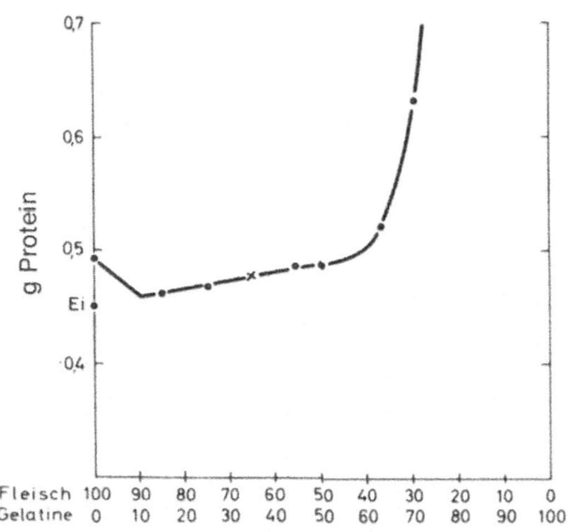

Abszisse: Mischungsverhältnis der Proteine
Ordinate: Minimalbedarf in g je kg Körpergewicht und Tag.

Abb. 3.12: Biologische Wertigkeit der Mischungen von Fleisch und Gelatine.

Quelle: *Kofrányi, E.:* Physiologie des Eiweißhaushaltes. Umschau-Jahrbuch 1971, S. 43, Umschau Verlag Frankfurt am Main.

Der Gelatine muß, als einziges Nahrungsmittel gegeben, die biologische Wertigkeit von Null zugeschrieben werden (*Randall,* 1963), da ihr die beiden essentiellen Aminosäuren Lysin und Tryptophan fehlen. In Mischungen mit Fleisch, das die BW von 91 hat, verbessert ein Zusatz von 20% Gelatine die BW auf 99 und noch eine Mischung von gleichen Teilen der beiden Proteine hat dieselbe Wertigkeit wie schieres Fleisch (*Kofrányi* und *Jekat,* 1969). (Abb. 3.12). Erst bei höheren Gelatineanteilen steigt der Minimalbedarf hyperbolisch an.

Die bisher beste BW von 136 wurde von *Kofrányi* und *Jekat*(1964 c) bei der Mischung von ein Drittel Eiprotein und zwei Dritteln Kartoffelprotein gefunden. Um zu erfahren, ob die BW nur von dem Verhältnis der essentiellen Aminosäuren zueinander und zu dem gesamten nichtessentiellen Stickstoff abhängt, wurde 2 Versuchspersonen eine synthetische Nahrung verabreicht, die die essentiellen Aminosäuren dieser bisher optimalen Mischung, sowie die entsprechenden Mengen des nichtessentiellen Stickstoffs in Form von Ammoniumcitrat enthielt (*Kofrányi* et al., 1970). Die Abbildung 3.13 zeigt, daß die mit der synthetischen Kost erhaltenen Ergebnisse innerhalb der Schwankungsbreiten der Aminosäureanalysen mit denen der natürlichen Nahrungsmittel übereinstimmen.

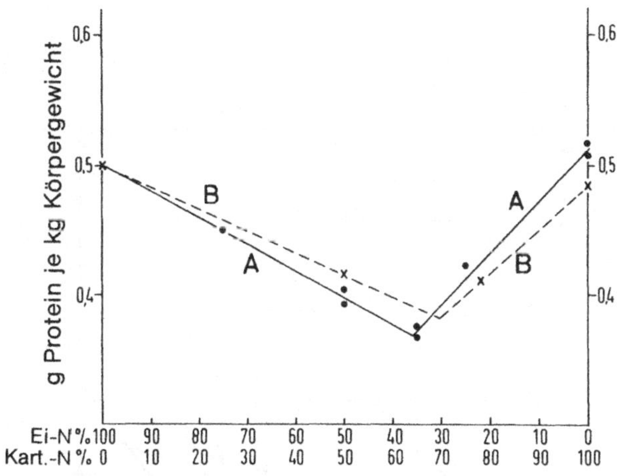

A Volleiprotein plus Kartoffelprotein
B Aminosäuren entsprechend der Zusammensetzung von A

Abb. 3.13: Minimalbedarf an Vollei-Kartoffel-Mischungen, verglichen mit dem der entsprechenden Aminosäuremischungen.

Quelle: *Kofrányi, E., Jekat, F., Müller-Wecker, H.:* Zs. Physiol. Chem. **351,** 1485 (1970).

3.6.2.6. *Rechnerische Bestimmung der biologischen Wertigkeit aus Bausteinanalysen*

Es hat nicht an Versuchen gefehlt, die BW von Nahrungsproteinen aus Aminosäureanalysen berechenbar zu machen. Allerdings wurde immer nur die BW einzelner Nahrungsmittel, nicht aber die von Nahrungsgemischen berechnet. *Mitchell* und *Block* (1946) gingen bei ihren Berechnungen von der Annahme aus, daß

3.6.

es *eine* limitierende Aminosäure geben müsse, deren prozentualer Mangel im Vergleich zu ihrem Anteil im Vollei die BW begrenze. Sie nennen den prozentualen Gehalt der begrenzenden Aminosäure „Chemical Score" und betrachten diese Zahl als die biologische Wertigkeit.

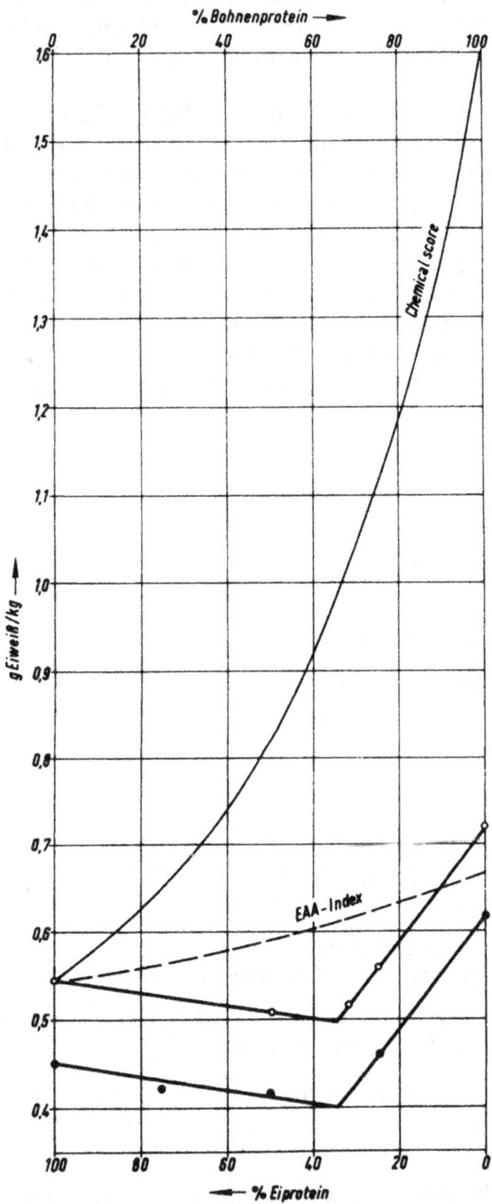

Abszisse: Mischungsverhältnis der Proteine von Vollei und Bohnen.
Ordinate: Minimalbedarf in g Protein je kg Körpergewicht.

Abb. 3.14: Vergleich des Minimalbedarfs nach Kofrányi mit dem chemical score nach Mitchell und dem EAA-Index nach Oser.

Quelle: *Kofrányi, E., Jekat, F.:* Zs. Physiol. Chem. **338,** 159 (1964).

Es stellte sich heraus, daß diese Berechnungsmethode der biologischen Wertigkeit für den Menschen unzutreffend ist. *Oser* (1951) fand, daß es nicht auf eine einzelne limitierende Aminosäure, sondern auf *alle* essentiellen Aminosäuren ankommt. Er schlug daher eine hierauf aufgebaute Berechnungsweise vor, die er „Essential Amino Acid Index" (EAA-Index) nannte. Auch *Oser* wählte als Vergleichsprotein das Vollei. Die Prozentgehalte der essentiellen Aminosäuren im Vollei werden gleich 100 gesetzt und die einzelnen essentiellen Aminosäuren des zu testenden Proteins in Prozent der jeweiligen Vollei-Aminosäure ausgedrückt. Wenn in dem zu testenden Protein eine essentielle Aminosäure in größerer Menge vorliegt als im Vollei, wird ihr Prozentgehalt nur gleich 100 gesetzt. Alle Prozentzahlen werden multipliziert und aus dem Produkt die Wurzel gezogen. Sie ist der EAA-Index. Das Maß für die biologische Wertigkeit ist also nach *Oser* das geometrische Mittel der Prozentsätze aller essentiellen Aminosäuren verglichen mit ihrem Vorkommen im Vollei. Da durch die Versuche von *Kofrányi* und Mitarbeitern eine größere Anzahl von experimentellen Bestimmungen der BW von Nahrungsmittelmischungen vorlag, ließen sich die Berechnungen nach *Mitchell* und nach *Oser* nachprüfen. Sie erwiesen sich bei Anwendung auf Nahrungsgemische als nicht zutreffend. In Abbildung 3.14 sind für das Gemisch von Ei und Bohnen die an 2 Versuchspersonen von *Kofrányi* und *Jekat* (1964c) gefundenen experimentellen Ergebnisse mit den Berechnungen nach dem Chemical Score und dem EAA-Index verglichen. Die Berechnungen zeigen keine Ähnlichkeit mit den experimentellen Befunden. Außerdem ist in Tabelle 3.10 ein Vergleich von experimentell bestimmten und berechneten biologischen Wertigkeiten gegeben. Die Differenzen sind erheblich.

Tab. 3.10 *Vergleich von experimentell bestimmten und berechneten biologischen Wertigkeiten der Proteine von Nahrungsmitteln*

	bestimmt nach		berechnet nach	
	Thomas	Kofrányi	Mitchell und Block	Oser
Lactalbumin		104		89
Vollei (Huhn)		100	100	100
Kartoffeln	79	98		
Rindfleisch	105	91	63	84
Milch	99	88		88
Käse	84	84	88	
Casein	70	72	56	
Soja		86		83
Erbsen	56	70		
Roggenmehl		83		72
Weizenmehl	39	59	39	73
Mais	29	76		
Reis	88	81		
Erdnußmehl			34	31
Weizen-Gluten			39	62
Zein			0	33

Zusammengestellt aus *Kofrányi, E.:* Protein and Amino Acid Function.
Internat. Encyclopaed. of Food and Nutr., Vol. 11, p. 1. E. J. Bigwood ed. Pergamon Press Oxford – New York – Toronto – Sydney – Braunschweig, 1971.

3.6.

3.6.2.7. Wachstumstest an Tieren zur Bestimmung der biologischen Wertigkeit

Tierversuche haben gegenüber Versuchen am Menschen den Vorteil, daß sie über lange Zeit mit monotoner Kost durchgeführt werden können. Wenn es sich um kleinere Laboratoriumstiere handelt, besteht außerdem der große Vorteil, daß die Versuche mit zahlreichen Tieren einheitlicher genetischer Herkunft, desselben Alters und desselben Körpergewichts ausgeführt werden können, was eine signifikante Mittelwertsbildung erlaubt. Daher sind viele Werte der BW von Proteinen an Tieren gewonnen worden. Es stellte sich jedoch heraus, daß der Bedarf an essentiellen und nichtessentiellen Aminosäuren von Spezies zu Spezies verschieden ist. *Mitchell* (1954) vergleicht die experimentell bestimmte biologische Wertigkeit verschiedener Nahrungsmittel für die Ratte und für den Menschen (siehe Tab. 3.11). Aus den Daten geht hervor, daß Versuche an Ratten zur Bedarfsbestimmung des Menschen nicht verwendbar sind. Dies zeigt auch der in Abbildung 3.15 wiedergegebene Versuch der Ernährung von Mensch und Ratte mit Mischungen von Ei und Ammoniumcitrat (*Jekat* und *Pabst,* 1969). Beim Menschen läßt sich der Vollei-Stickstoff zu $^2/_3$ durch Ammonium-Stickstoff ersetzen, ohne daß die BW absinkt. Bei der Ratte dagegen vermindert schon ein Ersatz von 10% des Eiproteins durch Ammoniumsalz die Wertigkeit. Bei Ersatz von $^2/_3$ des Eiproteins ist der Bedarf um 50% gestiegen. Offensichtlich hat die Ratte mit ihrem erheblich größeren Stoffwechsel einen verhältnismäßig höheren Bedarf an essentiellem und geringeren an nichtessentiellem Stickstoff.

Die ersten Versuche, das Wachstum von Ratten zum Vergleich der biologischen Wertigkeit zu verwenden, wurden von *Osborne* et al. (1919) ausgeführt, wobei sie für verschiedene Proteine erhebliche Unterschiede der Wachstumsrate fanden. Ihre Methode wurde öfters modifiziert und vereinfacht. Man definiert die Protein Efficiency Ratio (PER) als die Zunahme an Gewicht je aufgenommenen Proteins. *Hegsted* und *Worcester* (1947) fütterten Ratten mit verschiedenen Proteinen, wobei jeweils 12% Protein in der Nahrung enthalten waren. Sie fanden eine hohe Correlation der biologischen Wertigkeit zu PER. Aber PER ist außer von der biologischen Wertigkeit abhängig vom Proteinanteil der Nahrung. Je mehr Protein im Futter enthalten ist, desto niedriger wird PER; auch die Verhältnisse zwischen verschiedenen Proteinen ändern sich. Bei 30% Protein im Futter fanden *Barnes* und *Bosshardt* (1946) für Eiprotein eine geringere PER als für Erdnuß- oder Weizenprotein. Daher wird vorgeschlagen, nur 10% Protein im Futter zu geben. Es stellte sich heraus, daß für Vergleichsversuche noch exaktere Be-

Tab. 3.11 *Biologische Wertigkeit von Proteinen für erwachesene Ratten und Menschen, verglichen mit der von wachsenden Ratten*

Proteinquelle	wachsende Ratten	erwachsene Ratten	erwachsene Menschen
Eieralbumin	97	94	91
Vollei (Handelsprodukt)	87	82	94
Rindfleisch	76	69	67
Weizengluten	40	65	42
Casein	69	51	56
Erdnußmehl	54	46	56
Kuhmilch	90	86	74
Weißmehl	52	65	41
Sojamehl	75	49	65

nach *Mitchell, H. H.:* Abh. d. Deutsch. Landwirtschaftswiss., **5,** 275 (1954). [übersetzt].

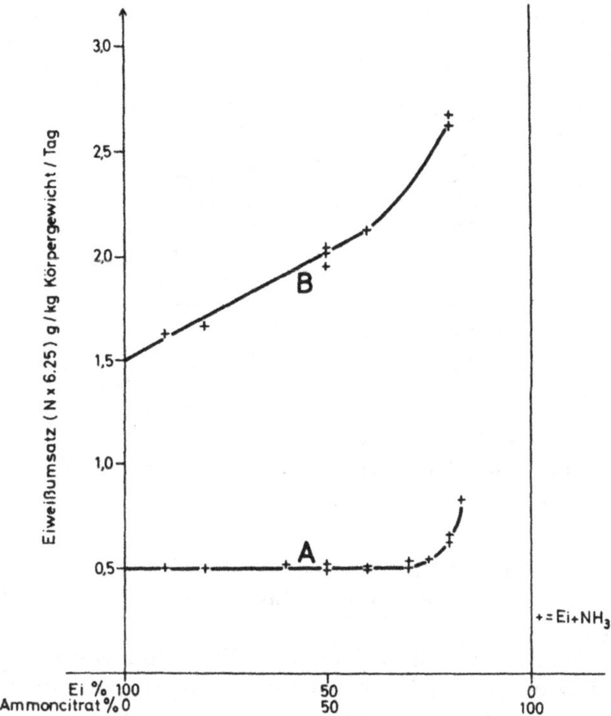

Abb. 3.15: Ersatz von Volleiprotein durch Ammoniumcitrat bei Mensch (A) und
Ratte (B).

Quelle: *Kofrányi, E.:* Physiologie des Eiweißhaushaltes. Umschau-Jahrbuch 1971,
S. 43, Umschau Verlag Frankfurt am Main.

dingungen eingehalten werden müssen. *Morrison* und *Campbell* (1960) zählen einige Faktoren auf, von denen PER beeinflußt wird: Männliche und weibliche Ratten nützen die Proteine in verschiedenem Grad aus, wobei die männlichen für maximalen Gewichtszuwachs mehr Proteine benötigen. Mit längerer Dauer der Versuche nimmt PER ab (*Taskar* et al., 1959). Daher wurde festgelegt, 3 Wochen alte Ratten 10 Wochen lang in Versuch zu nehmen. Verschiedene Rattenstämme zeigen jedoch signifikante Unterschiede in PER. Man kann diese Schwierigkeiten eliminieren, wenn man stets Vergleichsfütterungen mit Casein in denselben Proteinmengen macht (pair feeding). *Henry* (1965) berichtet, daß zwischen der Protein Efficiency Ratio (PER) und der Net Protein Utilization (NPU) eine hohe Correlation besteht (in ihren Versuchen r = 0,95). Aber *Mitchell, Bigwood* und andere halten die Bestimmung der biologischen Wertigkeit für die bessere Methode zur Charakterisierung des Nährwerts eines Proteins als PER oder NPU.

Vergleicht man die im Rattenwachstumstest ermittelte Reihenfolge der Protein Efficiency Ratio (Tab. 3.12) mit der im Bilanzversuch am Menschen bestimmten biologischen Wertigkeit (*Kofrányi* und *Jekat,* 1967; *Jekat* und *Kofrányi,* 1970), so fällt auf, wie verschieden die beiden Bestimmungen ausfielen. Nach der am Menschen gefundenen BW rangiert Lactalbumin vor Vollei, im Rattentest hat Lactalbumin nur ³/₄ der PER von Vollei. Beim Menschen ist die BW von Reis höher als die von Casein; Casein und Erbsen stehen auf derselben Stufe. Auch

Tab. 3.12 *Wachstumswert von Proteinen bestimmt an Ratten bei 10% Proteinzufuhr*

Protein	Wachstumswert	Protein	Wachstumswert
Vollei	3,8	Haferflocken	2,2
Rindfleisch	3,2	Blutserum (Rind)	2,1
Herz (Rind)	3,1	Weizenkleie	2,0
Niere (Rind)	2,9	Tuberin	2,0
Lactalbumin	2,9	Reis	1,9
Magermilchpulver	2,9	Leinsamenmehl	1,9
Weizenkeime	2,9	Gerste	1,8
Leber (Rind)	2,7	Roggenbrot	1,7
Eiereiweiß (Eiklar)	2,6	Weizen	1,5
Sojamehl	2,3	Weißbrot	1,1
Casein	2,2	Brauerei-Hefe	0,9
		Grüne Erbsen	0,4

Quelle: *Lang, K.:* Biochemie der Ernährung, 4. Aufl., S. 181, Dr. Dietrich Steinkopff Verlag, Darmstadt, 1979.

hieraus geht hervor, daß sich PER nicht auf die Ernährung des Menschen übertragen läßt, auch nicht zur Bewertung der Supplementierung von Proteinen geringerer Wertigkeit.

Versuche, für die Bestimmung von PER das Wachstum von Tieren durch das Wachstum von Bakterien zu ersetzen, wurden von *Rogers* et al. (1959) unternommen. Die Autoren kamen zu dem Ergebnis, daß keine befriedigenden Resultate zu erhalten waren.

3.6.2.8. Bestimmung der biologischen Wertigkeit durch Analyse von Plasma-Aminosäuren, Plasma-Harnstoff und Plasma-Enzymen

Versuche zur Bestimmung der biologischen Wertigkeit von Nahrungsproteinen aus der Analyse der verschiedenen Aminosäuren im Blutplasma wurden von mehreren Autoren an Hunden und Schweinen ausgeführt. In einem Referat über diese Versuche kommt *Eggum* (1973) zu dem Ergebnis, daß nur undeutliche Zusammenhänge erkennbar sind. Immerhin fanden *Zimmermann* und *Scott* (1965), sowie *Kihlberg* (1970) an wachsenden Hühnern, daß limitierende Aminosäuren nur in geringer Menge im Blutplasma vorkommen, und zwar unabhängig von dem Grad des Mangels. Zulage dieser Aminosäuren führt zu ihrem rapiden Anstieg im Plasma.

Dagegen steigen bei Mangel an einzelnen essentiellen Aminosäuren die übrigen Aminosäuren auf hohe Beträge an (*Smith* und *Scott,* 1965; *Dean* und *Scott,* 1966). Fügt man die limitierende Aminosäure zu, so steigt nicht nur ihr Vorkommen im Plasma an, sondern es nimmt auch dasjenige der übrigen Aminosäuren ab.

Zur Beurteilung der biologischen Wertigkeit von Nahrungen eignet sich die Bestimmung des Harnstoffs im Blutplasma. Es besteht eine negative Korrelation zwischen der biologischen Wertigkeit des Nahrungsproteins und dem Harnstoffgehalt des Plasmas. *Kumta* und *Harper* (1961) beobachteten, daß bei einer Aminosäureimbalanz der Blutharnstoff von Ratten anstieg und sich verminderte, wenn man die Imbalanz beseitigte.

An Ratten konnte *Eggum* (1970) durch Standardisierung der Methode hinsichtlich des Gewichts der Tiere, des Proteingehalts der Nahrung und der Zeit der Blutentnahme nach den Mahlzeiten die Ergebnisse präzisieren. Er fand eine hohe negative Korrelation zwischen der biologischen Wertigkeit des Futters für wachsende Ratten und dem Harnstoffgehalt des Plasmas. (Siehe auch Abschnitt 3.6.3.1., Seite 172 f.).

3.6.3.1. Die biologische Wertigkeit der Proteine von Nahrungsmitteln und Nahrungsmittelgemischen

Die Aminosäurezusammensetzung der Proteine von Nahrungsmitteln ist sehr unterschiedlich. Pflanzliche Nahrungsmittel enthalten meist weniger essentielle Aminosäuren als tierische und haben daher meist eine geringere biologische Wertigkeit. Die Bausteinanalyse genügt aber nicht, um die biologische Wertigkeit genau vorauszusagen. Sie kann vorläufig nur experimentell in Bilanzversuchen an Menschen und Tieren bestimmt werden. Aus Tierversuchen auf die biologische Wertigkeit für den Menschen zu schließen, wie es oft geschieht, ist aber unzulässig, denn der Bedarf an essentiellen Aminosäuren ist je nach Spezies verschieden.

Die Methodik des Bilanzversuchs am Menschen wurde im Max-Planck-Institut für Ernährungsphysiologie in Dortmund so weit entwickelt, daß die Reproduzierbarkeit des Minimalbedarfs bei verschiedenen Versuchspersonen innerhalb von $\pm 1{,}5\%$ lag, wenn die Minima durch Vergleich mit dem Minimalbedarf an Volleiprotein standardisiert wurden (siehe 3.6.2.5., S. 160). Die biologische Wertigkeit der Proteine verschiedener Nahrungsmittel ist in Tabelle 3.13 wiedergegeben. (*Kofrányi* und *Jekat*, 1964 d).

Auffallend ist die hohe biologische Wertigkeit der Kartoffelproteine, die fast der von Vollei entspricht. Roggenmehlprotein hat die doppelte Wertigkeit des Weizenmehlproteins. Rindfleisch und Thunfisch haben dieselbe Wertigkeit. Bemerkenswert ist die niedrige Wertigkeit von Casein. Offensichtlich wird erst durch die Anwesenheit von Lactalbumin die hohe Wertigkeit der Kuhmilch erreicht.

Für die Ernährung als ganze nützt allerdings die Kenntnis der biologischen Wertigkeit der einzelnen Nahrungsmittel wenig. Außer dem mit Muttermilch ernährten Säugling ernährt sich kein Mensch von einem einzelnen Nahrungsmittel allein. Die biologische Wertigkeit der Proteine von Nahrungsmittelgemischen ist aber keineswegs das Mittel aus derjenigen der Komponenten. Vielmehr beeinflussen sich die gleichzeitig gegessenen Proteine in der biologischen Wertigkeit. Sie können sich in hohem und bisher nicht genau voräusberechenbarem Maße ergänzen. Selbstverständlich kann man aus der Bausteinanalyse erkennen, ob geringem Vorkommen an einer essentiellen Aminosäure in dem einen Nahrungsmittel ein hohes in einem anderen Nahrungsmittel gegenüber steht, ob also mit einem Ergänzungswert zu rechnen ist. Aber eine exakte Berechnung der BW von Mischungen aus der Bausteinanalyse und der Wertigkeit der Komponenten von Nahrungsmittelmischungen ist zur Zeit noch nicht möglich. Nur der Bilanzversuch kann reproduzierbare Werte erbringen. In Tabelle 3.14 sind die Ergebnisse mit verschiedenen Nahrungsmittelmischungen aus den Versuchen von *Kofrányi* et al. wiedergegeben.

Die höchste bisher gefundene biologische Wertigkeit zeigte eine Mischung von 36 N-Prozent Vollei plus 64 N-Prozent Kartoffelprotein, nämlich 136 (für Vol-

3.6.

Tab. 3.13 *Die biologische Wertigkeit von Nahrungsmitteln nach Kofrányi et al.*

	B. W.	Literatur*)
1. Lactalbumin	104	XV
2. Vollei	100	Definition
3. Kartoffeln	100;98	V, XVI
4. Rindfleisch	92	XIV
5. Thunfisch	92	IX
6. Kuhmilch	88	XIII, XV
7. Edamer Käse	85	XV
8. Schweizer Käse	83	XV
9. Soja	84;86	XII
10. Grünalgen	81	XVIII
11. Reis	81	XII
12. Roggenmehl 82% Ausmahlung	76;83	III, IV
13. Casein	72	X, XV
14. Bohnen	72	X, XVI
15. Mais	72;71	XII, XVI
16. Weizenmehl 83% Ausmahlung	56;59	IV
17. Trockenhefe	48	XVIII
18. Gelatine	0	XIV

Tab. 3.14 *Die biologische Wertigkeit der günstigsten Mischung zweier Nahrungsmittel*

Prozentuales Mengenverhältnis (N-Prozente)		B. W.	Literatur*)
1. 36% Vollei	plus 64% Kartoffel	136	VIII
2. 70% Lactalbumin	plus 30% Kartoffel	134	XV
3. 75% Milch	plus 25% Weizenmehl	125	VIII
4. 60% Vollei	plus 40% Soja	124	XII
5. 68% Vollei	plus 32% Weizen	123	VIII
6. 76% Vollei	plus 24% Milch	119	XV
7. 51% Milch	plus 49% Kartoffel	114	VIII
8. 88% Vollei	plus 12% Mais	114	XII
9. 78% Rindfleisch	plus 22% Kartoffel	114	X
10. 35% Vollei	plus 65% Bohnen	109	X
11. 52% Bohnen	plus 48% Mais	99	XVI
12. 84% Rindfleisch	plus 16% Gelatine	98	XIV

Die Zahlen für die biologischen Wertigkeiten wurden zum Teil erst nachträglich aus den Bilanzminima errechnet.

*) Literatur nach den römischen Ziffern der Publikationsreihe von *Kofrányi* et al.: Zur Bestimmung der biologischen Wertigkeit von Nahrungsproteinen.

Literatur zu den Tabellen 3.13 und 3.14

III   *Kofrányi, E.*, Der Vergleich der Wertigkeiten von Milcheiweiß und Roggeneiweiß, Zs. physiol. Chem. **309**, 253 (1957).

IV   *Kofrányi, E.* und *Müller-Wecker, H.*, Der Vergleich der Wertigkeit von Milch-, Roggen- und Weizeneiweiß mit Vollei, Zs. physiol. Chem. **320**, 233 (1960).

V   *Kofrányi, E.* und *Müller-Wecker, H.*, Der Einfluß des nichtessentiellen Stickstoffs auf die biologische Wertigkeit von Proteinen und die Wertigkeit von Kartoffelproteinen, Zs. physiol. Chem, **325**, 60 (1961).

VIII   *Kofrányi, E.* und *Jekat, F.*, Die Wertigkeit gemischter Proteine, Zs. physiol. Chem. **335**, 174 (1964).

X   *Kofranyi, E.* und *Jekat, F.*, Vergleich der Bausteinanalysen mit dem Minimalbedarf gemischter Proteine für den Menschen, Zs. physiol. Chem. **332**, 195 (1964).

XII   *Kofrányi, E.* und *Jekat, F.*, Die Mischung von Ei mit Reis, Mais, Soja, Algen, Zs. physiol. Chem. **348**, 84 (1967).

XIV   *Kofrányi, E.* und *Jekat, F.*, Die Mischung von Rindfleisch mit Gelatine, Zs. physiol. Chem. **350**, 1405 (1969).

XV   *Kofrányi, E.* und *Jekat, F.*, Milch und Milchprodokte, Zs. physiol. Chem. **351**, 47 (1970).

XVI   *Kofrányi, E., Jekat, F., Müller-Wecker, H.*, The minimum requirement of humans tested with mixtures of whole egg plus potato and maize plus beans, Zs. physiol. Chem. **351**, 1485 (1970).

XVIII   *Müller-Wecker, H.* und *Kofrányi, E.*, Einzeller als zusätzliche Nahrungsquellen, Zs. physiol. Chem. **354**, 1034 (1973).

lei = 100). Das besagt, daß der minimale Proteinbedarf des Menschen mit diesem Gemisch durchschnittlich nur 0,374 g Protein je kg Körpergewicht beträgt. Das sind 26 g Protein für den erwachsenen Mann von 70 kg Gewicht.

Die Wertigkeit von Vollei kann durch Milch um 19 % gesteigert werden. Gelatine mit der biologischen Wertigkeit Null vermag die hohe biologische Wertigkeit von Fleisch noch um 6,5 % zu erhöhen. Eine Mischung von 1 : 1 der Proteine, also eine Sülze, hat noch dieselbe Wertigkeit wie Fleisch allein (siehe Abb. 3.12). Bemerkenswert ist die hohe biologische Wertigkeit einer 1 : 1 Mischung von Mais- und Bohnenprotein, die mit 99 fast diejenige von Vollei erreicht. Sie ist ein Beleg für die häufig erfolgte Empfehlung, in Gebieten mit Proteinmangel mehr Leguminosen anzubauen. Dort fehlt es hauptsächlich an tierischen Nahrungsmitteln, deren Produktion eine höher entwickelte Landwirtschaft voraussetzt. Die geringere biologische Wertigkeit der leichter zu erzeugenden pflanzlichen Nahrungsmittel kann durch geeignete Kombinationen wesentlich erhöht werden.

Von der hohen biologischen Wertigkeit des Gemischs von Mais und Bohnen wurde in einem Kindertagesheim in den Usambarabergen von Tansania Gebrauch gemacht (*Kraut* et al., 1978). In einem Langzeitversuch (74 Wochen) wurden 48 unterernährte Kinder im Alter von 2½−6 Jahren nur mit dort wachsenden pflanzlichen Produkten: Mais, Bohnen, grünem Gemüse und Früchten ernährt, wozu gelegentlich etwas auf dem Markt gekaufter Reis kam. 41 Kinder näherten sich während dieser Zeit in Gewicht und Größe dem für Tansania geltenden Baganda-Standard, während 7 sich nur parallel zum Standard entwickelten. In einer anschließenden Periode von 14 Wochen, in der neben Vegetabilien auch Fleisch und Milch gegeben wurde, näherte sich auch die letztere Gruppe dem Standard. Die anderen zeigten keine Änderung ihrer Entwicklung, ein Zeichen, daß sie mit der rein pflanzlichen Ernährung schon alles erreicht hatten, was ihnen noch möglich war.

Die hohe biologische Wertigkeit der Mischung von Eiern und Kartoffeln hat bei der Ernährung von Nierenkranken eine praktische Anwendung gefunden. Die Belastung der Nieren hängt von der Menge der auszuscheidenden Stoffe ab. Je mehr Protein aufgenommen wurde, desto mehr Harnstoff muß gebildet und ausgeschieden werden. Gelingt dies nicht vollständig, so steigt der Harnstoffspiegel im Blut bedrohlich an.

Am Stickstoffbilanzminimum beträgt die täglich auszuscheidende Harnstoffmenge eines 70 kg schweren Mannes

bei Weizenmehl	18,9 g
bei Kartoffeln	12,2 g
bei Vollei	12,0 g

bei der günstigsten Mischung der beiden letzteren jedoch nur 8,3 g.

Nierenkranke, die nicht imstande sind, die gebildeten Harnstoffmengen vollständig auszuscheiden, müssen an eine „künstliche Niere" angeschlossen werden. Aufgrund der günstigen Mischung von Ei und Kartoffeln hat *Kluthe* (1968) eine Schondiät für Nierenkranke entwickelt. Die Beobachtung von 60 Nierenkranken ergab in allen Fällen einen steilen Abfall des Harnstoffspiegels im Blut. Die urämischen Beschwerden besserten sich. Bei schweren Fällen konnte der Anschluß an die künstliche Niere reduziert, bei leichteren Fällen sogar ganz unterlassen werden. Seither wurde die Schonkost nach *Kluthe* an vielen Kliniken des In- und Auslandes mit Erfolg verwendet.

Für die Beurteilung der BW von beliebigen Nahrungsgemischen entwickelten *Münchow* und *Bergner* (1967); *Wirthgen* et al. (1967), sowie *Bergner* et al. (1968) an Versuchstieren (Ratten und Schweinen) eine Reihe von Tests, die darauf beruhen, daß die Aktivitäten der Enzyme des intermediären Stoffwechsels sich kurzfristig auf die Umwandlung der nicht verwertbaren Aminosäuren in die zur Proteinsynthese notwendigen einstellen. Je höher die BW des verfütterten Nahrungsgemisches, desto niedriger sind die Aktivitäten der entsprechenden Enzyme im Blutplasma, bzw. desto höher ist ihr reziproker Vergleichswert. *Bergner* berichtete hierüber (1975) in einem zusammenfassenden Referat. Abbildung 3.16 zeigt die Zusammenhänge am Beispiel der Aktivitäten der Arginase, der Glutamat-Oxalat-Transaminase, der Leucin-aminopeptidase und der Glutamat-Pyruvat-Transaminase des Schweineserums. Die Analysen wurden jeweils nach 10tägiger Fütterung mit dem zu untersuchenden Proteingemisch vorgenommen, die BW des Futters durch Vergleich mit Volleiprotein durch Stickstoffbilanzen bestimmt. *Bergner* fand die höchste Korrelation der BW zur Arginaseaktivität (r = 0,977), also zu dem Enzym im Harnstoffzyklus, das Arginin in Ornithin und Harnstoff zerlegt. Er untersuchte auch die Korrelation des Harnstoffgehalts im Serum zur BW; sie war r = 0,988.

Aufgrund der Ergebnisse von *Münchow, Bergner* et al. übertrugen *Eggum* (1973) und *Taylor* et al. (1974) das Verfahren auf die menschliche Ernährung. Sie fanden hochsignifikante Korrelationen zwischen den Harnstoffkonzentrationen des Serums und den NPU-Werten bei verschiedenen Nahrungsproteinen.

Auch der Erfolg eines Ersatzes von Proteinen mit überschüssigen essentiellen Aminosäuren durch nichtessentielle Stickstoffverbindungen ließ sich auf diese Weise bestätigen. Die Proteine der Magermilch konnten zu einem erheblichen Teil durch Glycin und Diammoniumzitrat ersetzt werden, wobei die BW nur von 76 auf 70, der NPU-Wert von 67 auf 62 absank, die Harnstoffkonzentration von 2,07 auf 2,14 Mol/L Serum anstieg.

Wenn sich ihre Ergebnisse durch weitere Versuche bestätigen, erscheint die Analyse des Harnstoffs im Blutserum nach 10tägiger Ernährung mit einem zu te-

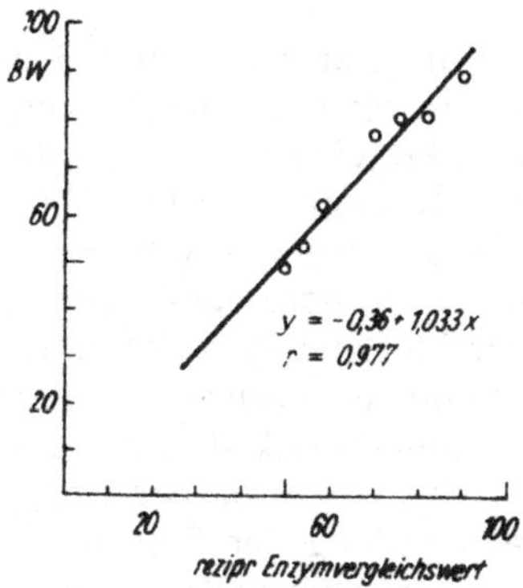

Reziproke Arginase-Aktivität im Schweineblutserum in Abhängigkeit von der BW des
gefütterten Proteins

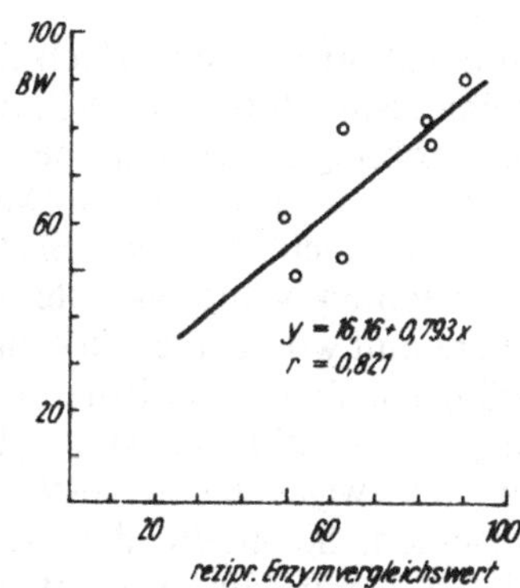

Reziproke GOT-Aktivität im Schweineblutserum in Abhängigkeit von der BW des
gefütterten Proteins

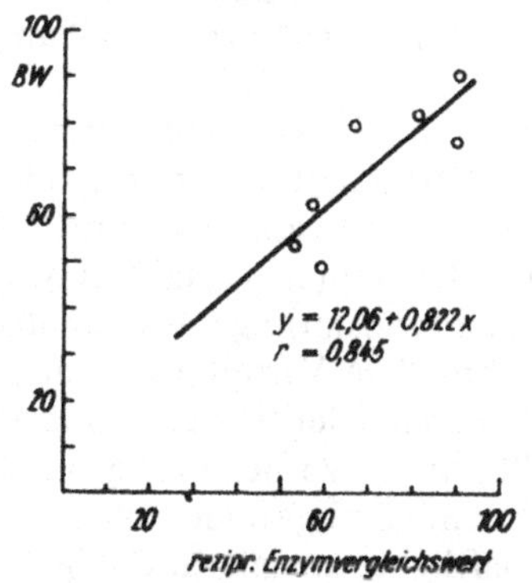

Reziproke LAP-Aktivität im Schweineblutserum in Abhängigkeit von der BW des gefütterten Proteins

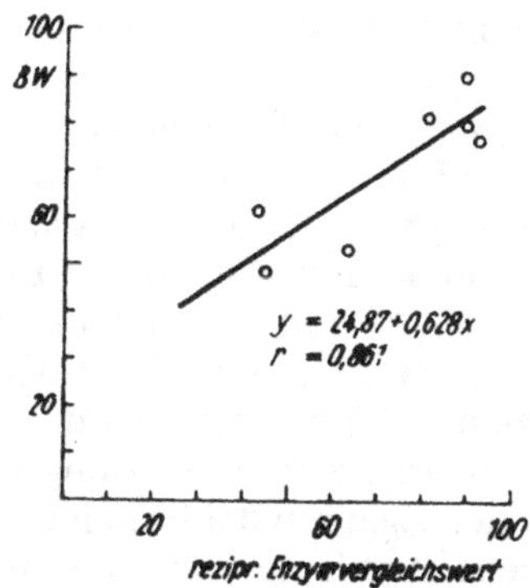

Reziproke GPT-Aktivität im Schweineblutserum in Abhängigkeit von der BW des gefütterten Proteins

Abb. 3.16: Enzymatische Aktivitäten im Vergleich mit der biologischen Wertigkeit des
gefütterten Proteins.

nach: *Bergner, H.:* Die Nahrung **19**, 855 (1975).

stenden Nahrungsgemisch als der einfachste Weg zur Bestimmung der BW. Wiederum sollte aber zur Standardisierung ein paralleler Versuch mit Volleiprotein
durchgeführt werden, um individuelle Unterschiede ausschalten zu können.

3.6.3.2. *Erhöhung der biologischen Wertigkeit durch Aminosäurezulagen (Fortifikation)*

Wenn eine knappe Proteinernährung außerdem noch von geringer biologi-
scher Wertigkeit ist, liegt es nahe, die biologische Wertigkeit durch Zulage der li-
mitierenden Aminosäuren zu erhöhen. Solche Verhältnisse liegen vor, wenn die
Ernährung fast ausschließlich aus Cerealien oder stärkehaltigen Knollen besteht.
Hierüber hat eine internationale Konferenz im Massachusetts Institute of
Technology 1969 über das Thema Amino Acid Fortification of Protein Foods
stattgefunden (*Scrimshaw* und *Altschul,* 1971), bei der häufig entgegengesetzte
Ansichten vertreten wurden. Übereinstimmung bestand darüber, daß die Mög-

lichkeit der „Fortifikation" durch zahlreiche Versuche an Tieren und Menschen in Forschungsinstituten und Kliniken bewiesen worden ist. Insbesondere wurde eine Erhöhung der biologischen Wertigkeit der Proteine von Weizen, Reis und Mais durch Zulagen von Lysin, Methionin und Tryptophan festgestellt.

Fast alle Versuche der „Fortifikation" sind allerdings nur als Aminosäurezulagen zu einzelnen Nahrungsmitteln vorgenommen worden, während es als notwendig erkannt wurde, die Wirkung der Zulagen im Rahmen der gesamten Kost zu erproben. Dabei ist der Ernährung der empfindlichen Gruppen: Kleinkinder, Schwangere und stillende Mütter besondere Aufmerksamkeit zuzuwenden. Es ist aber auch zwischen den Kostformen der verschiedenen sozialen Gruppen zu unterscheiden. So müßte der praktischen Anwendung der Fortifikation mit essentiellen Aminosäuren eigentlich eine Studie der üblichen Kostformen dieser verschiedenen Gruppen vorangehen, um festzustellen, welche Aminosäuren in welchem Umfang für welche Gruppen zugesetzt werden sollen. Weitere Studien wären erforderlich, um die jeweils brauchbarste Art des Zusatzes zu finden, etwa Beimischung zu Mehl oder Körnern, vielleicht auch Ausgabe von damit angereicherten Präparaten.

Einig waren die Teilnehmer, daß die Fortifikation mit essentiellen Aminosäuren nur in Frage kommt, wenn andere Wege der Verbesserung der Proteinversorgung aus agrarischen oder wirtschaftlichen Gründen nicht zum Ziel führen. Während Aminosäureimbalanz bei Ernährung mit den üblichen Nahrungsmitteln nicht beobachtet wurde, kann diese Gefahr bei Überdosierung mit synthetischen Aminosäuren eintreten. Es ist daher auf gleichmäßige Verteilung zu achten.

Besonders hingewiesen wurde darauf, daß es sich bei der Verbesserung der Lebensverhältnisse in Entwicklungsländern nicht nur um Verbesserung der Ernährung, oder sogar nur der Proteinernährung handeln könne, sondern daß hier sehr komplexe Probleme vorliegen, in die wirtschaftliche, soziale und hygienische Verhältnisse einbezogen werden müssen. Ein Erfolg von Aminosäurezulagen könne oft durch solche interkurrierenden Umstände verdeckt oder zunichte gemacht werden.

Die Ergebnisse der Konferenz lagen der FAO/WHO/UNICEF Protein Advisory Group (PAG) bei ihrer nächsten Sitzung (1970) vor. Sie bestätigte die Möglichkeit der Erhöhung niederer Proteinwertigkeit durch Zulage der limitierenden Aminosäure(n). Die Gruppe kam aber zu dem Schluß, daß präzisere Informationen über den Protein- und Aminosäurebedarf verschiedener Bevölkerungsgruppen und über das richtige Ausmaß der Fortifikation erforderlich seien.

3.6.4. Vergleich von oraler und intravenöser Ernährung

Intravenöse Ernährung spielt in der Krankenernährung eine zunehmende Rolle. Dabei hat sich die Anpassung an die Aminosäurezusammensetzung des Blutplasmas bisher am besten bewährt. *Knauff* et al. (1966) analysierten die Plasmaaminosäuren des Menschen, um eine günstige Aminosäureproportion für Infusionslösungen zu finden. Änderte sich durch die Infusion die Zusammensetzung der Plasmaaminosäuren, so wurde angenommen, daß die biologische Wertigkeit der Infusionslösung nicht optimal war.

Müller-Wecker und *Kofrányi* (1973) verglichen die biologische Wertigkeit bei oraler und parenteraler Zufuhr einer käuflichen Infusionslösung mit derjenigen der besten oral zu gebenden Aminosäuremischung entsprechend ⅓ Eiprotein und ⅔ Kartoffelprotein. Beide Präparate hatten bei parenteraler Zufuhr dasselbe

Bilanzminimum, das einer biologischen Wertigkeit von 109 entsprach. Bei oraler Gabe war die biologische Wertigkeit beider Präparate wesentlich höher, aber verschieden: nämlich 132 bei der käuflichen Infusionslösung und 149 bei dem anderen Präparat. In mehreren Fällen erwies sich die biologische Wertigkeit bei parenteraler Zufuhr wesentlich niedriger als bei oraler Gabe (*Kofrányi*, 1974). *Müller-Wecker* und *Kofrányi* (1973) stellten fest, daß es bei parenteraler Zufuhr im Gegensatz zu der oralen nicht gleichgültig ist, welche nichtessentiellen Aminosäuren verwendet werden.

Die orale und die parenterale Darreichung unterscheiden sich hauptsächlich dadurch, daß die oral gegebenen Aminosäuren nach der Resorption zuerst die Leber passieren, während die intravenös gegebenen Aminosäuren allen Zellen des Organismus unmittelbar angeboten werden. Offenbar werden in der Leber Umaminierungen vorgenommen, die das Muster der Aminosäuren den Bedürfnissen des Körpers anpassen.

Kapitel 3.7. Die wünschenswerte Höhe der Proteinzufuhr

In den Empfehlungen für die Nährstoffzufuhr, die die Deutsche Gesellschaft für Ernährung 1975 in dritter Auflage herausgegeben hat, werden für die wünschenswerte Höhe der Proteinzufuhr die in Tabelle 3.15 wiedergegebenen Werte vorgeschlagen. In den folgenden Abschnitten des Kapitels 3.7. wird auf diese Tabelle öfters Bezug genommen.

Tab. 3.15 *Empfehlenswerte Höhe der Proteinzufuhr*

		Protein g/kg Körpergewicht/Tag	
		m	w
Erwachsene		0,9	
Säuglinge	0– 6 Monate	2,5	
	7–12 Monate	2,2	
Kinder	1– 3 Jahre	2,2	
	4– 6 Jahre	2,0	
	7– 9 Jahre	1,8	
	10–12 Jahre	1,5	1,4
	13–14 Jahre	1,5	1,4
Jugendliche	15–18 Jahre	1,2	1,0
Schwangere	ab 6. Monat		1,2
Stillende			0,9*)

*) zusätzlich 5 g Protein pro 100 g Stilleistung.

Quelle: Deutsche Gesellschaft für Ernährung: Empfehlung für die Nährstoffzufuhr. 3. Aufl. der Broschüre „Die wünschenswerte Höhe der Nahrungszufuhr", Umschau Verlag, Frankfurt/Main, 1975.

3.7.1. N-Bilanzminimum und Proteinbedarf

Für das Bilanzminimum lassen sich objektive Maße gewinnen. Es ist je nach Person und Proteinwertigkeit verschieden: für Vollei lag es in den Versuchen von *Kofrányi* und *Jekat* (1967) zwischen 0,4 und 0,6 g Protein je kg Körpergewicht täglich, durchschnittlich bei 0,5 g. Für Mischungen von 2 Komponenten wurden Bilanzminima zwischen 0,35 und 0,80 g Protein je kg Körpergewicht und Tag gefunden. Für die in Westdeutschland übliche gemischte Kost lagen in den Versuchen des Max-Planck-Instituts für Ernährungsphysiologie in Dortmund die Bilanzminima zwischen 0,40 und 0,65 g. In allen diesen Fällen war Bedingung, daß die Energiebilanz voll gedeckt war, also das Körpergewicht gleich blieb oder schwach anstieg.

Eine Ernährung am Bilanzminimum ist aber nicht statthaft; denn *Proteinverluste,* wie sie unvermeidlich bei Wunden, Infektionen, Ausfall von Mahlzeiten eintreten, könnten bei einer Minimalernährung nicht mehr aufgeholt werden. Überdies ist bei proteinarmer Ernährung, wenn sie knapp oberhalb des Bilanzminimums liegt, die *Resistenz gegen Krankheiten* vermindert, und die Wundheilung verzögert. Auch *Kältestreß* erhöht den Proteinbedarf. So fanden *Lang* und *Grab* (1944), daß die Überlebenszeit von Ratten bei Aufenthalt in einem Raum mit 0°–2° C bei einem Proteingehalt des Futters von 12–15% 12–18 Stunden betrug, während die Ratten bei 6–9% Protein nur noch 4–9 Stunden lebten. Die Autoren maßen die Mobilität der Tiere und stellten fest, daß sie mit einer das Bilanzminimum überschreitenden Proteinaufnahme wesentlich anstieg. Einen erheblichen Einfluß von Kälteexposition auf die Stickstoffbilanz stellten *Issekutz* et al. (1962) an jungen Männern fest. Bei 22° C waren 9 Versuchspersonen mit 3000 kcal und 72 g Protein täglich in ausgeglichener oder positiver N-Bilanz. Beim Aufenthalt in leichter Kleidung in einem Raum von 8° C wurden die Bilanzen negativ. Die Versuchspersonen verloren innerhalb von 3 bis 9 Tagen zwischen 19 und 50 g Stickstoff, was einem Verlust von 120 bis 310 g Protein entspricht. Auch in den anschließenden 5 Tagen mit einer Raumtemperatur von 22° C war die N-Bilanz bei der Mehrzahl der Versuchspersonen noch negativ.

Erhöhte Aktivität als Folge erhöhter Proteinzufuhr konnten *Achelis* und *Nothdurft* (1939) an Ratten zeigen. Sie maßen die *Mobilität der Tiere* und stellten fest, daß sie mit einer das Bilanzminimum überschreitenden Proteinaufnahme wesentlich anstieg. Daraus ziehen die Autoren den Schluß, daß es neben dem Bilanzminimum ein höheres Minimum für normale körperliche Aktivität gibt. Zu demselben Ergebnis kommen *Lang* und *Grab* (1944) in Rattenversuchen. Man kann auch anführen, daß die aktiven Völker den höchsten Proteinverbrauch haben (*Wirths,* 1974).

3.7.2. Der Proteinbedarf von Säuglingen, Kindern und Jugendlichen (mitbearbeitet von Helga Stolley)

Die Proteinzufuhr soll ein *„normales Wachstum"* ermöglichen. Es gibt aber keine Möglichkeit, zu definieren, was „normal" ist. Sicher ist damit nicht ein möglichst rasches, sondern ein ausgeglichenes Wachstum mit möglichst geringer Anfälligkeit gegen Infektionen gemeint. Dies gibt immerhin gewisse Anhaltspunkte für die Beurteilung des Bedarfs. Erschwerend kommt hinzu, daß das Wachstum neben der Proteinaufnahme von einer Reihe anderer Nährstoffe bestimmt wird, von Vitaminen und Mineralstoffen, aber auch vom Verhältnis der Kohlenhydrate und Fette bei der Deckung des Energiebedarfs.

Als Ausweg bietet sich an, die *„natürliche Ernährung",* die *Muttermilch,* als die für den Säugling optimale Nahrung anzusehen. Die vom Säugling getrunkene

Milch einer gesunden vollwertig ernährten Mutter soll nach Menge und Zusammensetzung den Maßstab für den Nahrungsbedarf des Säuglings bilden. „Normal" ist also, wie sich ein gesunder Säugling bei ausreichender Ernährung mit Brustmilch entwickelt. Erhält der Säugling keine Brustmilch, so gibt es 3 Kriterien für die Eignung einer Ersatznahrung:

1. normales Wachstum in bezug auf Länge und Gewicht
2. normale Konzentration von Albumin im Serum
3. dieselbe positive N-bilanz, wie sie mit Frauenmilch erzielt wird.

Reife *Frauenmilch* enthält in 100 ml durchschnittlich 1,2 g Protein (berechnet als gN × 6,38) 3,5 g Fett und 7,0 g Kohlenhydrate mit 280 kJ (= 67 kcal). Von den 1,2 g Rohprotein entfallen etwa 0,9 g auf Protein selbst, der Rest des Stickstoffs von 320 mg in 100 ml verteilt sich auf Harnstoff, Aminosäuren, Harnsäure, Kreatin, Kreatinin und Cholin, wobei anzunehmen ist, daß diese Verbindungen abgesehen von der Harnsäure (22 mg), im Stoffwechsel ausnutzbar sind.

Bei einer Aufnahme von 700 bis 800 ml Brustmilch je Tag erhält der Säugling durchschnittlich 1,8 bis 2,0 g Protein je kg Körpergewicht. Mit dieser Ernährung verdoppelt er in 5 Monaten sein Geburtsgewicht. Seit Jahrzehnten gehen aber, teils aus körperlichen, teils aus anderen Gründen, immer mehr Mütter zur sogenannten künstlichen Ernährung auf der Grundlage der Kuhmilch über. Es ist nicht eindeutig bekannt, wie groß damit der Proteinbedarf ist, weshalb sich im Verlauf von fast 100 Jahren die Empfehlungen für das Proteinangebot des öfteren geändert haben.

Die *Kuhmilch* hat eine erheblich andere Zusammensetzung als die Frauenmilch, nämlich 3,2 g Protein, 3,5 g Fett und 4,8 g Kohlenhydrate. Das Kalb braucht zum Wachstum wesentlich mehr Proteine als der Säugling, denn es verdoppelt sein Geburtsgewicht in 6½ Wochen, der Säugling in der 3fachen Zeit. Man muß daher die Kuhmilch dem Bedarf des Säuglings anpassen. Dies geschah in den neunziger Jahren des letzten Jahrhunderts durch Verdünnen mit einer Lösung von Zucker und Stärke auf das doppelte bzw. 3fache, sogenannte *Halbmilch* bzw. *Drittelmilch*. In 100 ml waren dann 1,7 bzw. 1,1 g Protein.

Edelstein und *Langstein* (1919) fanden, daß *Lactalbumin* eine höhere biologische Wertigkeit hat als *Casein*. Da das Verhältnis von Lactalbumin zu Casein in der Frauenmilch = 65 : 35, in der Kuhmilch = 15 : 85 ist, nahm man an, daß von der Kuhmilch wegen der geringeren biologischen Wertigkeit ihres Gesamtproteins wesentlich mehr Protein gegeben werden müsse als von Frauenmilchprotein. Man ging daher bis in die 50er Jahre zu ²⁄₃ oder sogar ⁴⁄₅ Milch über, die 2,2 bzw. 2,8 g Protein je 100 ml enthält. Es stellte sich jedoch durch Untersuchungen von *Barnes* et al. (1957) und von *Fomon* (1960) heraus, daß bei gleichen Protein- und Energiemengen Kuhmilch ungefähr dieselbe biologische Wertigkeit besitzt wie Frauenmilch. In den Versuchen von *Barnes* et al. wurden nur 0,8 g Protein je kg Körpergewicht täglich gegeben und normales Wachstum erreicht. In den Versuchen von *Fomon* war der Proteinanteil an der Energieaufnahme nur 7%. *Fomon* (1974) fand, daß Säuglinge mit Kuhmilchmischungen, die 1,1 bis 1,2 g Protein je 100 ml, entsprechend 1,6 bis 1,7 g Protein je kg Körpergewicht enthalten, ebenso gut gedeihen, wie mit Frauenmilch. Dabei dienten die Entwicklung von Länge und Gewicht, die Stickstoffbilanz und der Albumingehalt des Serums als Kriterien. Die Empfehlung ging dahin, zur Sicherheit einen Zuschlag von 20% zu machen, also 1,4 bis 1,5 g Protein je 100 ml Milchmischung, entsprechend 1,9 g Protein je kg Körpergewicht zu geben. Da die Muttermilch 280 kJ (67 kcal) je 100 ml enthält, entspricht die vorgeschlagene Proteinmenge 7 bis 8% der Energiezufuhr.

Droese und *Stolley* (1965) stellten fest, daß zwischen Frauenmilch- und Kuhmilchprotein keine signifikanten Unterschiede der Resorption bestehen. *Stolley* und *Droese* (1967) überprüften die Entwicklung von Säuglingen bei der Ernährung mit ½-Milch, ⅔-Milch und ⅘-Milch. Sie gaben 2 Gruppen von Säuglingen in den ersten 3 Lebensmonaten 2,8 bzw. 3,9 g Protein je kg Körpergewicht entsprechend ½- bzw. ⅔- oder ⅘-Milch. Die mit der höheren Proteinzufuhr ernährten Säuglinge retinierten zwar etwas mehr Stickstoff als die anderen, hatten aber einen geringeren Gewichtszuwachs und häufigere Infekte.

Droese und *Stolley* schließen daraus, daß die höhere Proteinaufnahme eine Belastung der noch nicht ausgereiften Funktionen des Säure-Basen-Haushalts in den Nieren der Säuglinge darstelle. Diese Belastung wird von früheren Versuchen *Fomons* (1960; 1961) belegt. Er fand, daß in einigen Fällen Säuglinge bei einer Aufnahme von 7% des Energiebedarfs in Form von Protein langsamer wachsen als „normal". Erhöhung auf 15 und 20 % Protein hatte eine etwas höhere Stickstoffretention und normales Wachstum zur Folge. Aber der Harnstoffgehalt des Plasmas stieg von 6,0 mg bei einer Proteinzufuhr von 7% des Energiebedarfs auf 8,9 mg bei 15% und auf 28,5 mg bei 20%. *Fomon* hält es daher nicht für sinnvoll, mehr als 10% entsprechend 2,0 bis 2,5 g Protein je kg Körpergewicht zu geben.

Johnston et al (1961) gaben Säuglingen im Alter von 9 bis 75 Tagen 8, 13, 15, 20 und 25% der Energiezufuhr in Form von Protein. Bis zu 20% trat keine signifikante Änderung des Wachstums ein. Bei 25% blieben die Säuglinge im Wachstum zurück, es wurde Azotämie, Hyper-Elektrolytämie und Verminderung des Körperwassers festgestellt.

Snyderman et al. (1968) suchten die optimale Proteinversorgung durch Vergleich des *Plasmaaminogramms* 4 bis 5 Stunden nach Mahlzeiten mit 1,1; 1,3; 1,5; 1,7; 3,5 und mit 9 g Protein je kg Körpergewicht zu bestimmen. Bei Zufuhr von 1,1 bis 1,5 g/kg traten gewisse Veränderungen des „normalen" Aminogramms auf, ebenso bei 3 bis 3,5 g, besonders starke bei Zufuhr von 9 g/kg. Nur bei 1,7 g Protein/kg blieb das Aminogramm unverändert. Die Autoren halten daher 1,7 g Protein je kg Körpergewicht für die optimale Zufuhr. Leider wurde eine obere Grenze der „optimalen" Proteinzufuhr nicht getestet. Da jedoch in den Versuchen von *Fomon* bei einer Erhöhung der Proteine von 7 auf 15% der Energiezufuhr keine Veränderung des Wachstums und ein verhältnismäßig geringer Anstieg des Plasmaharnstoffs eintrat, steht die Empfehlung der Deutschen Gesellschaft für Ernährung (1975), bei Kuhmilchmischungen 2,5 g ±0,5 g Protein je kg Körpergewicht zu geben, in Übereinstimmung mit den, wenn auch noch unzulänglichen Beobachtungen. Wir nehmen an, daß 2,0 g je kg Körpergewicht ausreichen.

Zu demselben Vorschlag kommt eine Stellungnahme der Ernährungskommission der *Deutschen Gesellschaft für Kinderheilkunde* (1977). Sie empfiehlt in der Milchnahrung Protein in Höhe einer ½-Milch (1,7%) im ersten Lebenshalbjahr, wobei der Säugling bei einer durchschnittlichen Trinkmenge von 150 ml je kg Körpergewicht 2,2 bis 2,7 g Protein je kg Körpergewicht und Tag erhält.

Im 2. Lebensjahr sinkt nach *Fomon* (1961) der tägliche Proteinbedarf je kg Körpergewicht auf ungefähr 1,4 g bei einer Aufnahme von 84 Calorien. *Chan* und *Waterlow* (1966) halten bei einer Aufnahme von 120 kcal (500 kJ) je kg Körpergewicht 1,25 g Protein noch für ausreichend. Die Deutsche Gesellschaft für Ernährung dagegen empfiehlt 1975 2,2 ±20% Protein und 100 bis 110 kcal (460 kJ) je kg Körpergewicht.

Die Menge der Proteinzufuhr ist (bis zu der durch die Entwicklung der Organe gebotenen Grenze) entscheidend für den Gewebeansatz des wachsenden Säuglings. Zum Ansatz wird jedoch nur ein Teil des aufgenommenen Proteins verwendet, der andere dient der Erhaltung des Bestandes. Die Angaben hierüber differieren etwas. *Fomon* (1974) beobachtete in den ersten Lebenswochen einen Ansatz von 60% des aufgenommenen Proteins. Nach *Droese* und *Stolley* (1965) beträgt die Stickstoffretention in der ersten Lebenswoche 50%. Sie sinkt bis zum Ende des ersten Lebensvierteljahres auf 20% und beträgt am Ende des ersten Lebensjahres nur noch 6%.

Im Kindesalter entspricht der Ansatz 3% der Aufnahme. Er steigt während des Wachstumsschubs in der Pubertät vorübergehend auf 5%, um bis zum Ende des Wachstums auf Null abzusinken.

Der Körper des Neugeborenen enthält ungefähr 2% Stickstoff. Im Laufe der Entwicklung steigt der Prozentgehalt an Stickstoff allmählich an. Beim Erwachsenen beträgt er etwa 3% des Körpergewichts. Daraus folgt, daß der relative Proteinansatz während des Wachstums um die Hälfte größer sein muß als der Gewichtszuwachs.

Stearns et al. (1958) untersuchten zwischen 1930 und 1955 die Entwicklung von Kindern zwischen 1 und 10 Jahren, wobei sie besonders auf den Zusammenhang des Proteinansatzes mit der Gewichtszunahme achteten. Die Untersuchungen wurden an 51 Kindern zwischen 1 und 4 Jahren und an 67 Kindern von 4 bis 11 Jahren ausgeführt. Stoffwechselversuche dauerten bei der ersten Gruppe 3 Tage, bei der zweiten Gruppe 2 oder 3 aufeinanderfolgende 5-Tageperioden. Die Kinder wurden schon einen Monat vor Versuchsbeginn im Institut untergebracht, um sie an die Umgebung und das besonders ausgewählte Personal zu gewöhnen. Alle Kinder unter 2 Jahren stammten von Studenten oder dem Personal des Instituts. Die älteren kamen mit wenigen Ausnahmen aus einem Waisenhaus. Sie lagen in bezug auf Gewicht und Größe im normalen Bereich, wenn auch etwas unterhalb des Durchschnitts von Kindern aus Jowa City, die einer gehobenen Einkommensgruppe angehörten.

Abbildung 3.17 zeigt die Energie- und die Proteinaufnahme der Kinder, sowie den Vergleich zu den Recommended Dietary Allowances, Revised 1953. Während die Energieaufnahme sich in fast völliger Übereinstimmung mit den Empfehlungen befindet, ist die Proteinaufnahme in der Untersuchung von *Stearns* et al. um 8−10 g täglich höher, und zwar fast in allen Altersstufen. Während die Empfehlungen der RDA für den Proteinverbrauch der Kinder von 1 bis 10 Jahren vorsehen, daß anfangs 13,4% des Energiebedarfs, schließlich 12% durch Protein gedeckt werden, liegen die Werte bei den von *Stearns* et al. untersuchten Kindern zwischen 16 und 13%. Das entspricht einer täglichen Proteinaufnahme von 3,5 bis 2,5 g je kg Körpergewicht.

Stearns et al. (1958) verfolgten bei allen Altersklassen die tägliche Kreatininausscheidung, nachdem sie sich überzeugt hatten, daß auch in der Kindheit die Kreatininausscheidung dem Muskelbestand des Körpers entspricht (*Catherwood* and *Stearns*, 1937). Abbildung 3.18 zeigt die Kreatininausscheidung je kg Körpergewicht und Tag der Kinder im Alter von ½ bis 10 Jahren. Im 2. Teil des 2. Lebensjahres steigt die Kreatininausscheidung steil an, als Zeichen eines starken Muskelansatzes. Er umfaßt ungefähr die Hälfte der gesamten Gewichtszunahme und erfolgt in der Zeit, in der die Kinder im wachen Zustand meist auf den Beinen sind. Auch während der Streckung der Beine erfolgt ein starker Muskelansatz im Rücken und an den Beinen. Beim Neugeborenen ist der Anteil der Muskulatur am Körpergewicht 25%; beim Erwachsenen dagegen 45%. Um dieses Verhältnis bis etwa zum 12. Lebensjahr zu erreichen, ist eine genügende Proteinaufnahme erforderlich. Die Autoren sehen die Möglichkeit, den Muskelansatz als Maßstab

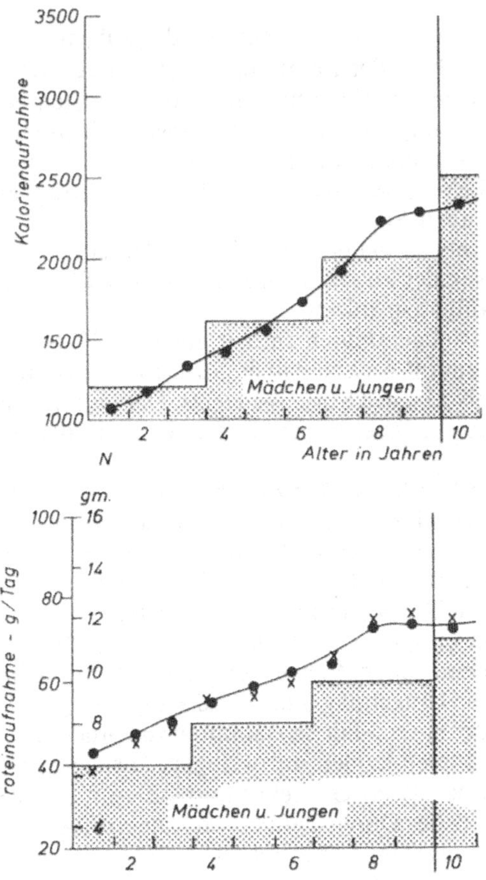

● und ×: mittlere Aufnahme von Calorien und Protein der an der Erhebung beteiligten Kinder
punktiertes Gebiet. Recommended Dietary Allowances, Rev. 1953.

Abb. 3.17: Energie- und Proteinaufnahme von 1- bis 10jährigen Kindern im Vergleich zu den Recommended Dietary Allowances, Revised 1953.

Quelle: *Stearns* et al.: Ann. New York Acad. Sci. **69**, 857 (1958).

für den Proteinbedarf zu verwenden. Sie stellten fest, daß die aus dem Waisenhaus stammenden Kinder, die dort zwischen 2,5 und 2,0 g Protein täglich je kg Körpergewicht erhalten hatten, im Muskelbestand hinter den mit mehr Protein ernährten Kindern etwas zurückgeblieben waren und dies bei einer Proteinaufnahme von 3,25 g aufholten. Eine höhere Aufnahme brachte keinen höheren Muskelzuwachs. Sie wird daher als unökonomisch abgelehnt. Im Alter von 10 Jahren sollten die Kinder nach dieser Untersuchung noch 2,5 g Protein je kg Körpergewicht erhalten. Dies sei auch wegen einer besseren Infektabwehr erforderlich. Die Autoren versäumten nicht, darauf hinzuweisen, daß es erhebliche Unterschiede in der Entwicklung der Kinder gibt.

Zu sehr ähnlichen Werten für den Proteinverbrauch von Kindern gelangte *Macy* (1942). Nach ihren Messungen, die sich auf 2965 Versuchstage an 29 Kindern erstreckten, bewegte sich der Proteinverbrauch zwischen 3,26 g je kg Körpergewicht und Tag für die 4jährigen und 1,98 g für die 12jährigen Kinder (siehe Tab. 3.16).

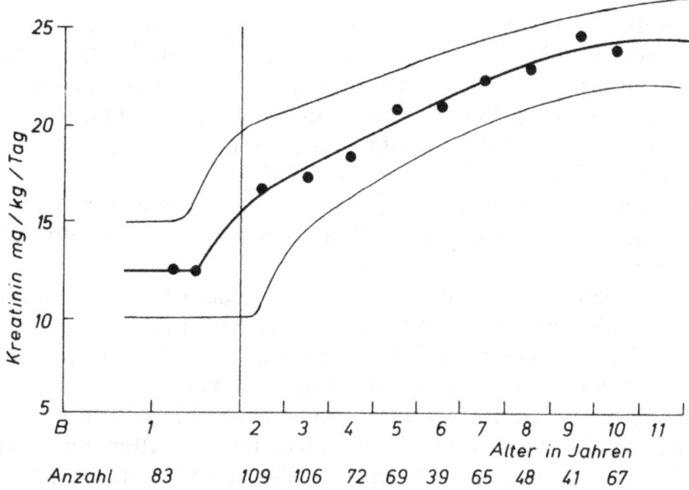

Mittlere Kreatininausscheidung von Knaben je kg Körpergewicht im Alter von 1 bis 10 Jahren. Dünne Linien = Standardabweichung.

Abb. 3.18: Kreatininausscheidung im Harn als Maßstab des Muskelansatzes.

Quelle: *Stearns* et al.: Ann. New York Acad. Sci. **69**, 857 (1958).

Eine noch umfangreichere Studie wurde in den Jahren 1935 bis 1939 von *Widdowson* (1947) an 1028 britischen Kindern durchgeführt. 90% der Kinder stammen aus Familien mit mittlerem Einkommen. Von jedem Kind wurde einen Woche lang der gesamte Nahrungsverbrauch gewogen und der Energie- und Nährstoffgehalt berechnet. Die tägliche Proteinaufnahme je kg Körpergewicht geht von etwa 3 g Protein der einjährigen Kinder beider Geschlechter bis 1,5 g der 18-jährigen männlichen und 1,3 g der weiblichen Heranwachsenden. Die Aufnahme liegt von etwa den 8jährigen an unter den Empfehlungen des Völkerbundes. Von Interesse ist, daß in allen Altersklassen der Proteinanteil am Energieverbrauch durchschnittlich etwa 12% beträgt, während *Leitch* und *Duckworth* (1937) aufgrund einer Übersicht über die damals vorliegende Literatur zur Empfehlung ei-

Tab. 3.16   *Durchschnittliche Proteinaufnahme je Tag von 29 Kindern während 2965 Versuchstagen*

| Alter | Proteinaufnahme/Tag | |
Jahre	g	g/kg Körpergewicht
4	59,9	3,26
5	60,9	3,25
6	63,6	2,92
8	72,2	2,77
9	81,6	2,86
10	81,5	2,46
11	82,9	2,32
12	82,9	1,98

nach *Macy, J. G.,* Nutrition and chemical growth in childhood. Charles C. Thomas, Springfield Ill., Baltimore Ma., S. 85, 1942. [übersetzt] nes Proteinanteils von 15% kommen. *Widdowson* warnt davor, die von ihr festgestellte durchschnittliche Proteinaufnahme als eine Norm für den Bedarf zu betrachten. Im ganzen lag der Proteinverbrauch bis zum Alter von etwa 10 Jahren etwas unter dem Verbrauch, der in der Studie von *Stearns* et al. (1958) ermittelt wurde. Er entspricht damit ungefähr den Empfehlungen der Recommended Dietary Allowances von 1953. (Siehe Abb. 3.17).

In den USA wurde in den Jahren 1930 bis 1956 eine Untersuchung an 134 Kindern, je zur Hälfte männliche und weibliche, von der Geburt bis zum Alter von 18 Jahren durchgeführt (*Stuart,* 1959).

Die Auswahl wurde beschränkt auf gesunde Kinder weißer Eltern von vorwiegend nordeuropäischer Abstammung mit mittlerem Einkommen. Von etwa 300 ausgewählten Kindern konnte bei 134 die Entwicklung bis zum Alter von 18 Jahren verfolgt werden (*Stuart, Reed* and Associates, 1959).

Die Routineuntersuchungen wurden sofort nach der Geburt, nach 14 Tagen, nach 3, 6, 9 und 12 Monaten, dann alle 6 Monate bis zum Alter von 10 Jahren, von da bis zu 18 Jahren jährlich vorgenommen. Alle Krankheiten wurden registriert, sowie andere Ereignisse, die die Entwicklung beeinflussen konnten.

Für die Feststellung der Ernährung wurde ein besonderes System entwickelt. Es bestand in der Befragung der Mütter und später der Jugendlichen selbst durch dafür speziell vorgebildete Nutritionists. Die Befragung erstreckte sich auf den Verbrauch an den verschiedenen Nahrungsmitteln an 3 aufeinanderfolgenden Tagen jedes Versuchsabschnitts (*Burke,* 1947). Die Mengen wurden nach haushaltüblichen Maßen (Gewicht, Anzahl der gefüllten Teelöffel etc.) geschätzt und hieraus die Aufnahme an Nährstoffen berechnet. *Reed* und *Burke* (1954) betrachten aufgrund der meist vorhandenen Gleichmäßigkeit der aufeinanderfolgenden Ergebnisse und der guten Begründung von Abweichungen (Krankheit, soziale Veränderungen etc.) die Genauigkeit für die Zwecke dieser Untersuchungen als ausreichend.

Es stellte sich heraus, daß die individuellen Differenzen der Entwicklung zwischen den Kindern, auch in bezug auf Umfang und zeitlichen Eintritt des Wachstumsschubs, so groß sind, daß nur Langzeit-Untersuchungen ein richtiges Bild des Fortschritts ergeben. (*Burke* et al. 1961a und b).

Eine Auswertung der Korrelation zwischen der Nahrungsaufnahme und der Entwicklung bei den einzelnen Kindern ist nicht erfolgt, vermutlich weil andere Faktoren, die die Entwicklung beeinflussen, eine hohe Korrelation von Ernährung und Wachstum nicht erkennen ließen. Die Proteinversorgung war im Durchschnitt so hoch, daß nicht zu erwarten ist, daß sie in vielen Fällen der begrenzende Faktor der Entwicklung war, zumal der Anteil des tierischen Proteins am Gesamtprotein zwischen 64 und 72% lag. Im ersten Lebensjahr wurden bei Knaben 13,5, bei Mädchen 13,9% der Energiezufuhr durch Proteine gedeckt, bei den 18jährigen noch 12,5 bzw. 12, 8%. Aus den Angaben über die Gewichtsentwicklung und die Proteinaufnahme läßt sich errechnen, daß im Durchschnitt von den 2jährigen Kindern je kg Körpergewicht und Tag etwa 3,5 g Protein, von den 10jährigen 2,2 g aufgenommen wurden, und daß die Aufnahme der 18jährigen männlichen Jugendlichen noch 1,7, die der weiblichen 1,4 g betrug.

Während in den Untersuchungen von *Burke* et al. (1961a und b) der Nahrungsverbrauch der Kinder nur durch Befragung ermittelt wurde, verwendeten *Droese* et al. (1978) eine genaue Wägemethode. Sie fanden eine Proteinaufnahme der 2- bis 3jährigen Jungen von 2,3 g je kg Körpergewicht täglich, der 12- bis 14jährigen von 1,8 g. Bei Mädchen war in beiden Altersstufen die Proteinaufnahme um 10%

geringer. ⅔ des Proteins waren tierischen Ursprungs. Zu der Energieversorgung trug Protein 11 bis 12% bei.

Die Befunde von *Droese* und *Stolley* für die Proteinaufnahme liegen wesentlich tiefer als die der 4 aufgeführten Untersuchungen in den USA und in England. Aber ihre Zahlen entsprechen denjenigen der Recommended Dietary Allowances des Food and Nutrition Board der USA bis zum Jahre 1968.

Eine völlig andere Auffassung vertrat ein Expert Committee der FAO-WHO im Jahre 1973 (siehe Tab. 3.17).

Hiernach sollen unter der Annahme einer hohen biologischen Proteinwertigkeit (ca. 50% animalisches Protein) für 1- bis 3jährige 1,2 g Protein je kg und Tag ausreichen, für männliche 16- bis 19jährige 0,6 g, für weibliche 0,5 g. Auch wenn

Tab. 3.17   *Safe levels of intake of Egg or Milk Protein*

Age	A Total nitrogen requirements - obligatory losses and growth (mg nitrogen per kg per day)		B Adjusted nitrogen requirements - Increased by 30% in accordance with balance and growth data (mg nitrogen per kg per day)		C Safe level of intake (adjusted requirement + 30% to allow for individual variability) (mg nitrogen per kg per day)		D (g protein per kg per day)	
(Months)								
< 3					348[a])		2,40[a])	
3- 6					96[a])		1,85[a])	
6- 9	154		200		260		1,62	
9-11	136		177		230		1,44	
(Years)								
1	120		156		203		1,27	
2	112		146		190		1,19	
3	106		138		179		1,12	
4	100		130		169		1,06	
5	96		125		162		1,01	
6	92		120		156		0,98	
7	88		114		148		0,92	
8	83		108		140		0,87	
9	80		104		135		0,85	
	M	F	M	F	M	F	M	F
10	78	77	101	100	132	130	0,82	0,81
11	77	72	100	94	130	122	0,81	0,76
12	74	70	96	91	125	118	0.78	0,74
13	73	64	95	83	123	108	0,77	0,68
14	68	59	88	77	115	100	0,72	0,62
15	63	56	82	73	107	95	0,67	0,59
16	61	55	79	71	103	93	0,64	0,58
17	58	54	75	70	98	91	0,61	0,57
Adult	54	49	70	64	91	83	0,57	0,52

[a]) Based on observed intakes (mean + 2 standard devlations) of healthy infants.

Quelle: Joint FAO/WHO ad hoc expect Committee FAO Nutrition Meetings Rep. Ser. No. 52, 1973.

man berücksichtigt, daß für geringere biologische Wertigkeit Zuschläge bis zu 30% vorgesehen sind, gelangt man zu erstaunlich niedrigen Bedarfszahlen. Es ist kein Zweifel, daß die empfohlenen Proteinmengen zum Überleben ausreichen würden. Aber es muß bezweifelt werden, daß mit ihnen die notwendigen Proteinreserven angelegt werden können. Es ist nach den Ergebnissen von *Stearns* et al. (1958) sogar fraglich, ob sie zu einer vollen Entwicklung der Muskulatur ausreichen würden. Die Recommended Dietary Allwances der USA von 1980 sehen nur wenig höhere Bedarfszahlen vor.

Sowohl bei den Untersuchungen von *Widdowson* als auch bei denen von *Burke* et al. lagen die Differenzen der niedersten und der höchsten Aufnahme an Energie und an Proteinen bei Kindern ähnlicher Konstitution im Verhältnis von 1 : 2. *Droese* et al. (1978) sehen die Begründung für diese enormen Unterschiede in den großen Differenzen der täglichen Nahrungsaufnahme der Kinder. *Widdowsons* Erhebungen erstreckten sich auf jeweils eine Woche, die von *Burke* et al. sogar nur auf 3 Tage. *Droese* et al. fanden, daß meist erst im Verlauf von 25 und mehr Tagen der Mittelwert der Proteinaufnahme eines Kindes mit einer Abweichung von ±5% festgestellt werden kann. ˙

Die Deutsche Gesellschaft für Ernährung nahm in ihren Empfehlungen vom Jahre 1975 einen mittleren Standpunkt ein (siehe Tab. 3.15., S. 175). Sie sieht für 1-bis 3-jährige 2,2 g Protein je kg, für 10- bis 14jährige Jungen 1,5 g, für Mädchen 1,4 g, für 15- bis 18jährige männliche Jugendliche 1,2, für weibliche 1,0 g je kg Körpergewicht und Tag vor.

Mit diesen Empfehlungen scheint uns eine normale körperliche Entwicklung gewährleistet. Weitere Untersuchungen, die die Abhängigkeit der Muskelentwicklung und der Proteinreserven von der Proteinzufuhr einschließen, sind allerdings erforderlich.

3.7.3. Empfehlungen für erwachsene Menschen

3.7.3.1. Allgemeine Empfehlungen für erwachsene Menschen

Für die optimale Proteinzufuhr gibt es keinen Test. Bei gemischter Nahrung, auch wenn sie nur pflanzliche Proteine enthält, findet man Bilanzminima zwischen 0,40 und 0,65 g Protein je kg Körpergewicht. Zuschläge für die Erhaltung der Proteinreserven sind aber erforderlich (siehe 3.5.3.). Man ist dazu auf Schätzungen angewiesen, die durch praktische Erfahrung, aber nicht durch wissenschaftliche Versuche nachprüfbar sind. Angeregt durch die Erfahrungen des ersten Weltkriegs gab die Hygienesektion des Völkerbunds 1936 Empfehlungen für den Nahrungsbedarf heraus, in denen die Aufnahme von 1,0 bis 1,5 g Protein je kg Körpergewicht täglich vorgeschlagen wurde. Seitdem haben entsprechende Kommissionen in den USA, in Großbritannien und in Deutschland regelmäßig eine Aufnahme von 1 g Protein je kg Körpergewicht für den Erwachsenen empfohlen. Noch 1958 bezeichnete der Food and Nutrition Board des National Research Council der USA den Vorschlag von 1 g Protein je kg Körpergewicht als „long established figure" und blieb auch 1964 bei dieser Empfehlung.

Neuerdings werden für die wünschenswerte Höhe der Proteinzufuhr niedrigere Zahlen angegeben. So empfahl der Food and Nutrition Board der USA 1968 0,9 g; 1974 und 1980 nur 0,8 g Protein/kg täglich. In dem Report of a Joint FAO/WHO ad hoc expert committee (1973) wurde der „sicher ausreichende" Proteinbedarf (safe level of protein intake) für erwachsene Männer auf 0,57 g Volleiprotein je kg Körpergewicht täglich, für Frauen auf 0,52 g angesetzt. Diese Werte sollen um 30 %höher liegen, als dem physiologischen N-Bilanzminimum für Volleiprotein entspricht.

In zwei ausführlichen Studien prüften *Garza, Scrimshaw* und *Young* (1977 a und b) die Frage, ob der von dem Expert Committee der FAO/WHO 1973 angenommene „sichere" Betrag von 0,57 g/kg für den Proteinbedarf des erwachsenen Mannes wirklich ausreiche. In der ersten dieser Untersuchungen gaben sie 6 Studenten 81 bis 89 Tage lang 0,59 g Volleiprotein je kg Körpergewicht täglich bei einem 10 %igen Überschuß an Energieaufnahme. Bei zwei weiteren Studenten, die dieselbe Nahrung erhielten, traten beträchtliche Erhöhungen der Aspartat- und der Alanin-aminotransferase im Serum auf, so daß nach 50 bzw. 59 Tagen ihre Proteinaufnahme auf 1,5 g je kg erhöht wurde. Der Gehalt des Serums an beiden Enzymen sank daraufhin bis auf die Norm ab. 4 Studenten hatten kumulativ negative N-Bilanzen und alle zeigten einen Verlust an ^{40}K.

In der 2. Studie erhielten in einem 59 bis 87 Tage dauernden Versuch 6 andere männliche Versuchspersonen 0,57 g Volleiprotein je kg, zuerst mit einer Energieaufnahme, die dem vorher festgestellten Bedarf entsprach. Bei dieser Ernährung hatten 5 der 6 Versuchspersonen negative N-Bilanzen. Hierauf wurde die Energieaufnahme alle 2 Wochen um 10 % gesteigert, bis eine schwach positive N-Bilanz erreicht war. Dies erforderte bei den verschiedenen Versuchspersonen 1 bis 5 Steigerungsstufen. Die durchschnittliche Zunahme der N-Bilanz betrug 0,335 mg N je zusätzlich gegebenem kJ. Bei 5 der 6 Versuchspersonen trat auch in dieser Studie eine Erhöhung der Aspartat- und der Alanin-aminotransferase im Serum bis zu abnormalen Werten auf. Die beiden Versuchspersonen, bei denen die Erhöhung der Enzyme zuerst stattfand, erhielten nach 59 bzw. 85 Tagen 0,73 bzw. 1,0 g Protein/kg, worauf sich die Werte der beiden Enzyme normalisierten. Nach Wiederaufnahme der normalen ad-libitum-Ernährung wurden bei allen Versuchspersonen die Serumwerte wieder normal.

Bei Energieaufnahmen, die ausreichten, um bei einer täglichen Proteinaufnahme von 0,57 g je kg Körpergewicht leicht positive N-Bilanzen zu erreichen, nahmen die Versuchspersonen dauernd an Gewicht zu, und zwar um die erheblichen Beträge zwischen 44 und 98 g täglich.

Die Autoren kommen zu dem Ergebnis, daß die 1973 von FAO/WHO als sicher ausreichend empfohlenen 0,57 g Volleiprotein je kg täglich für die meisten jungen Männer nicht ausreichen, um bei den zur Erhaltung des Körpergewichts geeigneten Energieaufnahmen den Proteinbedarf zu decken.

Wir möchten hinzufügen, daß zwar die Protein „sparende" Wirkung höherer Energieaufnahme seit langem bekannt ist (*Kraut* und *Jekat,* 1963), aber erst durch die geschilderten Versuche von *Garza* et al. bewiesen wurde, daß mit der an sich schon unerwünschten Körpergewichtszunahme bei niederen Proteinaufnahmen eine Störung im Enzymhaushalt verbunden ist, die nur durch eine ausreichende Proteinversorgung beseitigt werden kann.

Die Deutsche Gesellschaft für Ernährung hält in ihren 1975 neu herausgegebenen Empfehlungen für die Nährstoffzufuhr eine durchschnittliche Aufnahme von 0,9 g je kg Körpergewicht und Tag für wünschenswert, allerdings mit einer Spannweite von ±20 %, was einem Spielraum von 0,72 bis 1,08 g Protein entspricht. Diese Spanne soll auch die Wiederauffüllung der Reserven nach Proteinverlusten ermöglichen. Es ist bekannt, daß von Individuum zu Individuum große Unterschiede im Proteinbedarf bestehen. Sowohl von der FAO/WHO Expert Group, als auch von der Deutschen Gesellschaft für Ernährung wird eine Variationsbreite von ±20 % angenommen. Eine Bestimmung dieser Spannweite liegt für das Stickstoffbilanzminimum von jungen Männern bei Ernährung mit Volleiprotein vor. Das Bilanzminimum lag bei 27 Personen zwischen 0,37 und 0,62 g, der Mittelwert bei 0,51 g Protein je kg Körpergewicht. Die mittlere Streuung war ±19% (*Kofrányi* und *Jekat,* 1967). Für die Auffüllung der Proteinreserven wurde von *Fisher* et al. (1967) eine obere Grenze gefunden, die bei 1,3 g Protein je kg Körpergewicht täglich liegt. Über diese Grenze hinaus wurde keine Vermehrung der Reserven beobachtet. Bei erheblich höherer Zufuhr wurde sogar weniger retiniert. Es erscheint unbedenklich, 10% unter der von *Fisher* et al. gefunden oberen Grenze der Bildung von Proteinreserven zu bleiben, das ist bei 0,9 g plus 20%.

3.7.3.2. Proteinbedarf bei schwerer muskulärer Tätigkeit in Beruf und Sport

Wie in Abschnitt 3.5.2. geschildert, wird das Stickstoffbilanzminimum bei völlig gedecktem Energiebedarf durch schwere muskuläre Tätigkeit gegenüber dem N-minimum bei Ruhe nicht erhöht. Dadurch ist aber die wichtigere Frage nicht beantwortet, ob und wieweit die muskuläre Leistungsfähigkeit bei hoher Muskelarbeit von der Höhe der Proteinzufuhr abhängt.

Eine das N-Bilanzminimum überschreitende Proteinaufnahme führt zu höherer Aktivität von Versuchstieren. *Achelis* und *Nothdurft* (1939) konnten dies an Mäusen feststellen und zogen daraus den Schluß, „daß das Proteinminimum für normale Motorik erheblich höher liegt als das Erhaltungsminimum".

Dasselbe gilt aber auch für den Menschen. *Kraut* und *Lehmann* (1948), sowie *Lehmann* und *Michaelis* (1948) fanden, daß eine Leistungsfähigkeit, die große körperliche Schwerarbeit ermöglicht, erst erreicht und erhalten werden kann, wenn die Proteinzufuhr erheblich über dem N-minimum liegt. Die Versuche von *Kraut* und *Lehmann* wurden in einer ersten Versuchsreihe an 3 Bergleuten mit vollständigen Energie-, Stickstoff- und Phosphatbilanzen durchgeführt. Nach einer Anlaufzeit mit reichlicher Proteinzufuhr von gemischter Kost wurde bei sehr geringer körperlicher Bewegung das Proteinbilanzminimum bestimmt. Vp. S. hatte ein Minimum von 0,62 g Protein je kg Körpergewicht je Tag, Vp. M. von 0,72 g. Das Bilanzminimum von D., der erst 17 Jahre alt war, hatte den hohen Wert von 0,84 g Protein je kg Körpergewicht täglich. Die Leistungsfähigkeit wurde neben Dynamometermessungen durch den Leistungspulsindex nach *Lehmann* und *Szakall* (1941) am Fahrradergometer bestimmt, bei dem die Fahrzeit bis zur Erreichung einer Pulszahl von 120 je Minute als Maß der Leistungsfähigkeit dient.

Nach 5 Wochen nahmen die Personen ihre Arbeit im Bergbau wieder auf. In den nächsten 9 Wochen wurde reichlich Protein zugeführt, im Durchschnitt etwa 1,2 g je kg Körpergewicht täglich. Die Leistungsfähigkeit stieg kräftig an, was mit dem Training nach der längeren Zeit der Untätigkeit zusammenhängt. In den folgenden 7 Wochen wurde die Proteinaufnahme bei gleichbleibender Energiezufuhr allmählich verringert, um das Proteinbilanzminimum zu bestimmen. Es war bei Vp. S. 0,63 g Protein je kg Körpergewicht je Tag, bei Vp. M. 0,74 g, bei Vp. D. 0,83 g. Das Proteinbilanzminimum hatte sich also durch die körperliche Schwerarbeit nicht verändert.

Ganz anders verhielt sich die am Fahrradergometer gemessene Leistungsfähigkeit. Sie stieg noch ungefähr 2 Wochen während der allmählichen Verminderung der Proteinaufnahme an, sank aber dann erheblich ab, obwohl die Proteinzufuhr noch 0,7 bis 0,9 g/kg täglich betrug, also über dem Bilanzminimum lag.

Besonders auffallend war das psychische Verhalten der 3 Bergleute. Aus fleißigen, verträglichen, in der Kameradschaft wohlgelittenen Arbeitern wurden apathische, unverträgliche und faule Menschen, so daß der Steiger, der von dem Versuchsprogramm nichts wußte, ihnen eine Arbeit außerhalb der Kameradschaft zuweisen mußte.

Im letzten Versuchsabschnitt wurde die Proteinaufnahme von Woche zu Woche bis auf 150 g täglich (entsprechend 2,4 g/kg Körpergewicht) gesteigert. Schon bei 75 g Protein (entsprechend 1,2 g/kg) änderte sich die Stimmung vollständig. Alle 3 Bergleute kehrten in ihre alte Kameradschaft zurück, in der sie wieder ebenso beliebt waren wie vor der Verminderung der Proteinzufuhr. Die Leistungsfähigkeit am Fahrradergometer sank noch 2 Wochen lang etwas ab, um dann erheblich anzusteigen. Die Stimmung besserte sich also schon vor der Leistungsfähigkeit. Bei der großen Bedeutung dieser Ergebnisse erschien es notwendig, sie durch weitere Versuche zu überprüfen. Da die Zulage bei steigender Proteinaufnahme aus Fleisch bestanden hatte, wäre eine speziell die Leistungsfähigkeit erhöhende Wirkung der Extraktivstoffe denkbar gewesen. In einer weiteren Versuchsreihe (*Kraut* et al., 1949) an 2 Versuchspersonen, die ebenfalls im Bergbau arbeiteten, wurde nach dem Erreichen des Bilanzminimums die Proteinzufuhr durch reines Casein nach *Hammarsten* erhöht. Der Versuch bestätigte, daß die Wirkung den Proteinen selbst zuzuschreiben ist.

An einer größeren Zahl von Arbeitern wurde ohne Stoffwechselbilanzen der Einfluß der Proteinzufuhr auf die Leistungsfähigkeit am Fahrradergometer gemessen (*Lehmann* und *Michaelis,* 1948). Bei einer ersten Gruppe von 31 Schwerarbeitern wurde die tägliche Proteinaufnahme von 90 bis 95 g auf durchschnittlich 75 g gesenkt. Die Leistungsfähigkeit nahm nicht ab. Bei einer 2. Gruppe von Schwerarbeitern der Eisen- und Stahlindustrie verminderte man die Proteinzufuhr von 80 bis 90 g täglich auf 72 g, wobei zugleich der Anteil an tierischem Protein bis auf 6 g täglich zurückging. Die Leistungsfähigkeit sank geringfügig, aber deutlich ab. Bei der 3. Gruppe von 19 Schwerarbeitern erfolgte eine Reduktion von ursprünglich 60 bis 65 g auf 44 bis 50 g Protein täglich. Bei unverändertem, z. T. sogar ansteigendem Körpergewicht trat eine beträchtliche Verminderung der Leistungsfähigkeit ein. Tabelle 3.18 gibt eine Übersicht über zwei der geschilderten Versuche an Schwerarbeitern, sowie über zwei Versuche im Laboratorium

Tab. 3.18 *Eiweißzufuhr und Leistungsfähigkeit*

Versuchs-jahr	Versuchs-personen (Ernährungs-zustand)	Kalorien-aufnahme kcal/d	Eiweiß-aufnahme g/kg	Leistungsfähigkeit
1939–41	Bergleute (knapp)	3800	1,0–1,2 unter 1,0	steigt sinkt
1942	Gärtner (knapp)	3000	1,0 0,7	gleichbleibend sinkt
1946	Assistenten (schlecht)	3000	0,8 1,6 1,0	gleichbleibend stark ansteigend nach 6 Wochen sinkend nach 3 Wochen
1951	Studenten (gut)	4000	2,0 1,0 0,8	in 12 W. Verdopplung der Kräfte in 12 W. geringfügige Zunahme in 8 Wochen Stillstand

Quelle: *Kraut, H.:* Experientia Suppl. I, 1953.

an 2 Assistenten (*Kraut* und *Müller*, 1950) und 2 Studenten (*Kraut*, 1953) die scheinbar widersprechende Ergebnisse hatten.

Ein Jahr nach dem Ende des 2. Weltkriegs erhielten die 2 Assistenten, die erheblich unterernährt waren, bei einer täglichen Aufnahme von 12500 kJ (3000 kcal) 0,8 g Protein je kg Körpergewicht. Ihre Leistungsfähigkeit blieb unverändert gering. Nach einer Verdopplung der Proteinzufuhr auf 1,6 g je kg dauerte es trotz hoher Stickstoffretention volle 6 Wochen, bevor die muskuläre Leistungsfähigkeit anstieg. Dann aber war der Anstieg sehr stark. Bei einer Herabsetzung der Proteinzufuhr auf 1,0 g hielt die Leistungsfähigkeit noch 3 Wochen an, sank dann aber ab. Ganz anders verhielten sich im Jahr 1951 die 2 Studenten, die sich in gutem Ernährungszustand befanden. Mit 2 g Protein je kg Körpergewicht und Tag und einem intensiven Training stieg die Leistungsfähigkeit sofort an. Nach 12 Wochen war eine Verdopplung der Muskelkräfte erreicht. Nach Herabsetzung der Proteinzufuhr auf 1 g nahmen bei positiver N-Bilanz die Muskelkräfte noch ein wenig zu, bei 0,8 g Protein und schwach positiver Bilanz änderten sich die Muskelkräfte nicht mehr.

Das unterschiedliche Verhalten der beiden Gruppen erlaubt eine wichtige Deutung. Die unterernährten Versuchspersonen verwendeten offenbar 6 Wochen lang das überschüssig zugeführte Protein nicht zum Aufbau von Muskulatur, sondern zur Wiederherstellung des Proteinbestands der inneren Organe; dann erst trat Muskelwachstum ein. Bei Herabsetzung der Proteinzufuhr auf 1 g wurde nach einiger Zeit den Muskeln wieder Protein entzogen, vermutlich weil der Proteinbestand der inneren Organe noch nicht optimal war. Die guternährten Versuchspersonen der 2. Gruppe konnten das überschüssige Protein sofort in die Muskulatur einbauen und brauchten bei 1 g Protein keine Rückführung zu den inneren Organen.

Man wird aus diesen Versuchen schließen müssen, daß beim Gleichgewicht von Stickstoffaufnahme und -ausscheidung auch ein Gleichgewicht des Proteingehalts der verschiedenen Organe besteht. Dieses Organgleichgewicht entspricht aber nicht notwendig einer besonders großen Muskelmasse, wie sie für körperliche Schwerarbeit notwendig ist.

Kraut und *Lehmann* (1948) schlugen daher vor, ein „physiologisches" und ein „funktionelles" Proteinminimum zu unterscheiden. Die Bezeichnung „funktionelles Proteinminimum" soll zum Ausdruck bringen, daß der Überschußbedarf an Protein für höhere Leistung nicht einem konstanten Mehrbedarf entspricht, sondern sich nach der funktionellen Beanspruchung der Organe richtet. Im Falle hoher körperlicher Leistung ist die Bildung und Erhaltung eines entsprechend großen Muskelbestands das Ziel der Proteinversorgung.

Die Untersuchungen an Schwerarbeitern wurden durch Beobachtungen über den Proteinverbrauch von Hochleistungssportlern ergänzt und bestätigt. Untersuchungen von *Schenk* (1936) über den Nahrungsverbrauch der Teilnehmer an der Olympiade 1936 ergaben, daß von diesen, – unabhängig von ihren nationalen Ernährungsgewohnheiten –, geradezu erstaunliche Proteinmengen aufgenommen wurden. *Wenk* (1940) konnte diese Feststellungen an Schweizer Sportleuten bestätigen. 10 Hochleistungssportler (Ruderer) wurden von *Wirths* (1972) auf ihren Nahrungsverbrauch untersucht. Mit rund 21000 kJ (5000 kcal) nahmen sie 190 g Protein, davon 160 g tierisches Protein täglich zu sich.

In seinem Buch über die Ernährung des Sportlers (1974) führt *Nöcker* mehrere Arbeiten an, die beweisen, daß Muskeltraining neben dem Trainingsreiz von der Proteinzufuhr abhängt. Er zitiert die erwähnte Arbeit von *Kraut* und *Müller* (1950), wonach bei einer Aufnahme von 1 g Protein je kg Körpergewicht und Tag und entsprechendem Training trotz positiver N-Bilanz sich kaum ein Muskelzuwachs erreichen ließ, dagegen ein sehr hoher bei einer Verdopplung der Proteinzufuhr. *Nöcker* empfiehlt für Sportler, die vorwiegend auf Kraft beansprucht werden, eine tägliche Aufnahme von 1,5 g bis 2 g Protein je kg Körpergewicht. Für Schnellkraftsportler hält er ähnliche Proteinaufnahmen für erwünscht, zumal die Erregbarkeit des Nervensystems durch reichliche Eiweißzufuhr gesteigert wird. Auch in dieser Beziehung kann erhöhte Proteinaufnahme sich leistungssteigernd auswirken. Beim Dauersportler wird von *Nöcker* eine tägliche Proteinzufuhr von 1,2 g je kg Körpergewicht als optimal betrachtet.

3.7.3.3. *Proteinbedarf für Schwangerschaft und Laktation*

Über den Proteinbedarf während der Schwangerschaft gibt es keine exprimentellen Daten. Fest steht, daß die meisten Schwangeren von der 10. Woche an in steigendem Ausmaß an Gewicht zunehmen. Die gesamte Zunahme liegt meist zwischen 12 und 16 kg, wobei der untere Wert als günstiger gilt. Der Gewichtszunahme entspricht eine Zunahme von etwa 1,5 kg an Protein, wovon etwas weniger als die Hälfte auf das Neugeborene entfällt (*Garry* und *Stiven,* 1935/36). Bei der Geburt enthalten Foetus und Placenta zusammen 900 bis 950 g Protein.

Thomson und *Hytten* (1960) errechneten, daß von etwa 100 g N, die der mütterliche Körper während der Schwangerschaft retiniert, die Hälfte auf die Entwicklung des Uterus und der Brust entfallen, ein kleiner Teil auf die Zunahme der Blutzellen (*Leitch,* 1957). Stoffwechselversuche in der letzten Woche der Schwangerschaft ergaben eine Retention von 2 bis 5 g Stickstoff (*Lister,* 1961). In diesen Rahmen fügen sich die 450 g Protein, die durchschnittlich im foetalen Gewebe deponiert werden, gut ein. Wenn von den Schwangeren zusätzlich 1,5 kg Protein im 2. und 3. Trimester retiniert werden, so bedeutet dies ein Mehr von 8 g Protein je Tag, bzw. ein Mehr von 0,125 g Protein/kg bei einem Durchschnittsgewicht von 65 kg. Rechnet man allgemein mit einer empfehlenswerten täglichen Proteinaufnahme von 0,9 g ±20% je kg Körpergewicht, so ist dem Bedarf der Schwangeren Genüge getan, wenn sie sich an die obere Grenze der Empfehlung halten. Die Empfehlung der Deutschen Gesellschaft für Ernährung 1975 von 1,2 g je kg Körpergewicht und Tag scheint demnach reichlich hoch.

Eine Erhebung der Vanderbilt Cooperative Study of Maternal and Infant Nutrition (*Darby* et al., 1953) verzeichnet den Nahrungsverbrauch von 2129 Frauen während der Schwangerschaft. Die Nahrung stand ad libitum zur Verfügung. Die Frauen schrieben je eine Woche lang in jedem Trimester der Schwangerschaft die konsumierte Nahrung nach Art und Menge auf, woraus die Aufnahme an Energie und Nährstoffen errechnet wurde. Im ersten Trimester wurden 2142 ±38 kcal (160 kJ) und 75,0 ±1,3 g Protein täglich aufgenommen, im 2. Trimester 2199 ±18 kcal (75 kJ) und 75,3 ±0,6 g Protein, im 3. Trimester 2020 ±16 kcal (67 kJ) und 69,8 ±0,5 g Protein. Vom Protein waren $^2/_3$ tierischer Herkunft. Die Proteine deckten 14% des Energieverbrauchs. Es handelte sich also um eine sicher nicht sparsame Ernährung, wobei es fraglich ist, ob die Frauen ihre Ernährung während der Schwangerschaft überhaupt geändert haben. Aus dieser Erhebung lassen sich daher weder Schlüsse auf den minimalen noch auf den optimalen Proteinbedarf während der Schwangerschaft ziehen. Immerhin zeigt sie, daß die durchschnittliche Aufnahme ungefähr zwischen 1,1 und 1,2 g Protein je kg Körpergewicht und Tag lag und offenbar völlig ausreichend war.

Während der Laktation ist die Mehrausgabe an Protein genauer zu bestimmen. 100 ml Frauenmilch enthalten durchschnittlich 1,2 g Protein. Mit einer mittleren Stilleistung von 850 ml täglich werden also 10 g Protein abgegeben. Die Unterschiede in der produzierten Milchmenge sind aber erheblich. In der maximalen Leistung von 1200 ml sind 15 g Protein enthalten. Das FAO/WHO Committee on Energy and Protein Requirement (1973) und die Deutsche Gesellschaft für Ernährung (1975) nehmen an, daß bei üblicher Ernährung eine Zulage in der Höhe der Mehrausgabe an Milchprotein zur Deckung des Bedarfs genüge.

3.7.3.4. Proteinbedarf älterer Menschen

Über das komplexe Problem der Ernährung älterer Menschen liegen nur wenige Untersuchungen vor. Es gibt, wie *Watkin* 1958 und 1964 in zwei ausführlichen Referaten schildert, keine schlüssigen Beweise dafür, daß der Proteinbedarf beim Älterwerden zunimmt. Er macht aber darauf aufmerksam, daß die inter- und die intraindividuellen Schwankungen im Alter wesentlich größer sind als in mittleren Jahren.

Immerhin sprechen einige Beobachtungen für einen höheren Proteinbedarf älterer Menschen. *Tuttle* et al. (1959) ernährten Menschen im Alter von über 50 Jahren mit einem dem Vollei entsprechenden Gemisch von Aminosäuren und erhielten, wenn sie Mengen gaben, die für junge Leute noch voll ausreichten, negative Bilanzen. *Swendseid* und *Tuttle* (1961) führten dies auf einen höheren Bedarf der alten Leute an Methionin und Lysin zurück. *Tuttle* et al. (1959) stellten die Frage, ob bei älteren Leuten nicht auch die Natur der nichtessentiellen Aminosäuren eine Rolle spiele. *Scrimshaw* et al. (1976) gaben 11 älteren Frauen (67 bis 91 Jahre alt) 8 bis 10 Tage eine proteinfreie Ernährung. Nach 6 Tagen trat eine gleichmäßige N-Ausscheidung von durchschnittlich 39 mg N je kg Körpergewicht und Tag ein. Sie war damit geringer als die von jungen Frauen (49 mg N/kg). Berechnete man aber die Ausscheidung auf die Zellmasse des Körpers (mit ^{40}K bestimmt) oder auf die Kreatininausscheidung als Maß der Muskelmasse, so war die Ausscheidung der älteren Frauen wesentlich höher.

Uauy et al. (1978a) fanden, daß unter denselben Bedingungen N-freier Ernährung 8 gesunde ältere Männer nach 6 Tagen im Durchschnitt 34,5 g N je kg Körpergewicht und Tag ausschieden. Dies entsprach der N-Ausscheidung von jungen Männern. Wiederum war die Ausscheidung der älteren Männer höher, wenn sie auf die Zellmasse der Körper oder die Kreatininausscheidung berechnet wurde. Die Verfasser vermuten, daß die Differenzen auf altersbedingte Veränderungen in der Zellmasse und auf Unterschiede im Stickstoffwechsel zurückzuführen sind.

Munro (1978) weist darauf hin, daß das Verhältnis der Muskelmasse zu den inneren Organen sich mit zunehmendem Alter verschiebt. Während die Muskelmasse beim ausgewachsenen Menschen mehr als 40% des Körpergewichts ausmacht, sinkt sie beim alternden Menschen auf 30% und weniger ab. *Young* und *Munro* (1978) verwenden die Ausscheidung von 3-Methylhistidin (eines Bestandteils der Muskulatur) im Urin als Maß des Proteinumsatzes in der Muskulatur. Sie berichten von noch unveröffentlichten Versuchen von *Uauy* et al., wonach die Ausscheidung von 3-Methylhistidin je kg Körpergewicht im Alter bei Männern um ein Drittel, bei Frauen um die Hälfte absinkt, während sie sich bei Berechnung auf die Kreatininausscheidung nicht wesentlich verändert. Auch dies zeigt, daß sowohl der Anteil der Muskelmasse am Körpergewicht, als auch der Proteinumsatz in der Muskulatur im Alter zurückgeht.

Uauy et al. (1978b) führten N-Bilanzen bei je 7 älteren Männern und Frauen durch, wobei je 10 Tage lang den Frauen 0,52, 0,64 und 0,80 g Volleiprotein je kg Körpergewicht und Tag, den Männern 0,57, 0,70 und 0,85 g gegeben wurden. Die niederste Zufuhr entsprach in beiden Gruppen den Empfehlungen der FAO/WHO von 1973. Dabei hatten alle 7 Frauen und 3 von den Männern negative Bilanzen. Mit der höchsten Zufuhr waren die Bilanzen von 2 Männern und von 5 Frauen noch negativ. Obwohl eine Versuchsdauer von 10 Tagen erst zur Anpassung an die Kostform ausreicht (siehe S. 145), also noch nicht die wirkliche Bilanz bei der betreffenden Zufuhr darstellt, darf man annehmen, daß der Proteinbedarf älterer Menschen höher liegt, als der junger Erwachsener. Mit Sicherheit ist er wesentlich höher, als es die Empfehlungen des FAO/WHO Expert Committee vom Jahre 1973 vorsehen.

Es besteht kein Zweifel, daß Krankheit und anderer Streß den Proteinbedarf erhöhen, und daß alte Leute diesen negativen Einflüssen mehr als junge Leute ausgesetzt sind. So fanden *Karel* et al. (1956), daß 21 von ihnen untersuchte alte Leute ein Albumin/Globulin-Verhältnis von 0,88 hatten im Gegensatz zu 1,44 bei 9 jungen Leuten. Dies deutet auf eine Verminderung der Proteinreserven im Alter hin. Vielleicht ist sogar die Fähigkeit, Proteinreserven anzulegen, im Alter vermindert. Eine interessante Beobachtung machten *Young* et al. (1975) mit markiertem Glycin über die Proteinsynthese in Abhängigkeit vom Lebensalter. Sie fanden, daß 4 junge Männer von 20 bis 23 Jahren täglich 3.0 g Protein je kg Körpergewicht umsetzten, während 4 Männer zwischen 69 und 91 Jahren nur noch einen inneren Umsatz von 1,9 g hatten. Der intermediäre Stoffwechsel verlangsamt sich also mit zunehmendem Alter.

Es ist berechtigt, wenn man älteren Leuten rät, an die obere Grenze der Empfehlungen von 0,9 g ±20% Protein je kg Körpergewicht zu gehen. Weiter ist zu bedenken, daß ältere Leute einen wesentlich geringeren Energiebedarf haben. Da ihr Proteinbedarf aber nicht absinkt, muß ihre Kost relativ eiweißreicher sein als die der jüngeren Jahrgänge. Sie sollte 14 bis 16% des Energiebedarfs in Form von Protein enthalten.

Eine häufige Ursache für ungenügende Proteinversorgung im Alter ist unrichtige Zusammensetzung der Nahrung. Sie kann auf mangelnde Kenntnisse zurückzuführen sein, aber auch auf altersbedingte Schwierigkeiten des Einkaufs oder der Zubereitung proteinreicher Nahrungsmittel. Eine Ernährung mit Butterbrot und Kaffee kann den Proteinbedarf nicht decken.

Kapitel 3.8. Schlußbemerkung

Nachdem *Rubner* die ersten Stickstoffbilanzen durchgeführt und *Thomas* die verschiedene biologische Wertigkeit der Nahrungsproteine gefunden hatte, wurde von *Rose* der Unterschied zwischen essentiellen und nichtessentiellen Aminosäuren erkannt.

Über den Minimalbedarf zur Erhaltung des Stickstoffbestands des Körpers sind wir gut unterrichtet. Auf dem Gebiet des Proteinbedarfs gibt es jedoch noch ungelöste Probleme, deren sich die Forschung annehmen sollte:

Wie hoch ist der Proteinbedarf für optimale Entwicklung?
Welches ist die optimale Proteinzufuhr für den Erwachsenen unter den verschiedenen Lebensbedingungen?
Wie hoch sind die Proteinreserven für optimale Leistungsfähigkeit zu veranschlagen, und um wieviel muß die Proteinzufuhr über dem Bilanzminimum liegen, um sie zu bilden und zu erhalten?
Wie groß ist der Mehrbedarf an Protein während Schwangerschaft und Laktation?
Wie weit hängt die erforderliche Proteinmenge von der biologischen Wertigkeit der Nahrung verschiedener Völker und sozialer Gruppen ab?
Wie weit begrenzt Proteinmangel die Leistungsfähigkeit und Gesundheit der Völker?
Wie kann es gelingen, das große Problem der Proteinversorgung der Welt zu lösen?

Literaturverzeichnis zu Teil 3

Literatur zu Kapitel 3.1.

FAO Nutritional Studies No. 16, Protein Requirements. Report of the FAO Committee Rome, 1957.
FAO Nutrition Meetings Report Series No. 37, Protein Requirements, Rome, 1965.
Kofrányi, E., Jekat, F. und *Müller-Wecker, H.:* The determination of the biological value of dietary proteins, XVI The minimum protein requirement of humans, tested with mixtures of whole egg plus potato and maize plus beans, Zs. physiol. Chem., **351**, 1485 (1970).
Lang, K.: Biochemie der Ernährung, 4. Aufl., S. 181, Dietrich Steinkopff Verlag, Darmstadt, 1979.
Miller, D. S. and *Bender, A. E.:* The determination of the net utilization of protein by a shortened method, Brit. J. Nutr., **9**, 382 (1955).
Mitchell, H. H. and *Block, R. J.:* Some relationships between the amino acid contents of proteins and their nutritive values for the rat, J. Biol. Chem., **163**, 599 (1946).
Oser, B. L.: Method for integrating essential amino acid content in the nutritional evaluation of protein, J. Am. Diet. Ass., **27**, 396 (1951).
Rose, W. C.: The amino acid requirements of adult man, Nutr. Abs. Rev., **27**, 631 (1957).
Sumner, E. E., Pierce, H. B. and *Murlin, J. R.:* The egg replacement value of several proteins in human nutrition, J. Nutr., **16**, 37 (1938).
Swendseid, M. E., Watts, J. H., Harris, C. L. and *Tuttle, S. G.:* An evaluation of the FAO amino acid reference pattern in human nutrition I. Studies with young men, J. Nutr., **75**, 295 (1961).
Thomas, K.: Über die biologische Wertigkeit der Stickstoffsubstanzen in verschiedenen Nahrungsmitteln. Beiträge zur Frage nach dem physiologischen Stickstoffminimum, Arch. Anat. Physiol. Abt. Physiol., **1909**, 219.

Literatur zu Kapitel 3.3.

Adibi, S. A. and *Soleimanpour, M. R.:* Functional characterization of dipeptide transport system im human jejunum, J. Clin. Invest., **53**, 1368 (1974).
Ashworth, A. and *Harrower, A. D. B.:* Protein requirements in tropical countries: nitrogen losses in sweat and their relation to nitrogen balance, Brit. J. Nutr., **21**, 833 (1967).

Bansi, H. W.: Der Eiweißstoffwechsel bei der lipophilen Dystrophie, D. Arch. Klin. Med., **195,** 465 (1949).

Bötticher, W.: Pilze und Pilzdauerwaren, Hdb. der Lebensmittelchemie Bd. V, 2, S. 507 ff. Springer Verlag, Berlin – Heidelberg – New York, 1968.

Bötticher, W.: Technologie der Pilzverwertung, S. 45 ff., Verlag Eugen Ulmer, Stuttgart, 1974.

Brown, W. D.: Present knowledge of protein nutrition Part 1. Clin. Nutr., **41,** 109 (1967).

Cantzler, H., Kofrányi, E. und *Zimmermann, H.:* Die Verdaulichkeit von Hühnereiern in verschiedenen Zubereitungen, Nutr. Dieta, **5,** 149 (1963).

Consolazio, C. F., Nelson, R. A., Matoush, R. O., Harding, R. S. and *Canham, I. E.:* Nitrogen excretion in sweat and its relation to nitrogen balance requirements, J. Nutr., **79,** 399 (1963).

Crim, M. C. and *Munro, H. N.:* Protein in: Present Knowledge In Nutrition, Nutrition Reviews. Fourth Ed. The Nutrition Foundation Inc. New York, Washington, 1976, S. 43 ff.

Deshpande, P. D., Harper, A. E., Collins, M. and *Elvehjem, C. A.:* Biological Availability of isoleucine, Arch. Biochem. Biophys., **67,** 341 (1957).

Howat, P. M., Korslund, M. K., Abernathy, R. P. and *Ritchey, S. J.:* Sweat nitrogen losses by and nitrogen balance of preadolescent girls consuming three levels of dietary protein, Am. J. Clin. Nutr., **28,** 879 (1975).

Korslund, M. K., Leung, E. Y., Meiners, C. R., Crews, M. G., Taper, J., Abernathy, R. P. and *Ritchey, S. J.:* The effects of sweat nitrogen losses in evaluating protein utilization by preadolescent children, Am. J. Clin. Nutr., **29,** 600 (1976).

Kraut, H. und *Müller-Wecker, H.:* Die Stickstoffabgabe durch die menschliche Haut, Z. Physiol. Chem., **320,** 241 (1960).

Kraut, H., Bramsel, H. und *Wecker, H.:* Über die Ausnutzung von pflanzlichem und tierischem Protein im menschlichen Verdauungstrakt, Biochem. Z., **320,** 422 (1950).

Matthews, D. M.: Intestinal absorption of amino acids and peptides, Proc. Nutr. Soc., **31,** 241 (1971).

Mitchell, H. H. and *Hamilton, T. S.* (with the technical assistance of *W. T. Haines*): The dermal excretion under controlled environmental conditions of nitrogen and minerals in human subjects with particular reference to calcium and iron, J. Biol. Chem., **178,** 345 (1949).

Mitchell, H. H. and *Edman, M.:* Nutritional significance of the dermal losses of nutrients in man, particularly of nitrogen and minerals, Am. J. Clin. Nutr., **10,** 163 (1962).

Schenck, E. G.: Hungerdystrophie, Innere Medizin in Praxis und Klinik, Bd. IV, 16–19, Georg Thieme Verlag, Stuttgart (1973).

Voit, E.: Über die Größe der Erneuerung der Horngebilde beim Menschen, Zs. Biol., **90,** 508, 525 (1930).

Wissenschaftliche Tabellen Documenta Geigy, 7. Aufl., S. 661 ff., Georg Thieme Verlag, Stuttgart (1975).

Literatur zu Kapitel 3.4.

Benton, D. A., Harper, A. E., Spivey, H. E. und *Elvehjem, C. A.:* Leucine, isoleucine and valine relationship in the rat, Arch. Biochem. Biophys., **60,** 147–155 (1956).

Beyer, K. H., Wright, L. D., Skeggs, H. R., Russo, H. F. and *Shaner, G. A.:* Renal clearance of essential amino acids: Their competition for reabsorption by the renal tubeles, Am. J. Physiol., **151,** 202 (1947).

Chan, W. and *Walser, M.:* Effect of branched-chain ketoacids and dietary protein content on the activity of branched-chain amino acid transferase in rat tissues, J. Nutr., **108,** 40 (1978).

Clark, H. E.: Utilization of essential amino acids by man, in: *A. A. Albanese:* Newer Methods of Nutritional Biochemistry, Vol. II, p. 123, Acad. Press, New York and London (1965).

Clark, H. E., Myers, P., Goval, K. and *Rinehart, J.:* Influence of variable quantities of lysine, tryptophane and isoleucine on nitrogen retention of adult human subjects, Am. J. Clin. Nutr., **18,** 91 (1966).

Lit. zu Teil 3

Conrad, R. M. and *Berg, C. P.:* The optical inversion of d-Histidine in animal body, J. Biol. Chem., **117**, 351 (1937).

Deshpande, P. D., Harper, A. E., Quiros-Peres, F. and *Elvehjem, C. A.:* Further observations on the improvement of polished rice with protein and amino acid supplements, J. Nutr., **57**, 415 (1955).

Deshpande, P. D., Harper, A. E., Collins, M. and *Elvehjem, C. A.:* Biological availability of isoleucine, Arch. Biochem. Biophys., **67**, 341 (1957).

Earle, D. P. (Jr.), Smull, K. and *Victor, J.:* Effects of excess dietary cysteic acid, d-1-Methionine, and taurine on the rat liver, J. exp. Med., **75**, 179 und 191, J. exp. Med., **76**, 317 (1942).

Gallina, D. L., Dominguez, J. M., Hoscholan, J. C. and *Barrio, J. R.:* Maintenance of nitrogen balance in a young woman by substitution of α-ketoisovaleric acid for valine, J. Nutr., **101**, 1165 (1971).

Harper, A. E.: Balance and imbalance of amino acids, Ann. New York Acad. Sci., **69**, 1025 (1958).

Harper, A. E.: Amino acid toxities and imbalances, in: Mammalian Protein Metabolism, Vol. II, Eds. *H. N. Munro* and *J. B. Allison,* Acad. Press, New York and London, p. 115f (1964).

Harper, A. E., Monson, W. J., Benton, D. A., Winje, M. E. and *Elvehjem, C. A.:* Factors other than cholin which effect the deposition of liver fat, J. Biol. Chem., **206**, 151 (1954).

Heinz, E.: Biochemie des aktiven Transports, 12. Mosbacher Colloquium der Ges. physiol. Chem. 1960, Springer Verlag, Berlin, Göttingen, Heidelberg, 1961, S. 167.

Heinz, E.: Transport of amino acids by animal cells, in: Metabolic Pathways, Vol. VI, Chap. 12, Eds. *L. E. Hokin,* Acad. Press, New York and London, 3rd Ed., 1972, p. 455.

Kamin, H. and *Handler, P.:* Effect of presence of other amino acids upon intestinal absorption of single amino acids in the rat, Am. J. Physiol., **169**, 305 (1952).

Karlson, P.: Kurzes Lehrbuch der Biochemie, Georg Thieme Verlag, Stuttgart, 9. Aufl., 1974.

Kofrányi, E. und *Jekat, F.:* Die Wirkung von Methionin auf den Stickstoffbedarf, Z. Physiol. Chem., **342**, 248 (1965).

Kumta, U. S., Harper, E. A. and *Elvehjem, C. A.:* Amino acid imbalance and nitrogen retention in adult rats, J. Biol. Chem., **233**, 1505 (1958).

Kumta, U. S. and *Harper, A. E.:* Amino acid balance and imbalance. 9. Effect of amino acid imbalance on blood amino acid pattern, Proc. Soc. Exp. Biol. Med., **110**, 512 (1962).

Lang, K.: Biochemie der Ernährung, Dr. Dietrich Steinkopff Verlag, Darmstadt, 4. Aufl., 1979a, S. 516.

Lang, K.: Biochemie der Ernährung, Dr. Dietrich Steinkopff Verlag, Darmstadt, 4. Aufl., 1979b, S. 224 ff.

Lewis, H. B.: The metabolism of sulfur IX, J. Biol. Chem., **65**, 189 (1925).

Lillie, R. D.: Histopathologic changes produced in rats by the addition to the diets of various amino acids. Public health report U. S., **47**, 83 (1932).

Martin, G. J.: The hypertensive effect of diets high in tyrosine. Arch. Biochem., **1**, 397 (1943).

Martin, G. J.: Toxicity of tyrosine in normal and vitamin-deficient animals, J. Am. Pharmacol. Ass., **36**, 187 (1947).

Matthews, D. M.: Intestinal absorption of amino acids and peptides, Proc. Nutr. Soc., **31**, 241 (1971).

Meister, A.: Biochemistry of the amino acids. 2^d ed. chap. II The role of amino acids in nutrition, H. Utilization of D-amino acids and α-ketoacids, p. 220ff., Acad. Press, New York and London, 1965.

Munaver, S. A. and *Harper, A. E.:* Amino acid balance and imbalance II Dietary level of protein and lysine requirement, J. Nutr., **69**, 58 (1959).

Ousterhout, L. E.: Survival time and biochemical changes in chicks fed diets lacing different essential amino acids, J. Nutr., **70**, 226 (1960).

Riggs, Th. R., Walker, L. M. and *Christensen, H. N.:* Potassium migration and amino acid transport, J. Biol. Chem., **233**, 1479 (1958).

194

Rogers, Q. R., Spolter, P. D. and *Harper, A. E.:* Effect of leucine-isoleucine antagonism on plasma amino acid pattern of rats, Arch. Biochem. Biophys., **97,** 497 (1962).
Rose, W. C.: The nutritive significance of the amino acids, Physiol. Rev., **18,** 109–136 (1938).
Rose, W. C.: The amino acid requirements of adult man, Nutr. Abs. Rev., **27,** 631 (1957).
Rose, W. C. and *Cox, G. J.:* The relation of arginine and histidine to growth, J. Biol. Chem., **61,** 747 (1924).
Rose, W. C., Haines, W. J. and *Johnson, J. E.:* The role of amino acids in human nutrition, J. Biol. Chem., **146,** 683 (1942).
Rudman, D.: Capacity of human subjects to utilize ketoanalogues of valin and phenyl-alanine, J. Clin. Invest., **50,** 90 (1971).
Salmon, W. D.: The significance of amino acid imbalance in nutrition, Am. J. Clin. Nutr., **6,** 487 (1958).
Sanahuja, J. C. and *Harper, A. E.:* Effect of amino acid imbalance on food intake and prefe-rence, Am. J. Physiol., **202,** 165 (1962).
Sapir, D. G., Owen, O. E., Pozefsky, T. and *Walser, M.:* Nitrogen sparing induced by a mix-ture of essential amino acids given chiefly as their keto-analogues during prolonged star-vation in obese subjects, J. Clin. Invest., **54,** 974 (1974).
Sapir, D. G. and *Walser, M.:* Nitrogen sparing induced early in starvation by infusion of branched-chain ketoacids, Metabolism, **26,** 301 (1977).
Sauberlich, H. E.: Studies on the toxicity and antagonism of amino acids for weanling rats, J. Nutr., **75,** 61 (1961).
Schweizer, W.: Studies of the effect of L-tyrosin on the white rat, J. Physiol., **106,** 167 (1947).
Spolter, P. D. and *Harper, A. E.:* Leucine-isoleucine antagonism in the rat, Am. J. Physiol., **200,** 513 (1961).
Sullivan, M. X., Hess, W. C., Sebrell, W. H.: Studies on the biochemistry of sulphur. XII Pre-liminary studies on amino-acid toxicity and amino-acid balance, Publ. health reports, **47,** 75 (1932).
Walser, M., Coulter, A. W, Dighe, S. and *Crantz, F. R.:* The effect of keto-analogues of essen-tial amino acids in severe chronic uremia, J. Clin. Invest., **52,** 678 (1973).
Williams, R. J.: Individuality of amino acid needs, in: *A. A. Albanese,* protein and amino acid nutrition, Acad. Press, New York and London, S. 45 (1959).
Winje, M. E., Harper, A. E., Benton, D. A., Boldt, R. E. and *Elvehjem, C. A.:* Effect of dietary amino acid balance on fat deposition in the livers of rats fed low protein diets, J. Nutr., **54,** 155 (1954)
Womack, M., Snyder, B. B. and *Rose, W. C.:* The growth effect of d-valine, J. Biol. Chem., **224,** 793 (1957).

Literatur zu Kapitel 3.5.

Addis, T., Poo, L. J. and *Lew, W.:* The quantities of protein lost by the various organs and tissues of the body during a fast, J. Biol. Chem., **115,** 111 (1936).
Akedo, H. and *Christensen, H. N.:* Nature of insulin action on amino acid uptake by the iso-lated diaphragm, J. Biol. Chem., **237,** 118 (1962).
Albanese, H. H. and *Orto, L. A.:* Proteins and amino acids. Newer Methods of Nutritional Biochemistry, Vol. I, p. 1 (1963), Acad. Press, New York and London.
Allison, J. B.: The nutrition value of dietary proteins. Mamalian Protein Metabolism II 41 (1964) Acad. Press, New York and London.
Allison, J. B. and *Wannemacher, R. W.:* The concept and the significance of labile and over-all proteinreserves of the body, Am. J. Clin. Nutr., **16,** 445 (1965).
Allison, J. B. and *Wannemacher, R. W.* Repletion of depleted protein reserves in animals: in Amino acid malnutrition (ed. *W. H. Cole*) Rutgers University Press, New Brunswick, New Jersey, 1957, p. 1.
Arroyave, G.: The estimation of relative nutrient intake and nutritional status by biochemi-cal methods: Proteins. Am. J. Clin. Nutr., **11,** 447 (1962).
Aschkenasy-Lelu, P. and *Aschkenasy, A.:* Effects of androgens and oestrogens on the meta-bolism of proteins and the growth of tissues, World Rev. Nutr. Diet., **1,** 33 (1959).

Lit. zu Teil 3

Bartlett, P. D. and *Glynn, M.:* Studies on the mechanism of nitrogen storage V. Hepatic and renal transaminase in normal and induced states of growth, J. Biol. Chem., **187**, 261 (1950).

Bro-Rasmusen, F.: The riboflavin requirement of animals and man and associated metabolic relations, Nutr. Abst. Rev., **28**, 369 (1958).

Campbell, R. M. and *Kosterlitz, H. W.:* The relationship between losses in labile liver cytoplasm and urinary nitrogen excretion, Biochem. J., **43**, 416 (1948).

Carlsten, A., Hallgren, B., Jagenburg, R., Svanborg, A. and *Werkö, L.:* Amino acids and free fatty acids in plasma in diabetes. 1. The effect of insulin on the arterial levels. 2. The myocardial arterio-venous differences before and after insulin, Acta med. Scand., **179**, 361 (1966).

Castellanos, H. and *Arroyave, G.:* Role of the adrenal cortical system in the response of Children to Severe Protein Malnutrition, Am. J. Clin. Nutr., **9**, 186 (1961).

Chambers, W. H. and *Milhorat, A. T.:* Muscular exercise and nitrogen metabolism of dogs, J. Biol. Chem., **77**, 603 (1928).

Clark, I.: The effect of cortisone upon protein synthesis, J. Biol. Chem., **200**, 69 (1953).

Fisher, H., Brush, M. K., Griminger, P. and *Sostman, E. R.:* Nitrogen retention in adult man: A possible factor in protein requirements, Am. J. Clin. Nutr., **20**, 927 (1967).

Fisher, H., Grun, J., Shapiro, R. and *Ashley, J.:* Protein reserves: Evidence for their utilization under nutritional and disease stress conditions, J. Nutr., **83**, 165 (1964).

Floyd, J. C., Fajans, G. S., Conn, J. W., Knopf, R. F. and *Rull, J.:* Stimulation of Insulin secretion by amino acids, J. Clin. Invest., **45**, 1487 (1966).

Foster, G. L., Schoenheimer, R. and *Rittenberg, D.:* Studies in protein metabolism. V The utilization of ammonia for amino acid and creative formation in animals, J. Biol. Chem., **127**, 319 (1939).

Friedberg, F., Tarver, H. and *Greenberg, D. M.:* The distribution pattern of sulphur-labelled methionine in the protein and the free amino acid fraction of tissues after intravenous administration, J. Biol. Chem., **173**, 355 (1948).

Goodlad, G. A. J. and *Munro, H. N.:* Diet and the action of cortisone on protein metabolism, Biochem. J., **73**, 343 (1959).

Gontzea, I., Sutzescu, P. and *Dumitrache, S.:* Recherches sur le besoin en protéines de l'homme au cours de l'activité musculaire, Arch. Sci. Physiol., **16**, 97 (1962).

Greenbaum, A. L.: Changes in body composition and respiratory quotient of adult female rats treated with purified growth hormone, Biochem. J., **54**, 400 (1953).

Henry, K. M., Kosterlitz, H. W. and *Quenouille, M. H.:* A method for determining the nutritive value of a protein by its effect on liver protein, Brit. J. Nutr., **7**, 51–67 (1953).

Hoberman, H. D. in: Essays in Biochemistry, (*S. Graff*, Ed.) p. 175. Wiley, New York, 1956, zitiert nach *Munro, H. N.:* General aspects of the regulation of protein metabolism by diet and by hormones p. 444 aus Mammalian protein metabolism (*H. N. Munro* and *J. B. Allison* Eds.) Vol. I. Acad. Press, New York and London, 1964.

Holt, L. E., Halac, E. and *Kajdi, C. N.:* The concept of protein stores and its implication in diet, J. Am. Med. Ass., **181**, 699 (1962).

Ju, J. S. and *Nasset, E. S.:* Changes in total nitrogen content of some abdominal viscera in fasting and realimentation, J. Nutr., **68**, 633 (1959).

Kerr, W. M. J., Hurwitz, S. H. and *Whipple, G. H.:* Regeneration of blood serum proteins, Am. J. Physiol., **47**, 356, 370, 379 (1918).

Kestner, O.: Die Ernährung des Menschen als Ganzes, Eiweißnahrung und Muskelarbeit, Hdb. der norm. und path. Physiol., Bd. 16/1, S. 985, Springer Verlag, Berlin, 1930.

Kofrányi, E. und *Jekat, F.:* Zur Bestimmung der biologischen Wertigkeit von Nahrungsproteinen, XII Die Mischung von Ei mit Reis, Mais, Soja, Algen, Zs. Physiol. Chem., **348**, 84 (1967).

Kosterlitz, H. W. and *Campbell, R. M.:* The storage of protein in the adult animal, Nutr. Abs. Rev., **15**, 1 (1945).

Kraut, H. und *Jekat, F.:* Die Abhängigkeit der Stickstoffbilanz von der Energiebilanz, Zs. für Ernährungswissenschaft, Suppl. 3, 84 (1963).

Kraut, H. und *Lehmann, G.:* Der Eiweißbedarf des Schwerarbeiters. I Physiologisches und funktionelles Eiweißminimum, Biochem. Zs., **319**, 228 (1948).

Kraut, H. und *Müller, E. A.:* Muskelkräfte und Eiweißration, Biochem, Zs., **320**, 302 (1950).

Kraut, H., Müller, E. A. und *Müller-Wecker, H.:* Die Abhängigkeit des Muskeltrainings und des Eiweißansatzes von der Eiweißaufnahme und vom Eiweißbestand des Körpers, Biochem. Zs., **324**, 280 (1953).

Landau, R. L. and *Luigibihl, K.:* The catabolic and natriuretic effects of progesterone in man, Recent Progr. Hormone Res., **17**, 249 (1961).

Lee, N. D. and *Williams, R. H.:* The role of the pituitary − adrenal system in cystine-S^{35} incorporation into protein, Endocrinology, **51**, 451 (1952).

Leonard, S. L.: A glycostatic effect of testosterone on the perineal muscles of the rat, Endocrinology, **50**, 199 (1952).

Luck, J. M., Morrison, G. and *Wilber, L. F.:* The effect of insulin on the amino acid content of blood, J. Biol. Chem., **77**, 151 (1928).

Macy, J. G.: Nutrition and chemical growth in childhood, Vol. I, 11, Ed. *Charles C.Thomas,* Springfield (1942).

Madden, S. C. and *Whipple, G. H.:* Plasmaproteins: Their source production and utilization, Physiol. Rev., **20**, 194 (1940).

Malette, L. E., Exton, J. H. and *Park, C. R.:* Effects of glucagon on amino acid transport and utilization in the perfused rat liver, J. Biol. Chem., **244**, 5724 (1969).

Martin, C. J. and *Robinson, R.:* The minimum nitrogen expenditure of man and the biological value of various proteins for human nutrition, Biochem. J. **16**, 407 (1922).

Mc Coy, J. R., Akinson, J. B., Crosley, M. L. and *Wannemacher, R. W.:* Chemotherapy of canine cancer with N-(3 Oxypentamethylene)N'-N''-Diethylenephosphoramid (MEP), Am. J. Vet. Res.,**17**, 90 (1956).

Morawitz, P.: Beobachtungen über den Wiederersatz der Bluteiweißkörper, Beiträge z. chem. Physiol. u. Pathol., **7**, 153 (1906).

Mortimore, G. E. and *Monden, C. E.:* Inhibition by insulin of valin turnover in liver, J. Biol. Chem., **245**, 2375 (1970).

Müller, W. A., Faloona, G. R. and *Unger, R. H.:* The effect of alanine on glucagon secretion, J. Clin. Invest., **50**, 2215 (1971).

Munro, H. N.: General aspects of regulation of protein metabolism by diet and by hormones. Mammalian Protein Metabolism, Vol. I, p. 381, Acad. Press, New York and London (1964).

Munro, H. N.: Regulation of protein metabolism in relation to adequacy of intake, Ernährung i. d. Med., **1**, 15 (1974).

Munro, H. N.: Regulation of body protein metabolism in relation to diet, Proc. Nutr. Soc., **35**, 297 (1976).

Noal, W. M., Riggs, Th. R., Walker, L. M. and *Christensen, H. N.:* Endocrine control of amino acid transfer, Science, **126**, 1002 (1957).

Patwardhan, V. N.: Proteins and Amino acids in Nutrition. V. Internat. Congr. Nutr., 1960, Panel II, S. 13.

Pozefsky, T., Felig, P., Tobin, J. D., Soeldner, J. S. and *Cahill, G. F.:* Amino acid balance across tissues of the forearm in postabsorptive man. Effects of insulin at two dose levels, J. Clin. Invest., **48**, 2273 (1969).

Rittenberg, D.: Dynamic aspects of the metabolism of amino acids. The Harvey Lecturés, **14**, 200 (1948).

Rittenberg, D., Keston, A. S., Rosebury, F. and *Schoenheimer, R.:* Studies in protein metabolism II The determination of nitrogen isotopes in organic compounds, J. Biol. Chem., **127**, 291 (1939).

Rittenberg, D. and *Schoenheimer, R.:* Studies in protein metabolism. VI Hippuric acid formation studies with the aid of the nitrogen isotope, J. Biol. Chem., **127**, 329 (1939).

Schoenheimer, R. and *Ratner, S.:* Studies in protein metabolism. III Synthesis of amino acids containing isotopic nitrogen, J. Biol. Chem., **127**, 301 (1939).

Schoenheimer, R., Ratner, S. and *Rittenberg, D.:* Studies in protein metabolism. VII The metabolism of Tyrosine, J. Biol. Chem., **127**, 333 (1939).

Lit. zu Teil 3

Schoenheimer, R. and *Rittenberg, D.:* Studies in protein metabolism. I General consideration in the application of isotopes to the study of protein metabolism. The normal abun-
dance of nitrogen isotopes in amino acids, J. Biol. Chem., **127**, 285 (1939).

Scrimshaw, N. S. and *Béhar, M.:* Protein malnutrition in young children, Science, **133**, 2039
(1961).

Seitz, W.: Die Leber als Vorratskammer für Eiweißstoffe, Arch. ges. Physiol., **111**, 309 (1906).

Sinex, F. M., Mac Mullen, J. and *Hastings, A. B.:* The effect of insulin on the incorporation of
C^{14} into the protein of rat diaphragm, J. Biol. Chem., **198**, 615 (1952).

Smith, H. P., Belt, A. E. and *Whipple, G. H.:* Rapid blood plasma protein depletion and the
curve of regeneration, Am. J. Physiol., **52**, 54 (1920).

Sokolow, L. and *Kaufmann, S.:* Thyroxine stimulation of amino acid incorporation into
protein, J. Biol. Chem., **236**, 795 (1961).

Sprinson, D. B. and *Rittenberg, D.:* The rate of interaction of the amino acids of the diet
with the tissue proteins, J. Biol. Chem., **180**, 715 (1949).

Steffee, W. P., Goldsmith, R. S., Pencharz, P. B., Scrimshaw, N. S. and *Young, V. R.:* Dietary
protein intake and dynamic aspects of whole body nitrogen metabolism in adult
humans, Metabolism, **25**, 281 (1976).

Voit, C.: Über die Verschiedenheiten der Eiweißzersetzung beim Hungern, Zs. Biol., **2**, 307
(1866).

Wainio, W. W., Allison, J. B., Kremzner, L. J., Bernstein, E. and *Aronoff, M.:* Enzymes in protein depletion 3. Enzymes in brain, kidney, skeletal muscles, spleen, J. Nutr., **67**, 197
(1959).

Wainio, W. W., Allison, J. B., Eichel, B., Person, P. and *Rowley, G. R.:* Enzymes in protein
depletion II Oxydative enzymes of heart ventricle, J. Nutr., **52**, 565 (1954).

Wainio, W. W., Eichel, B., Eichel, H. J., Person, P., Estes, F. L. and *Allison, J. B.:* Oxydative
enzymes of the liver in protein depletion, J. Nutr., **49**, 465 (1953).

Waterlow, J. C.: Protein turnover in the whole body, Nature, **253**, 157 (1975).

Wicks, W. D.: The mode of action of glucosteroids, in: MTP Internat. Rev. Science Biochemistry of Hormones, Series 8, Vol. 8, 211 (*H. V. Rickenberg* ed.) Butterworths University
Park Press (1974).

Wool, J. G. and *Krahl, M. E.:* Incorporation of C^{14}-histidine into protein of isolated diaphrag-
mas: interaction of fasting, glucose and insulin. Am. J. Physiol., **197**, 367 (1959).

Yanagi, S., Campbell, H. A. and *Potter, V. R.:* Diurnal variations in activity of four pyridoxal
enzymes in rat liver during metabolic transition from high carbohydrate to high protein
diet, Life Sciences, **17**, 1411 (1975).

Yoshimura, H.: Adult protein requirements 5th Internat. Congr. Nutr., 1960, Washington
D. C., Panel II, S. 42.

Young, V. R., Hussein, M. A. and *Scrimshaw, N. S.:* Estimate of loss of labile body nitrogen
during acute protein deprivation in young adults, Nature, **218**, 568 (1968).

Young, F. S.: Growth and diabetes in normal animals treated with pituary (anterior lobe)
diabetogenic extract, Biochem. J., **39**, 515 (1945).

Zimmermann-Telschow, H., Bethge, H., Herberg, L. und *Zimmermann, H.:* Untersuchungen
am Menschen über die Veränderungen der Aminosäuren im Plasma im Verlauf des
Insulin-Streß-Testes, Klin. Ws., **45**, 768 (1967).

Zimmermann-Telschow, H. und *Müller-Wecker, H.:* Beziehungen zwischen Stickstoffbilanz
und Aminosäuren, freien Fettsäuren, Glucose und Insulin in verschiedenen Stoffwech-
selsituationen des menschlichen Organismus, Zs. Physiol. Chem., **357**, 695 (1976).

Zinneman, H. H., Nuttall, F. Q. and *Goetz, F. C.:* Effect of endogenous insulin on human
amino acid metabolism, Diabetes, **15**, 5 (1966).

Literatur zu Kapitel 3.6.

Abderhalden, E. und *Rona, P.:* Über die Verwertung der Abbauprodukte des Caseins im
tierischen Organismus, Z. Physiol. Chem., **44**, 198 (1905).

Ackroyd, H. und *Hopkins, F. G.:* Feeding experiments with deficiencies in the amino acid
supply: Arginine and histidine as possible precursors of purines, Biochem. J., **10**, 551
(1916).

Allison, J. B.: Calories and protein nutrition, Annals New York Acad. Sci., **69**, 1009 (1958).

Allison, J. B. and *Anderson, J. A.:* The relation between absorbed nitrogen, nitrogen balance and biological value of proteins in adult dogs, J. Nutr., **29**, 413 (1945).

Anderson, H. L., Cho, E. S., Krause, P. A., Hanson, K. C., Krause, G. F. and *Wixom, R. L.:* Effects of dietary histidine and arginine on nitrogen retention of men, J. Nutr., **107**, 2067 (1977).

Barnes R. H. and *Bosshardt, D. K.:* The evaluation of protein quality in the normal animal Ann. N. Y. Acad. Sci. **47**, 273 (1946).

Bergner, H.: Proteinbewertung auf das Basis von Kriterien des intermediären Eiweißstoffwechsels, Die Nahrung, **19**, 855 (1975).

Bergner, H., Münchow, H. und *Wirthgen, B.:* Untersuchungen zur Proteinbewertung von Futtermitteln. 4. Enzymaktivitätsveränderungen von LAP, Arginase, GPT und GOT im Schweineblutserum bei unterschiedlicher Eiweißernährung. Arch. Tierernähr., **18**, 5 (1968).

Calloway, D. H. and *Margen, S.:* Variation in endogenous nitrogen excretion and dietary nitrogen utilization as determinants of human protein requirement, J. Nutr., **101**, 205 (1971).

Dean, W. E. and *Scott, H. M.:* Use of free amino acid concentrations in blood plasma of chicks to detect deficiencies and excesses of dietary amino acids, J. Nutr., **88**, 75 (1966).

Deuel, H. J., Sandiford, J., Sandiford, K. and *Boothby, W. M.:* A study of the nitrogen minimum. The effect of sixty-three days of a protein-free diet on the nitrogen partition products in the urine and on the heat production, J. Biol. Chem., **76**, 391 (1928).

Eggum, B. O.: Nutritional evaluation of proteins by laboratory animals S. 117 in: *A. E. Bender, R. Kihlberg, B. Löfquist* and *L. Munk:* Evaluation of novel protein products. Proc. Intern. Biol. Programme and Wenner-Green Center Symp. Pergamon Press, Oxford, New York, Toronto, Sydney, Braunschweig, 1970.

Eggum, B. O.: The levels of blood amino acids and blood urea as indicators of Protein quality, S. 317 ff. in: Proteins in Human Nutrition *J. W. G. Porter* and *B. A. Rolls* Eds. Acad. Press, London and New York, 1973.

FAO/WHO/UNICEF Protein Advisory Group of the United Nations New York, USA, PAG Statement No. 9, Amino Acid Fortification, 1970.

Hegsted, D. M. and *Worcester, J.:* A study of the relation between protein efficiency and gain in weight on diets of constant protein content, J. Nutr., **33**, 685 (1947).

Henry, K. M.: A comparison of biological methods with rats for determing the nutritive value of proteins, Brit. J. Nutr., **19**, 125 (1965).

Irwin, M. J. and *Hegsted, D. M.:* A conspectus of research on protein requirements of man, J. Nutr., **101**, 385 (1971).

Jekat, F. und *Kofrányi, E.:* Zur Bestimmung der biologischen Wertigkeit von Nahrungsproteinen XV Milch und Milchprodukte, Z. Physiol. Chem., **351**, 47 (1970).

Jekat, F. und *Pabst, W.:* Vergleich zwischen der Stickstoffbilanzierung beim Menschen und bei der Laboratoriumsratte, Zs. Ges. Exp. Med., **150**, 70 (1969).

Jones, E. M., Baumann, C. A. and *Reynolds, M. S.:* Nitrogen balances of women maintained on various levels of lysine, J. Nutr., **60**, 549 (1956).

Kihlberg, R.: Changes in plasma free amino acids in short studies with rats, S. 149 ff. in: Evaluation of Novel Protein Products (*E. A. Ender* et al. Eds.) Pergamon Press, Oxford, 1970.

Kluthe, R.: Fortschritte in der Diätetik bei Nierenkranken, G. Thieme Verlag, Stuttgart, 1968.

Knauff, H. G., Mayer, G. und *Drücke, F.:* Studien zur Verwertung parenteral zugeführter Aminosäurelösungen, Klin. Wschr., **44**, 929 (1966).

Kofrányi, E.: Die biologische Wertigkeit gemischter Proteine, Die Nahrung, **11**, 863 (1967).

Kofrányi, E.: Nitrogen balance in adults, Internat. Encycl. of Food and Nutrition, *E. J. Bigwood* ed. Vol. 11 Protein and Amino Acid Function p. 1, Pergamon Press, Oxford − New York − Toronto − Sydney − Braunschweig, 1972.

Kofrányi, E.: Die biologische Wertigkeit von Aminosäuregemischen, Melsungen med. Mitt., **48**, Suppl. II, 13 (1974).

Lit. zu Teil 3

Kofrányi, E. und *Jekat, F.:* Zur Bestimmung der biologischen Wertigkeit von Nahrungsproteinen, IX Der Ersatz von hochwertigem Eiweiß durch nichtessentiellen Stickstoff, Zs.
Physiol. Chem., **338**, 154 (1964a).

Kofrányi, E. und *Jekat, F.:* Zur Bestimmung der biologischen Wertigkeit von Nahrungsproteinen, X Vergleich der Bausteinanalysen mit dem Minimalbedarf gemischter Proteine für den Menschen, Zs. Physiol. Chem., **338**, 159 (1964b).

Kofrányi, E. und *Jekat, F.:* Zur Bestimmung der biologischen Wertigkeit von Nahrungsproteinen, VIII Die Wertigkeit gemischter Proteine, Zs. Physiol. Chem., **335**,174 (1964c).

Kofrányi, E. und *Jekat, F.:* Zur Bestimmung der biologischen Wertigkeit von Nahrungsproteinen, XI Die Wirkung von Methionin auf den Stickstoffbedarf, Zs. Physiol. Chem.,
342, 248 (1965).

Kofrányi, E. und *Jekat, F.:* Zur Bestimmung der biologischen Wertigkeit von Nahrungsproteinen, XII Die Mischung von Ei mit Reis, Soja, Algen, Zs. Physiol. Chem., **348**, 84
(1967).

Kofrányi, E. und *Jekat, F.:* Zur Bestimmung der biologischen Wertigkeit von Nahrungsproteinen, VII Bilanzversuche am Menschen, Zs. Physiol. Chem., **335**, 166 (1964d).

Kofrányi, E. und *Jekat, F.:* Zur Bestimmung der biologischen Wertigkeit von Nahrungsproteinen, XIV Die Mischung von Rindfleisch mit Gelatine, Zs. Physiol. Chem., **350**,
1405 (1969).

Kofrányi, E., Jekat, F., Brand, K., Hackenberg, K. und *Hess, B.:* Zur Bestimmung der biologischen Wertigkeit von Nahrungsproteinen, XIII Die Frage der Essentialität von Arginin und Histidin, Zs. Physiol. Chem., **350**, 1401 (1969).

Kofrányi, E., Jekat, F. und *Müller-Wecker, H.:* The determination of the biological value of
dietary proteins, XVI The minimum protein requirement of humans, tested with mixtures of whole Egg plus potato and maize plus beans, Zs. Physiol. Chem., **351**, 1485
(1970).

Kofrányi, E. und *Müller-Wecker, H.:* Zur Bestimmung der biologischen Wertigkeit von Nahrungsproteinen IV Der Vergleich der Wertigkeit von Milch-, Roggen- und Weizeneiweiß
mit Vollei und ihre Berechenbarkeit aus der Bausteinanalyse, Zs. Physiol. Chem., **320**,
233 (1960).

Kraut, H. und *Jekat, F.:* Die Abhängigkeit der Stickstoffbilanz von der Energiebilanz, Z. Ernährungswiss. Suppl., **3**, 84 (1963).

Kraut, H., Kreysler, J., Lal, K., Mndeme, K., Moshi, H., Oltersdorf, U., Plesser, Th., Schach, E.
und *Bock, E.:* Rehabilitation of undernourished children in Tansania, using locally
available food, Ecology of Food and Nutrition, **6**, 231 (1978).

Kumta, U. S. and *Harper, A. E.:* Amino acid balance and imbalance, VII Effects of dietary
additions of amino acids on food intake and blood urea concentration of rats fed low-
protein diets containing fibrin, J. Nutr., **74**, 139 (1961).

Leverton, R. M., Gram, M. R., Brodovsky, E., Chaloupka, M., Mitchell, A. and *Johnson, N.:*
The quantitative amino acid requirement of young women, II Valine, J. Nutr., **58**, 83
(1956a).

Leverton, R. M., Johnson, N., Pazur, J. and *Ellison, J.:* The quantitative amino acid requirements of young women, III Tryptophan J. Nutr., **58**, 219 (1956b).

Leverton, R. M., Johnson, N., Ellison, J., Geschwender, D. and *Schmidt, F.:* The quantitative
amino acid requirements of young women, IV Phenylalanin J. Nutr., **58**, 341 (1956c).

Leverton, R. M., Gram, M. R., Chaloupka, M., Brodovsky, E. and *Mitchell, A.:* The quantitative amino acid requirements of young women, I. Threonine, J. Nutr., **58**, 59 (1956d).

Leverton, R. M., Ellison, J., Johnson, N., Pazur, J., Schmidt, F. and *Geschwender, D.:* The
quantitative amino acid requirements of young women, V. Leucine, J. Nutr., **58**, 355
(1956e).

Loewi, O.: Über Eiweißsynthese im Tierkörper, Arch. exp. Phath. Pharm., **48**, 303 (1902).

Martin, C. J. and *Robinson, R.:* XXXIII The minimum nitrogen expenditure of man and the
biological value of various proteins for human nutrition, Biochem. J., **16**, 407 (1922).

Mc Coy, R. H., Meyer, C. E. and *Rose, W. C.:* Feeding experiments with mixtures of highly
purified amino acids, VIII Isolation and identification of a new essential amino acid, J.
Biol. Chem., **112**, 283 (1936).

Meyer, C. E. and *Rose, W. C.:* The spatial configuration of α-amino-β-hydroxy-n-butyric acid, J. Biol. Chem., **115**, 721 (1936).

Mitchell, H. H. and *Block, R. J.:* Some relationships between the amino acid contents of protein and their nutritive values for the rat, J. Biol. Chem., **163**, 599 (1946).

Mitchell, H. H.: The dependence of the biological value of food proteins upon their content of essential amino acids, Wiss. Abh. d. Deutsch. Akad. d. Landwirtschaftswiss., **5**, 279 (1954).

Morrison, A. B. and *Campbell, J. A.:* Evaluation of protein in food, V. Factors influencing ratio of food, J. Nutr., **70**, 112 (1960).

Müller-Wecker, H. und *Kofrányi, E.:* Zur Bestimmung der biologischen Wertigkeit von Nahrungsproteinen, XVII Die biologische Wertigkeit verschiedener Aminosäurelösungen nach oraler und parenteraler Verabreichung, Zs. Physiol. Chem., **354**, 527 (1973).

Münchow, H. und *Bergner, H.:* Untersuchungen zur Proteinbewertung von Futtermitteln. 2. Die Harnstoffkonzentration im Blut von Ratte und Schwein in Abhängigkeit vom biologischen Wert des gefütterten Nahrungsproteins. Arch. Tierernähr., **17**, 141 (1967).

Munro, H. N.: Carbohydrate and fat as factors in protein utilization and metabolism, Physiol. Rev., **31**, 449 (1951).

Osborne, T. B. and *Mendel, L. B.:* Amino acids in nutrition and growth, J. Biol. Chem., **17**, 325 (1914).

Osborne, T. B., Mendel, L. B. and *Ferry, E. L.:* A method of expressing numerically the growth-promoting value of proteins, J. Biol. Chem., **37**, 223 (1919).

Oser, B. L.: Method for integrating essential amino acid content in the nutritional evaluation of protein, J. Am. Diet. Ass., **27**, 396 (1951).

Randall, J.: Nature and structure of collagen, Acad. Press, New York and London, 1963.

Rogers, C. G., Mc Laughlan, J. M. and *Chapman, D. G.:* Evaluation of protein in food, III A study of bacteriological methods, Canad. J. Biochem. Physiol., **37**, 1351 (1959).

Rose, W. C.: The amino acid requirements of adult man (Sammelreferat), Nutr. Abs. Rev., **27**, 631 (1957).

Rose, W. C., Coon, M. J. and *Lambert, G. F.:* The amino acid requirements of man, VI The role of caloric intake, J. Biol. Chem., **210**, 331 (1954).

Rose, W. C. and *Wixom, R. L.:* The amino acid requirement of man, XIII The sparing effect of cystine of the methionine requirement, J. Biol. Chem., **216**, 763 (1955a).

Rose, W. C. and *Wixom, R. L.:* The amino acid requirements of man, XIV The sparing effect of tyrosine on the phenyl-alanine requirement, J. Biol. Chem., **217**, 95 (1955b).

Rose, W. C. and *Wixom, R. L.:* The amino acid requirements of man, XVI The role of the nitrogen intake, J. Biol. Chem., **217**, 997 (1955c).

Rose, W. C., Wixom, R. L., Lockhart, H. B. and *Lambert, G. F.:* The amino acid requirements of man, XV The Valine requirement; Summary and final observations, J. Biol. Chem., **217**, 987 (1955).

Rubner, M.: Über die Ausnutzung einiger Nahrungsmittel im Darmkanale des Menschen, Z. Biol., **15**, 115 (1879).

Rubner, M.: Calorimetrische Untersuchungen, Z. Biol., **21**, 250 (1885).

Rubner, M.: Die Gesetze des Energieverbrauchs bei der Ernährung IV. Cap. Spezifisch-dynamische Wirkung der Nahrungsstoffe. S. 70ff. Verlag Deutike, Leipzig und Wien, 1902.

Rubner, M.: Theorie der Ernährung nach Vollendung des Wachstums, Arch. Hyg. LXVI, 1 (1908).

Rubner, M.: Die physiologische Bedeutung des Stickstoffs Verh. d. Ges. D. Naturforscher u. Ärzte, 1920, S. 81.

Scrimshaw, N. S. and *Altschul, A. M.:* Amino Acid Fortification of Protein Foods, The MJT Press, Cambridge, Massachusetts and London, England, 1971.

Scrimshaw, N. S., Hussein, M. A., Murray, E., Rand, W. M. and *Young, V. R.:* Protein requirement of man: Variations in obligatory urinary and fecal nitrogen losses in young men, J. Nutr., **102**, 1595 (1972).

Scrimshaw, N. S., Young, V. R., Huang, P. C., Thanangkul, O. and *Cholakos, B. V.:* Partial dietary replacement of milk protein by nonspecific nitrogen in young men, J. Nutr., **98**, 9 (1969).

Lit. zu Teil 3

Sheng, Y. B., Badger, T. M., Asplund, J. M. and *Wixom, R. L.:* Incorporation of ^{15}NH$_4$Cl into histidine in adult man, J. Nutr., **107**, 621 (1977).

Smith, R. A. and *Scott, H. M.:* Use of free amino acid concentrations in blood plasma in evaluating the amino acid adequacy of intact proteins for chick growth, II Free amino acid patterns of blood plasma of chicks fed sesame and raw, heated and overheated soya-bean meals, J. Nutr., **86**, 45 (1965).

Smuth, D. B.: The relation between the basal metabolism and the endogenous nitrogen metabolism, with particular reference to the estimation of the maintenance requirement of protein, J. Nutr., **9**, 403 (1935).

Swendseid, M. E. and *Dunn, M. S.:* Amino acid requirements of young women based on nitrogen balance data. II Studies on isoleucine and on minimum amounts of the eight essential amino acids fed simultaneously, J. Nutr., **58**, 507 (1956a).

Swendseid, M. E., Williams, J. and *Dunn, M. S.:* Amino acid requirements of young women based on nitrogen balance data. I The sulfur-containing amino acids, J. Nutr., **58**, 495 (1956b).

Swendseid, M. E., Harris, Ch. L. and *Tuttle, S. G.:* The effect of sources of nonessential nitrogen on nitrogen balance in young adults, J. Nutr., **71**, 105 (1960).

Swendseid, M. E. and *Kopple, J. D.:* Amino acid and non-specific nitrogen requirements 1, Ernährung in der Med., **1**, 22 (1974).

Taskar, A. D., Parthosarathy and *Shontha:* The influence of food intake and duration of feeding on the evaluation of protein efficiency ratio Ind. J. Med. Res. **47**, 696 (1959).

Taylor, Y. S. M., Scrimshaw, N. S. and *Young, V. R.:* The relationship between serum urea levels and dietary nitrogen utilization in young men, Brit. J. Nutr., **32**, 407 (1974).

Terry, B. E., Yamanaka, W. K., Anderson, H. L. and *Wixom. R. L.:* Total parenteral nutrition with selective histidine depletion in man. 2. Hematological, lipid and hormonal responses, Am. J. Clin. Nutr., **30**, 900 (1977).

Thomas, K.: Über die biologische Wertigkeit der Stickstoffsubstanzen in verschiedenen Nahrungsmitteln. Beiträge zur Frage nach dem physiologischen Stickstoffminimum, Arch. Anat. Physiol. Abt. Physiol., 219 (1909).

Willcock, E. G. and *Hopkins, F. G.:* The importance of individual amino acids in metabolism, Observations on the effect of adding tryptophane to a dietary in which zein is the sole nitrogenous constituent, J. Physiol., **35**, 88 (1907).

Wirthgen, B., Bergner, H. und *Münchow, H.:* Untersuchungen zur Proteinbowertung von Futtermitteln, 3. Enzymaktivität von GOT, GPT, OCT, LAP und Arginase in der Rattenleber in Abhängigkeit von der biologischen Wertigkeit des gefütterten Nahrungsproteins, Arch. Tierernähr., **17**, 281 (1967).

Wixom, R. L., Anderson, H. L., Terry, B. E. and *Sheng, Y. B.:* Total parenteral nutrition with selective histidine depletion in man. 1. Responses in nitrogen metabolism and related areas, Am. J. Clin. Nutr., **30**, 887 (1977).

Young, V. R. and *Scrimshaw, N. S.:* Endogenous nitrogen metabolism and plasma free amino acids in young adults given a "proteinfree" diet, Brit. J. Nutr., **22**, 9 (1968).

Zimmermann, R. A. and *Scott, H. M.:* Interrelationship of plasma amino acid levels and weight gain in the chick as influenced by suboptimal and superoptimal dietary concentrations of single amino acids, J. Nutr., **87**, 13 (1965).

Literatur zu Kapitel 3.7.

Achelis, J. O. und *Nothdurft, H.:* Über Ernährung und motorische Aktivität, I. Mitt., Pflüg. Arch., **241**, 651 (1939).

Barnes, L. A., Baker, D., Guilbert, P., Torres, F. E. and *György, P.:* Nitrogen metabolism of infants fed human and cow's milk, J. Pediat., **51**, 29 (1957).

Burke, B. S.: The dietary history as a tool in research, J. Am. Diet. Ass., **23**, 1041 (1947).

Burke, B. S., Reed, R. B., van den Berg, A. S. and *Stuart, H. C.:* A longitudinal study of the animal protein intake of children from one to eighteen years of age, Am. J. Clin. Nutr., **9**, 616 (1961 a).

Burke, B. S., Reed, R. B., van den Berg, A. S. and *Stuart, H. C.:* Relationship between animal protein, total protein and total calorie intakes in the diets of children from one to eighteen years of age, Am. J. Clin. Nutr., **9**, 729 (1961 b).

Catherwood, R. and *Stearns, G.:* Creatine and creatinine excretion in infancy, J. Biol. Chem., **119**, 201 (1937).

Chan, H. and *Waterlow, J. C.:* The protein requirement of infants of age of about one year, Brit. J. Nutr., **20**, 775 (1966).

Darby, W. J., Mc Ganity, W. J., Martin, M. P., Bridgforth, E., Deusen, P. M., Kaser, M. M., Ogle, P. J., Newbill, J. A., Stockell, A., Ferguson, M. E., Touster, O., Mc Clellan, G. S., Williams, C. and *Cannon, R. O.:* The Vanderbilt cooperative study of maternal and infant nutrition IV Dietary, laboratory and physical findings in 2, 129 delivered pregnancies, J. Nutr., **51**, 565 (1953).

Deutsche Gesellschaft für Ernährung: Empfehlungen für die Nährstoffzufuhr. 3. Aufl. der Broschüre: Die wünschenswerte Höhe der Nahrungszufuhr, Umschau-Verlag, Frankfurt/Main, 1975.

Deutsche Gesellschaft für Kinderheilkunde: Über das Optimum an Eiweiß in der Ernährung des jungen Säuglings. Stellungnahme der Ernährungskommission der Deutschen Gesellschaft für Kinderheilkunde. Fortschritte der Medizin, **95**, 2417 (1977).

Droese, W. und *Stolley, H.:* Besondere Charakteristika des Säuglings und seiner Ernährung, Hdb. Kinderheilkunde, Bd. 4. S. 501, Springer Verlag, Berlin – Heidelberg – New York, 1965.

Droese, W., Stolley, H. und *Kersting, M.:* Energie- und Nährstoffversorgung im Verlauf der Kindheit, 2. Mitt.: Protein. Monatsschr. Kinderheilkunde (1978).

Edelstein, F. und *Langstein, L.:* Das Eiweißproblem im Säuglingsalter. Experimentelle Untersuchungen über die Wertigkeit der Milcheiweißkörper für das Wachstum. Zs. Kinderheilkunde, **20**, 112 (1919).

FAO/WHO: Energy and protein requirements, Report of a joint FAO/WHO Ad hoc expert committee, FAO Nutrition Meetings Report, Series No. 52, Rome, 1973, Table 23.

Fisher, H., Brush, M. K., Griminger, P. and *Sostman, E. R.:* Nitrogen retention in adult man: A possible factor in protein requirements, Am. J. Clin. Nutr., **20**, 927 (1967).

Fomon, S. J.: Comparative study of adequacy of protein from human milk and cow's milk in promoting nitrogen retention by normal full-term infants, Pediatrics, **26**, 51 (1960).

Fomon, S. J.: Nitrogen balance studies with normal full-term infants receiving high intakes of protein. Comparison with previous studies employing lower intakes of protein, Pediatrics, **28**, 347 (1961).

Fomon, S. J.: Infant nutrition. W. B. Saunders Comp. Philadelphia, London, Toronto, 1974. Protein, S. 139 ff.

Garry, R. C. and *Stiven, D.:* Dietary requirements in human pregnancy and lactation, Nutr. Abs. Rev., **5**, 855 (1935/36)

Garza, C., Scrimshaw, N. S. and *Young, V. R.:* Human protein requirements: A longterm metabolic nitrogen balance study in young men to evaluate the 1973 FAO/WHO safe level of egg protein intake, J. Nutr., **107**, 335 (1977 a).

Garza, C., Scrimshaw, N. S. and *Young, V. R.:* Human protein requirements. Evaluation of the 1973 FAO/WHO safe lefel of protein intake for young men at high energy intake, Brit. J. Nutr. **37**, 403 (1977 b).

Issekutz, B., Rodahl, K. and *Birkhead, N. C.:* Effect of severe cold stress on the nitrogen balance of man under different dietary conditions, J. Nutr., **78**, 189 (1962).

Johnston, J. A., Sweeney, M. J., Brown, R. C., Maroney, J. W. and *Manson, G.:* The protein allowance in infancy and childhood, J. Pediat., **59**, 47 (1961).

Karel, J. L., Wilder, V. M. and *Beber, M.:* Electrophoretic serum protein pattern in the aged, J. Am. Geriatrics Soc., **4**, 667 (1956).

Lit. zu Teil 3

Kofrányi, E. und *Jekat, F.:* Zur Bestimmung der biologischen Wertigkeit von Nahrungsproteinen, XII Die Mischung von Ei mit Reis, Mais, Soja, Algen, Zs. Physiol. Chem., **348**, 84 (1967).

Kraut, H.: Leistungsfähigkeit und Ernährung, Experientia, Supp. I 54 (1953).

Kraut, H. und *Jekat, F.:* Die Abhängigkeit der Stickstoffbilanz von der Energiebilanz, Zs. Ernährungswiss. Suppl. **3**, 84 (1963).

Kraut, H. und *Lehmann, G.:* Der Eiweißbedarf des Schwerarbeiters. I. Physiologisches und funktionelles Eiweißminimum, Biochem. Zs., **319**, 228 (1948).

Kraut, H., Lehmann, G. und *Szakall, A.:* Der Eiweißbedarf des Schwerarbeiters. III. Der Einfluß von reinem Eiweiß und von Extraktivstoffen auf die Leistungsfähigkeit, Biochem. Zs., **320**, 99 (1949).

Kraut, H. und *Müller, E. A.:* Muskelkräfte und Eiweißration, Biochem. Zs., **320**, 302 (1950).

Lang, K. und *Grab, W.:* Kälteresistenz und Ernährung, Klin. Wschr., **23**, 226 (1944).

Lehmann, G. und *Michaelis, H. F.:* Der Eiweißbedarf des Schwerarbeiters. II. Messungen der Leistungsfähigkeit an Arbeitergruppen, Biochem. Zs., **319**, 247 (1948).

Lehmann, G. und *Szakall, A.:* Vergleichende anthropometrische und funktionelle Untersuchungen an Jugendlichen, Arb. Physiol., **11**, 259 (1941).

Leitch, J.: Changing concepts in the nutritional physiology of human pregnancy, Proc. Nutr. Soc., **16**, 38 (1957).

Leitch, J. and *Duckworth, J.:* The determination of the protein requirements of man, Nutr. Abs. Rev., **7**, 257 (1937).

Lister, U. M.: Metabolic changes in normal pregnancy and delivery, J. obstet. gynecol., **68**, 405 (1961).

Macy, J. J.: Nutrition and chemical growth in childhood, Charles C. Thomas, Springfield 111, Baltimore Ma, 1942.

Munro, H. N.: Nutrition and muscle protein metabolism. Fed. Proc., **37**, 2281 (1978).

Nöcker, J.: Die Ernährung des Sportlers, S. 39 bis 49, Hofmann Verlag, Schorndorf, 1974.

Recommended Dietary Allowances, Revised 1953. Natl. Acad. Sci. Natl. Research Council Pub. No. 302.

Recommended Dietary Allowances, Revised 1958. Publication 589, National Academy of Sciences, Washington D. C., 1958.

Recommended Dietary Allowances, Sixth Revised Edition 1964, Publication 1146, National Academy of Sciences, Washington D. C., 1964.

Recommended Dietary Allowances, Seventh Revised Edition 1968, Publikation 1964, Washington D. C., 1968.

Recommended Dietary Allowances, Eight Revised Edition 1974, National Academy of Sciences Washington D. C., 1974.

Recommended Dietary Allowances, Ninth Revised Edition National Academy of Sciences, Washington D. C., 1980.

Reed, R. B. and *Burke, B. S.:* Collection and analysis of dietary intake data, Am. J. publ. health, **44**, 1015 (1954).

Schenk, P.: Die Verpflegung von 4700 Wettkämpfern aus 42 Nationen im Olympischen Dorf während der XI. Olympischen Spiele 1936 zu Berlin, Münch. Med. Ws., **83**, 1535 (1936).

Scrimshaw, N. S., Perera, W. D. A. and *Young, V. R.* Protein requirements of man: Obligatory urinary and fecal nitrogen losses in elderly women. J. Nutr., **106**, 665 (1976).

Snyderman, S. E., Holt, L. E., Norton, P. M., Roitman, E. and *Phansalkar, S. V.:* The plasma aminogram. I Influence of the level of protein intake and a comparison of whole protein and amino acid diets, Pediat. Res., **2**, 131 (1968).

Stearns, G., Newman, K. J., Mc Kinley, J. B. and *Jeans, P. C.:* The protein requirements of children from one to ten years of age, Ann. N. Y. Acad. Sci., **69**, 857 (1958).

Stolley, H. und *Droese, W.:* Stickstoffbilanzen und organische Säuren im Harn von 40 gesunden Säuglingen vom 4. bis 86. Lebenstag, Proc. VII. internat. Kongr. Nutr. 1966 Bd. 4, S. 557. Verlag Vieweg und Sohn, Pergamon Press, Oxford, London, Edinburgh, New York, Toronto, Sydney, Paris, Braunschweig, 1967.

Stuart, H. C.: The search for knowledge of the child and the significance of his growth and development − Examples from the Harvard longitudinal studies, Pediatrics, **24,** 701 (1959).

Stuart, H. C., Reed, R. B. and Associates, longitudinal studies of child health and development, Description of the project, Pediatrics, **24,** 875 (1959).

Swendseid, M. E. and *Tuttle, S. G.:* Progress in meeting protein needs of infants and preschool children, Publication 843, Natl. Acad. Sci. Res. Counc. Washington D. C., 1961.

Thomson, A. M. and *Hytten, F. E.:* Body stores in human pregnancy and lactation, Proc. Nutr. Soc., **19,** 5 (1960).

Tuttle, S. G., Swendseid, M. E., Mulearc, D., Griffith, W. H. and *Bassett, S. H.:* Study of the essential amino acid requirement of men over fifty, Metab. Clin. Exptl., **6,** 564 (1957).

Uauy, R., Scrimshaw, N. S., Rand, W. M. an *Young V. R.:* Protein requirements of man: Obligatory urinary and fecal losses and the factorial estimation of protein needs in elderly males. J. Nutr., **108,** 97 (1978a).

Uauy, R., Scrimshaw, N. S. and *Young, V. R.:* Human protein requirements: Nitrogen balance response to graded levels of egg protein in elderly men and women. Am . J. Clin. Nutr., **31,** 779 (1978b).

Völkerbund, Hygienesektion, Sér. de Publ. Soc. des Nations: A 12, 1936 II B.

Watkin, D. M.: The assessment of protein nutrition in aged man, Ann. New York Acad. Science, **69,** 902 (1958).

Watkin, D. M.: Protein metabolism and requirement in the elderly, in: *H. N. Munro* and *J. B. Allison* Eds. Mammalian Protein Metabolism Vol. II 247 Acad. Press New York and London, 1964.

Wenk, M.: Über den Eiweißbedarf bei Sporternährung, Schweiz. Med. Ws., **1940** I 302.

Widdowson, E. M.: A study of individual children's diets, Medical Research Council, Special Report Series No. 257, London. His Majesty's Stationary Office, 1947.

Wirths, W.: Energie- und Nährstoffzufuhr von Hochleistungssportlern, Sportarzt und Sportmedizin, **23,** 253 (1972).

Wirths, W.: Handbuch für Ernährung und Diätetik Bd. III, S. 90−111, Georg Thieme Verlag, Stuttgart, 1974.

Young, V. R. and *Munro, H. N.:* N^7-Methylhistidine (3-methylhistidine) and muscle protein turnover: an overview. Fed. Proc., **37,** 2291 (1978).

Young, V. R., Steffec, W. P., Pencharz, P. B., Winterer, J. C. and *Scrimshaw, N. S.:* Total human body protein synthesis in relation to protein requirements at various ages, Nature, **253,** 192 (1975).

Namenverzeichnis

Sachverzeichnis

Made in the USA
Monee, IL
07 July 2026